SILBERKRONE

Annie Jo, eine junge, aufgeweckte und sehr emotionsgeladene Autorin, lebt mit ihrem Mann in einem bescheidenen Örtchen in Österreich. Die Leidenschaft, Worte zu Papier zu bringen, entdeckte sie erst vor zwei Jahren für sich und sie hätte niemals damit gerechnet, einmal eines ihrer Werke tatsächlich in den Händen halten zu können. Sie ist im Bereich Romance unterwegs und liebt das Drama, die Wortgefechte und die heißen Szenen ihrer Protagonisten. Trotzdem möchte sie sich nicht in ein Genre eingliedern lassen und wird in der Zukunft noch Vieles ausprobieren.

Ginger

Cure the Past

Annie Jo

SILBERKRONE

Ginger - Cure the Past

Lektorat und Buchsatz: Christiana König
Korrektorat: Cara Kolb
Cover: Jasmin Kreilmann
Illustration: Christiana König

ISBN: 978-3-200-07481-1
1. Auflage

Silberkrone - Verlag
Pfanghofweg 3 8045 Graz
www.silberkrone-verlag.com
E-Mail: organisation@silberkrone-verlag.com
Instagram: @silberkrone.verlag

Für mich bitte einen Tequila

... und den Hot-Doc nehme ich auch noch.

Annie Jo

Prolog

Reese

Nach knapp vier Stunden nervenaufreibender Autofahrt erreiche ich endlich London. Nicht nur das Wetter, es gießt in Strömen, sondern auch mein heißgeliebter, aber in die Jahre gekommener, VW Golf sind mir heute nicht wohlgesonnen.

Der Wagen zickt und das Armaturenbrett leuchtet heller als ein Christbaum. Ich wusste gar nicht, dass es so viele verschiedene Warnleuchten gibt. Angespannt erreiche ich mein Ziel, lenke den Golf in den Innenhof des großen Wohnkomplexes, der ein U bildet, und blicke stirnrunzelnd durch die Frontscheibe.

Dafür habe ich also mein Zuhause in Manchester aufgegeben? Ich tausche mein altes Leben in einer Stadt mit etwa einer halben Million Einwohner gegen eines in London, einer neun Millionen Metropole. Von Sekunde zu Sekunde halte ich mich selbst immer mehr für verrückt!

Die Entscheidung, umzuziehen und neu zu beginnen, ist mir eigentlich leichtgefallen. Nichts hält mich mehr in meiner alten Heimat, mal abgesehen von meinem Lieblingsfußballverein, aber ansonsten habe ich dort nichts mehr, wofür es sich zu bleiben lohnt.

Trostlos blickt mir das graue Gebäude entgegen und zeigt sich nicht gerade von seiner besten Seite. Ich werfe einen kurzen Blick auf den Rücksitz und runzle meine Stirn. In vier Kartons, zwei Koffern und drei Reisetaschen befindet sich mein komplettes Leben. Irgendwie traurig, doch mehr besitze ich nicht.

Noch einmal gleitet mein Blick in den Regen hinaus und ich beschließe abzuwarten, in der Hoffnung, meine Sachen trocken transportieren zu können. Ich schnappe mir die Handtasche vom Beifahrersitz, verlasse das Auto und sprinte durch den Regen.

Völlig durchnässt und außer Atem bleibe ich vor den Klingelschildern stehen. Laut dem Vermieter kann ich meinen Schlüssel bei einer gewissen Sadie Jones abholen.

Nach kurzem Suchen finde ich ihren Namen und drücke auf die Klingel.

»Hallo?«, ertönt es fröhlich aus dem kleinen Kasten. »Hi. Ich bin Reese King und ich soll bei einer Sadie Jones den Schlüssel zu meiner Wohnung holen.«

»Ja, das bin ich. Dritter Stock, Apartment 30b«, erklärt sie mir und keine Sekunde später ertönt ein Summen. Ich drücke die Tür auf und betrete neugierig den Eingangsbereich.

Während ich auf den Fahrstuhl warte, sehe ich mich überrascht um. Obwohl das Gebäude von außen potthässlich, trist und grau erscheint, erstrahlt das Innere erstaunlich freundlich und gepflegt in warmen erdigen Farben.

Im dritten Stock angekommen, suche ich nach dem genannten Apartment und noch ehe ich klopfen kann, wird die Tür von einer strahlenden Blondine aufgerissen.

Perplex lasse ich meine Hand wieder sinken und mustere sie einen Moment. Sie scheint in meinem Alter zu sein und hat ganz offensichtlich ein Faible für die Siebziger. Zumindest ist ihr Kleidungsstil die leibhaftige Reinkarnation eines Hippies.

»Hi, ich bin Sadie«, freundlich streckt sie mir ihre Hand entgegen, »du bist Reese? Reese King? Ich hatte einen Mann erwartet. Da hab ich mich ja doch nicht umsonst so in Schale geworfen.«

Erstaunt kräuselt sie die Nase und ich ergreife vorsichtig lächelnd ihre Hand. »Ja, ich bin Reese«, antworte ich schulterzuckend. Ich bin es mittlerweile gewohnt, dass die Leute mich anhand meines Namens für einen Mann halten und dann umso überraschter sind, wenn ich auftauche.

»Cool! Hier ist dein Schlüssel. Komm mit, ich zeig dir dein Apartment.« Sie hält mir kurz den Schlüssel unter die Nase, ehe sie ihre Tür zuzieht und auf die Wohnung direkt neben der ihren deutet. Sie öffnet die Tür, und ich folge ihr durch den schmalen Flur. Auf den ersten Blick sieht es nach nichts Besonderem aus. Aber was braucht man schon Großartiges?

Mir reicht ein kleines Zweizimmerapartment völlig. Neugierig wandert mein Blick in das Schlafzimmer zu meiner Linken, welches von einem bodentiefen Fenster erhellt wird. Das Bett kommt direkt davor. Da kann ich, falls ich einmal nicht schlafen kann, die Sterne zählen. Zu meiner Rechten ist das Badezimmer mit Dusche, Toilette, Waschbecken und Platz für die Waschmaschine, das war‘s.

»Die Küche ist jetzt nicht gigantisch, aber ausreichend und du hast genug Platz für ein großes Sofa. Das Beste an der Wohnung ist der Balkon«, erklärt mir Sadie und ich folge ihr auf dem Fuß. Ja, sie hat recht, die Küche besteht aus einer einzigen Zeile an der linken Wand und gegenüber hätte die Couch ausreichend Platz.

Sie öffnet die Tür nach draußen und ich betrete den Balkon.

»Der ist wirklich klasse«, sage ich lächelnd. Es reicht für einen Tisch, ein paar Stühle und eventuell sogar für eine bequeme Liege.

»Mein Balkon ist gleich angrenzend. So können wir uns auch mal unterhalten«, sagt Sadie und kichert freudig. Mit weit aufgerissenen Augen sehe ich sie an und schaue dann nach links und rechts, wo tatsächlich ein Balkon an den anderen angrenzt. Dieser Dämpfer lässt mich tief seufzen. So viel Kontakt will ich eigentlich nicht zu meinen Nachbarn.

»Toll«, erwidere ich daher nur sarkastisch und meine Nachbarin klatscht vergnügt in die Hände. »Ich lass dich dann mal in Ruhe. Falls du Hilfe brauchst, kannst du gerne bei mir klingeln.«

»Danke!«

Zehn Minuten später wandere ich erneut durch die leere Wohnung und notiere mir auf einem kleinen Zettel, was ich alles an Möbel und Ausstattung brauche. Es regnet immer noch, also lasse ich mein Hab und Gut noch eine Weile im Auto.

Was genau fange ich nun mit zwei Wochen Freizeit an? Ich habe Manchester so schnell verlassen, dass ich mir gar nicht überlegt habe, was ich mit mir selbst anfange, bis ich meinen neuen Job im Krankenhaus antrete. Vor lauter Arbeit hatte ich jahrelang keinen Urlaub oder mal ein wenig Freizeit. Wenn ich ehrlich bin, dann fehlt mir das auch gar nicht.

Vor allem seit Amandas Tod!

1.

Reese

»Tequila!« Der Barkeeper wirft mir einen amüsierten Blick zu, als ich ihm lauthals meine Bestellung zurufe. Meine Augen werden größer und größer, da ich ihn plötzlich doppelt zu sehen glaube. Ich kneife meine Lider zusammen und blinzle einige Male, stütze mich an der Bar ab und fühle plötzlich, wie sich Sadies Arm um meine Schulter legt. Sie grinst breit und deutet auf den Mann hinter der Bar, der gerade Zitronen für unsere Drinks auspresst.

»So kräftige Finger sind sicherlich auch in anderen Bereichen förderlich.« Ein lautes Lachen entfährt mir, und ich schüttle amüsiert den Kopf über Sadies Worte.

Oh Gott, wenn ich nicht betrunken wäre, würde ich niemals über so etwas lachen oder auf das charmante Augenzwinkern des Barkeepers anspringen. Wie sagt man doch so schön: Umso mehr Alkohol, umso geringer die Hemmschwelle. Ich bin nicht der Typ Mensch, der gerne ausgeht oder sich sinnlos betrinkt. Meine Erlebnisse dieser Art Spaß kann ich an einer Hand abzählen.

Der Barkeeper schiebt uns zwei gefüllte Gläser über den Tresen zu, und ich bedanke mich mit einem aufreizenden Zwinkern bei ihm. Auch so eine Sache, die ich sonst niemals tue. Ich flirte nicht schamlos. Niemals! Wenn man mich fragen würde, was der Unterschied zwischen einem geflirteten und freundlichen Lächeln ist, könnte ich das nicht beantworten.

»Ich merke mir für die Zukunft, dass du mit Tequila im Blut viel lockerer bist«, stellt Sadie kichernd fest. Ich nicke lachend und streiche mir mit den Fingerspitzen durch die langen, roten Haare, die mir offen über die Schultern fallen. »Dann musst du dir einen Vorrat zulegen«, bestätige ich ihre Worte, »denn ohne, bin ich ab Morgen wieder die Alte.«

In den letzten zwei Wochen war Sadie die Einzige, mit der ich mehr als drei Worte gewechselt habe. Dabei konnte ich die lebensfrohe Blondine in ihrem Hippie-Outfit anfangs nicht mal leiden, aber ihre Hartnäckigkeit hat sich ausgezahlt. Jeden Abend hat sie geklingelt und gefragt, ob ich nicht Lust hätte, etwas zu unternehmen und irgendwann habe ich dann nachgegeben. Es war eine gute Entscheidung, ihr eine Chance zu geben. Sie hat es sogar geschafft, mich in einen vollkommen überfüllten Club zu bringen. Dazu noch in einem Outfit, das so gar nicht meinem Charakter entspricht. Ein knapper weißer Rock, den meine Nachbarin mir aufgezwungen hat und ein schwarzes, luftiges Top sowie Highheels! Ich würde mich in bequemen Sachen viel wohler fühlen, wie eine schlichte Jeans und gemütliche Sneakers.

Tequila sei Dank!

»Ja, morgen kannst du ausnüchtern und ab Montag bist du wieder die zielorientierte Ärztin.« Kichernd stoße ich mit ihr an und will gerade den Schnaps in meinen Rachen stürzen, als mich ein Ellbogen in meiner Seite trifft und mir das Glas aus der Hand fällt.

»Oh nein!«

»Sorry, Süße«, säuselt eine tiefe Stimme hinter mir und ich wende abrupt meinen Kopf. Eisige blaue Augen mustern mich von Kopf bis Fuß, und ich hebe frustriert eine Augenbraue.

»Vielen Dank, wegen dir liegt mein Freund Tequila jetzt auf dem Boden und hat seinen letzten Atemzug getan.«

»Soll ich ihn wiederbeleben?«, fragt mich mein sexy Gegenüber amüsiert, »zufällig bin ich Arzt.«

»Ach ja? Du bist also ein Hot-Doc?« Wegen meines eigenen Witzes breche ich augenblicklich in schallendes Gelächter aus. Ein Hot-Doc? Hot-Dog? Ist sein Würstchen denn so heiß wie der Rest von ihm? Der Drang, ihn danach zu fragen, ist beinahe übermächtig. Wie bescheuert ist das bitte?

»Dein Ernst? Hot-Doc?«, hakt er amüsiert nach, hebt die Hand in Richtung Barkeeper und ordert uns zwei neue Gläser. Ich nicke nur, wische mir die Lachtränen aus den Augenwinkeln und mustere ihn eingehend.

Wenn es bei Greys Anatomy McSexy und McDreamy gibt, dann

kann ich doch wohl einen Hot-Doc haben. Und ja, wenn er denn tatsächlich ein Arzt ist, dann ist er wirklich ein heißer Doktor. Groß, muskulös, attraktives Gesicht und diese stechend blauen Augen bringen bestimmt reihenweise Frauen dazu, sich ihm an den Hals zu werfen. Bei seiner dunklen Haut möchte man nur zu gerne mal reinbeißen. Wenn man in einem Lexikon ‚Player' nachschlagen würde, müsste dort ein Foto von ihm zu finden sein. Er vermittelt genau das, was mich nicht an Männern reizt. In nüchternem Zustand zumindest. Aber mein benebeltes Gehirn ist da gerade anderer Meinung.

»Hier«, sagt er mit einem Zahnpastalächeln und reicht mir den Tequila, »auf neue Freunde.«

»Auf Tequila und Hot-Docs«, erwidere ich grinsend und stoße mit ihm an. Ich kippe den Drink eilig in mich hinein, stelle das leere Glas beiseite und sehe mich nach Sadie um. Sie tanzt mit einem attraktiven blonden Kerl und zwinkert mir nur grinsend zu.

»Was gibt es über dich zu wissen, Miss Tequila?«, fragt er neugierig nach.

Schmunzelnd lehne ich mich gegen den Tresen, um dem wackelnden Boden entgegenzuwirken. »Interessiert dich das wirklich?«

Die Gegenfrage irritiert ihn einen Moment lang und sein Mund öffnet und schließt sich wieder. »Oder tust du nur so, damit ich am Ende des Abends vielleicht in deinem Bett liege?«, fahre ich ungerührt fort.

»Du hast mich durchschaut«, erwidert er und zwinkert mir charmant zu, »würde es denn funktionieren?«

Würde es das? Nachdenklich neige ich meinen Kopf und lasse meinen Blick noch einmal über ihn wandern. Sein Grinsen kehrt zurück, und er hebt fragend eine Augenbraue.

Warum eigentlich nicht? Kein Mensch kennt mich hier in London und ab Montag beginnt sowieso mein neues Leben. Ein beruflich sehr erfolgreiches wohlgemerkt, in welchem Männer sowieso keinen Platz finden. Er ist attraktiv, und ich bin betrunken genug, einmal etwas Bescheuertes zu tun. Mit dem Wissen, dass ich ihn nie wieder sehe, lasse ich nochmals meinen Blick über ihn gleiten.

»Ja, tut es«, sage ich lächelnd, »aber wir nehmen mein Bett.« Ja, der Tequila und ich sind uns einig, dass wir eine heiße Nacht haben wollen.

»Wie du willst!«

Sein charmantes Grinsen verfehlt seine Wirkung nicht, mein Herzschlag beschleunigt sich und eine angenehme Hitze kriecht durch meine Glieder. Scheiß drauf! Mutig ergreife ich seine Hand, winke Sadie zum Abschied und ziehe ihn mit mir Richtung Ausgang.

Während ich den Schlüssel aus meiner Handtasche krame, spüre ich die Hände des sexy Fremden an meinem Körper. Ein Schauer durchfährt mich, als er aufreizend seine Hände auf meinen Hintern legt und meinen Nacken mit seine Lippen liebkost. Noch einige Sekunden genieße ich dieses brennende Gefühl, dass er auf meiner Haut hinterlässt, ehe ich die Tür öffne und ihn hineinziehe. Für den Weg nach oben brauchen wir mehrere Anläufe, denn der Doktor nutzt jede Gelegenheit, um mich um den Verstand zu bringen. Er hat es geschafft, dass mir ein lautes Stöhnen mitten im Flur entfährt, und versiegelt meine Lippen mit einem leidenschaftlichen Kuss und einem selbstgefälligen Lächeln.

Froh, die Tür hinter mir ins Schloss fallen zu hören, drehe ich mich lächelnd zu ihm herum. Im nächsten Moment finde ich mich gegen ebendiese gedrückt wieder.

»Oh Gott«, bringe ich erstickt hervor. Seine Lippen, die sich so zielsicher über meine Haut bewegen, diesen gewissen Punkt an meinem Hals finden und mich zum Erschauern bringen, machen mich verrückt.

»Von Hot-Doc zu Gott in nicht einmal einer halben Stunde?«, raunt er mir fragend ins Ohr, »wie nennst du mich erst, wenn ich dich so ficke, dass du morgen bei jedem Schritt an mich denken musst?«

Hörbar schnappe ich nach Luft bei seiner vulgären Wortwahl und kann mich nicht dagegen wehren, dass er dadurch ein erregtes

Kribbeln in mir auslöst. Noch nie hat jemand so mit mir gesprochen und noch nie bin ich so sehr auf jemanden angesprungen wie eine ausgehungerte Schwachsinnige.

»Bild dir mal nicht zu viel darauf ein«, widerspreche ich ihm und verkneife mir ein leises Aufstöhnen, als er sein Bein zwischen meine Schenkel schiebt. Hektisch atmend kralle ich mich an seinen muskulösen Oberarmen fest und genieße die Reibung seiner Jeans an meiner pochenden Mitte.

»Du widersprichst mir und dein Körper dir.« Ich kann sein Grinsen an meiner Haut spüren, ehe er den Stoff meines Tops ein wenig zur Seite schiebt und eine feuchte Spur bis in meinen Ausschnitt zieht.

»Tequila sei Dank«, höre ich mich selbst murmeln.

Sein raues Lachen erzeugt ein Vibrieren an meiner empfindlichen Haut und verwandelt sich sofort in kleine Wellen voller Lust, die von meinem ganzen Körper Besitz nehmen. Gott steh mir bei! Was macht dieser Kerl nur mit mir?

»Wo ist dein Schlafzimmer?« Fester als notwendig umfasst er meine Schenkel und hebt mich hoch. Perplex schlinge ich meine Arme um seinen Hals und meine Beine um seine Hüfte. Einen Moment treffen unsere Blicke aufeinander, und ich schlucke schwer, ehe ich auf die linke Tür deute, und er sich sofort in Bewegung setzt.

Mein Hot-Doc verliert absolut keine Zeit, wobei er nicht der Sanfteste zu sein scheint, denn er lässt mich einfach auf mein Bett fallen. In einer Millisekunde ist er über mir, lässt mir gar keine Gelegenheit zu protestieren und hält mich in einem stürmischen Kuss gefangen.

Ich spüre seine Hände auf meinem Körper und dabei habe ich das Gefühl, dass sie überall zugleich sind und ein regelrechtes Feuerwerk in mir auslösen. Meine Gedanken schweifen ab, und ich überlege, wann ich das letzte Mal so berührt wurde. Mein letzter Sex ist schon viel zu lange her, und ich bezweifle, dass ich da dieses unfassbare Verlangen verspürte. Das fühlt sich so gut an!

»Du wirst dich gleich noch sehr viel besser fühlen«, raunt er, und ich reiße schockiert meine Augen auf. Scheiße! Habe ich das gerade laut gesagt?

Seinem belustigten Gesichtsausdruck nach zu urteilen, habe ich das. Ich muss die Freundschaft zu Tequila dringend nochmal überdenken. So läuft das nicht nach Plan.

»Wehe, du hältst nicht, was du gerade versprichst«, erwidere ich, hoffentlich selbstbewusst, und ergreife jetzt einfach die Initiative. Ich drehe mich mit ihm, sodass ich über ihm bin und zerre ihm das T-Shirt über den Kopf.

Du meine Güte! Dieses Sixpack, da könnte man glatt seine Wäsche drauf machen. Ehe ich seine Selbstgefälligkeit noch beflügle, beuge ich mich zu ihm, lege meine Lippen auf seine und nehme mir, was ich will.

Und zwar ihn - die ganze Nacht!

Cassian

Ein panischer Schrei, der mir die Ohren klingeln lässt, reißt mich aus dem Schlaf. Alarmiert richte ich mich auf, balle meine Hände zu Fäusten und bin sofort zum Angriff bereit.

»Wieso bist du immer noch hier?«, höre ich eine anklagende, weibliche Stimme neben mir.

Wie bitte? Mit weit aufgerissenen Augen starre ich die Rothaarige neben mir an, die sich die Decke vor die Brust presst, als würde ich sie ihr stehlen wollen. »Du weißt, dass ich dich schon nackt gesehen habe?«

Was zur Hölle ist ihr Problem? Ihre Nase arrogant hochgezogen, funkelt sie mir mit ihren grünen Augen entgegen. Ist sie über Nacht von einem Schmusekätzchen zu einer Furie mutiert?

Während sie mit ihrer linken Hand immer noch die Decke vor ihre Brust drückt, zeigt sie mit der Anderen in Richtung Tür. »Willst du mich verarschen?«, brumme ich genervt und kratze mir gähnend übers Kinn. »Nein. Verschwinde«, fordert sie mich auf und deutet dabei erneut auf die Tür. Miss Tequila ist also wieder nüchtern und will mich ernsthaft rausschmeißen?

»Wie spät ist es überhaupt?«, frage ich nach, bleibe ungerührt im Bett sitzen und mustere die Kratzbürste vor mir. Ihre feuerroten Haare bilden ein einziges Chaos auf ihrem Kopf, und die roten Flecken in ihrem Gesicht, wohl vor Zorn, könnten unter anderen Umständen vielleicht ganz süß sein. Wäre da nicht die Tatsache, dass mich noch nie eine Frau einfach so rausgeschmissen hat. Noch nie!

Wieso zum Teufel habe ich mich gestern auf sie eingelassen? Sie ist noch nicht einmal mein Typ. Ich hatte noch nie was mit einer Rothaarigen und wollte eigentlich auch nie eine. Gut, sie ist hübsch und hat keine schlechte Figur, aber sie ist jetzt nicht gerade eine Versuchung auf zwei Beinen.

Ihr Hintern ist ja ganz knackig, aber ihre Brüste sind zu klein. Sie hat zu viele Sommersprossen und ist zu muskulös, aber ich brauche meine Frauen weich und mit Kurven.

»Kurz nach sechs«, erwidert sie, reißt mich damit aus meinen Gedanken und hält mir die Digitalanzeige ihres Funkweckers unter die Nase. Gott im Himmel, bei was für einem Biest bin ich denn hier gelandet? Sie hätte doch einfach nur still sein können, damit ich noch ein paar Stunden schlafen kann. Ich hätte die Tür beim Gehen schon hinter mir zugezogen.

»Wird's bald, Mr. Möchtegernarzt. Oder muss ich dir erklären, was ein One-Night-Stand ausmacht? Nämlich, dass man schnellstmöglich wieder alleine ist am nächsten Tag.«, gestresst deutet sie erneut auf die Tür und besitzt die Frechheit, mich mit ihrem Fuß aus dem Bett zu schieben. Möchtegernarzt? Sieh einer an, Ms, Tequila kann sich ja noch an alles erinnern »Ich geh schon, du Freak«, erwidere ich genervt und suche meine Klamotten zusammen.

Ich spüre ihren Blick auf mir, während ich mich in aller Ruhe anziehe. Demonstrativ hat sie die Arme vor der Brust verschränkt, lässt mich keinen Moment aus den Augen und schnaubt leise aus, als ich ihr grinsend zuzwinkere. Mich loswerden wollen, aber mich dennoch anstarren.

»Ciao Ciao«, sage ich und winke in ihre Richtung.

Sie verdreht nur die Augen, klemmt sich die Decke unter die Arme und steht auf. Wie ein Hirte treibt sie mich vor sich her, durch den Flur und versucht, dabei ihre Blöße zu verdecken.

Ich finde das Ganze so absurd, dass ich zu lachen anfange. In betrunkenem Zustand war sie eine hemmungslose Wildkatze und jetzt, wieder nüchtern, gibt sie sich wie ein biederes Mäuschen.

»Was ist so lustig?« Empört strafft sie ihre Schultern. »Du«, erwidere ich amüsiert und zeige mit dem Finger auf ihren verhüllten Körper.

»Es ist mir vollkommen egal, was du von mir hältst. Ich kenne nicht einmal deinen Namen und will ihn auch nicht wissen. Das gestern war ein Ausrutscher und alles, was ich jetzt will, ist, dass du gehst, und ich diesen Abend aus meinem Gedächtnis streichen kann.«

Sofort schießen meine Augenbrauen in die Höhe, und ich sehe sie beinahe entgeistert an. Das meint sie doch jetzt nicht ernst? Ein Ausrutscher?

Gestern nannte sie mich noch Hot-Doc und schrie nach Gott, als ich sie um den Verstand vögelte. Und wie ihr das gefallen hat. Sie kann es leugnen, so oft und vehement sie will, doch ihr Körper hat sie verraten.

Langsam gehe ich einen Schritt nach dem anderen auf sie zu, was sie zurückweichen lässt. Ich spüre, wie mein Ego gestreichelt wird, weil sie sichtlich darauf reagiert, als ihre Brust meine streift. Ihr Atem beschleunigt sich und ihr Blick wird glasig.

»Ich verspreche dir eines, Ginger, So schnell wirst du mich nicht wieder vergessen.« Einige Sekunde verharre ich noch in dieser Position, bevor ich ihr nochmals zuzwinkere. Gott sei Dank werde ich diese schreckliche Furie nie wiedersehen.

»Als ob«, erwidert sie nur und krallt sich mit der einen Hand noch fester ins Laken, während sie die andere auf ihre Schläfe drückt. Oh, ich wünsche ihr eine Million Presslufthammer, die in ihrem Kopf hämmern. Mit eiligen Schritten verlasse ich die Wohnung, höre noch, wie sie die Tür hinter mir absperrt, und mache mich kopfschüttelnd auf den Weg zu meinem Auto.

Was habe ich mir nur dabei gedacht? Völlig genervt und schlecht gelaunt steige ich in meinen Wagen und fahre nach Hause. Ich werde keinen Gedanken mehr an dieses Weib verschwenden. Die restliche Damenwelt weiß meine Qualitäten zu schätzen. Was bildet die sich eigentlich ein?

Etwas Gutes hat es ja, sie wohnt nur fünf Minuten von mir entfernt. So muss ich wenigstens keine halbe Weltreise durch London machen.

Gähnend schlurfe ich gegen Mittag aus meinem Zimmer, gehe schnurstracks ins Bad und genehmige mir eine wohltuende Dusche. Mit einer raschen Bewegung schnappe ich mir mein Duschgel, welches schön in Reih und Glied neben den Anderen steht. Das ist der Vorteil, wenn man mit einem Ordnungsfreak zusammenwohnt. Es ist immer alles schön aufgeräumt und man muss als Chaot nicht viel dafür tun.

Leider Gottes bin ich ein so großer Chaot, sodass mein Zimmer immer so aussieht, als hätte eine Bombe eingeschlagen, aber wie man ja weiß, beherrscht nur das Genie das Chaos.

Die Entscheidung mit meinen beiden besten Freunden in eine Männer-WG zu ziehen, hatten wir schon vor einer halben Ewigkeit umgesetzt. Für Luca und mich war die Nähe zum Krankenhaus wichtig, wohingegen Samuel, der sich zu einem grandiosen Tierarzt entwickelt hat, einfach nur eine große Wohnung wollte. So haben wir zehn Gehminuten von unserem Arbeitsplatz entfernt ein wahres Schmuckstück auf zwei Etagen gefunden.

Ohne Luca würden Samuel und ich in unserem Chaos untergehen und wären mit allem heillos überfordert.

Tief in Gedanken versunken steige ich aus der Dusche, trockne mich ab und wickle mir das Handtuch um die Hüfte. Seit Lucas Freundin Angela hier ein- und ausgeht und sowohl mich, als auch Samuel, schon nackt erwischte, müssen wir unserem Kumpel zuliebe Rücksicht darauf nehmen, wenigstens halbwegs bekleidet zu sein.

So führt mich mein Weg zurück in mein Schlafzimmer und ich angle mir eine der Jogginghosen vom Boden, schlüpfe hinein und lasse das Handtuch achtlos liegen. Auf dem Weg nach unten werfe ich einen Blick über das Geländer der Galerie ins Wohnzimmer und erblicke meine beiden Mitbewohner auf dem Sofa.

Luca, der auf seinem Handy herumtippt, ist eindeutig der sportliche Surferboy unter uns. Er hat verwuschelte, halblange blonde Haare und dunkleblaue Augen. Samuel hingegen, der mit seinen dunkelblonden, etwas zu langen Haaren und den zweifarbigen Augen, das Linke ist grün und das Rechte ist blau, nicht weniger sportlich durch Tennis und Squash, klimpert auf seiner Gitarre herum.

Die Köpfe meiner Freunde fahren herum, sobald sie mich auf der Treppe hören und beide Augenpaare folgen mir, während ich an ihnen vorbei auf die Küche zugehe, um mir einen Kaffee zu machen.

»Bist du erst jetzt nach Hause gekommen?«, will Samuel sofort wissen und ohne mich umzudrehen weiß ich, dass er ein anzügliches Grinsen im Gesicht hat.

Vor mich hin schmunzelnd mache ich mir in aller Ruhe meinen Kaffee, geselle mich dann zu meinen Freunden und lasse mich auf dem Sessel gegenüber dem Sofa nieder.

»Nein. Eigentlich bin ich schon seit sechs Uhr heute früh Zuhause«, erwidere ich und nippe vorsichtig an dem heißen, schwarzen Gebräu. Muss ich das mit der Rothaarigen jetzt nochmal durchkauen?

»Du bist doch mit dieser Rothaarigen verschwunden? Deinem Gesicht nach zu urteilen, war's scheiße?«, hakt er nach und legt seine Gitarre beiseite, um mir seine volle Aufmerksamkeit zu schenken.

Ein tiefes Brummen entgleitet mir, ich lehne mich zurück. Grinsend wechseln die beiden einen Blick, ehe sie mich auffordernd ansehen.

»Es war nicht scheiße! Jedenfalls nicht solange sie betrunken war«, beginne ich zu erzählen und wiederhole bis ins kleinste Detail, was gestern Abend geschehen ist. Eine Sekunde später bereue ich es auch schon wieder, denn beide beginnen schadenfroh zu lachen.

»Ohhhh... ist der verwöhnte Babydoc rausgeschmissen worden?«, stichelt Samuel und hält sich lachend den Bauch. »Ich hätte ja gerne dein Gesicht gesehen, als sie anfing zu schreien«, gluckst Luca und legt für mich sogar sein Handy weg. Was für eine Ehre!

»Das hätte ich auch gerne gesehen und wie sie dich rausgeekelt hat«, stimmt Samuel zu und wischt sich gespielt die Lachtränen aus den Augenwinkeln. Hätte ich doch bloß meine Klappe gehalten.

2.

Reese

Aufgeregt betrachte ich mein Spiegelbild, während ich meine langen, roten Haare mit einem Kamm zähme und sie zu einem strengen Dutt frisiere. Ich hasse meine Haare, die bei der kleinsten Feuchtigkeit in einem sich kräuselnden Wirrwarr enden. Trennen kann ich mich dennoch nicht von ihnen. Niemals würde ich sie mir kürzer schneiden lassen. Da belebe ich lieber meine Hassliebe zu ihnen jeden Tag aufs Neue.

Nötig wäre ein Schnitt dennoch mal wieder. Noch eine Handbreit und sie reichen bis zu meinem Hintern. Aber da ich sie ja sowieso meistens hochbinde, vor allem bei der Arbeit, vergesse ich es oft, mir einen Termin beim Friseur auszumachen.

Gut, es gibt noch mehr Dinge, die ich an mir selbst nicht mag, aber die Aufzählung würde wohl mehrere Tage in Anspruch nehmen. Welche Frau kritisiert denn gar nichts an sich selbst? Mit hochgezogenen Augenbrauen betrachte ich mein Gesicht, genauer gesagt die unzählbaren Sommersprossen darauf. Ich erinnere mich an einen Jungen, damals waren wir fünf, der mir in der Waschküche des ersten Waisenhauses, in dem ich lebte, versucht hat, ebendiese aus dem Gesicht zu schrubben.

Bis auf ein schmerzhaft gerötetes Gesicht war unsere Aktion nicht sehr vielversprechend verlaufen. Dabei waren wir beide sehr davon überzeugt, dass es klappt. Die Gedanken an meine durchwachsene Vergangenheit abschüttelnd, trage ich roten Lippenstift auf und schminke meine Augen dezent.

Noch ein letzter Blick in den Spiegel und ich nicke mir selbst zufrieden zu.

Ich möchte einen guten ersten Eindruck machen, deshalb habe ich mich für ein schlichtes, unverfängliches Outfit entschieden. Eine schwarze Stoffhose und einen schlichten, dünnen Pullover, ebenfalls in Schwarz.

Ein wenig nervös schlüpfe ich in meinen Blazer, packe alles Nötige in meine Tasche, schlüpfe in meine Sneakers – natürlich in Schwarz.

Zu Fuß durch das frühmorgendliche London bin ich einen Moment überrascht über das hektische Treiben, welches um diese Uhrzeit schon herrscht. Zum Glück habe ich mich gegen das Auto entschieden, da ich nur etwa zehn Minuten bis zum Krankenhaus benötige und ich gerne ein wenig an der frischen Luft bin. Sonst würde ich auch noch an meinem ersten Tag zu spät kommen.

Schon von Weitem kann ich den riesigen Komplex erkennen, welcher meinen neuen Arbeitsplatz beherbergt. Ein monströser, hässlicher Würfel, der die anderen Gebäude zu verschlucken droht. Zielstrebig betrete ich das Gebäude und sehe mich neugierig in dem Empfangsbereich um. Wie schon die Wohnung, entpuppt sich auch dieses Gebäude im Inneren als überraschend freundlich und hell.

Inmitten der großen Eingangshalle bleibe ich stehen und schaue suchend auf die Orientierungsschilder, die über meinem Kopf an der Decke hängen. Dieses Krankenhaus ist noch größer, als ich dachte. Die Richtungen zu unzähligen Abteilungen werden anhand von Pfeilen und Stockwerkskürzel angezeigt.

Gestresst versuche ich, die Kürzel zu interpretieren, da der Leiter der Orthopädie schon auf mich wartet. Ein Räuspern reißt mich aus meinen Gedanken und ich wende meinen Kopf in diese Richtung.

»Kann ich Ihnen helfen, Liebes?«, fragt mich eine ältere Dame und schenkt mir dabei ein freundliches Lächeln. Nickend trete ich an den Empfang und erwidere das Lächeln, ehe ich ihr mein Anliegen kurz schildere.

»Sie finden Dr. Chou entweder auf der zweiten oder dritten Etage. Lassen Sie sich nicht irritieren, eigentlich ist die Orientierung in diesem Gebäude recht simpel und man landet immer irgendwie auf dem richtigen Stockwerk«, erklärt sie mir und deutet dabei auf die Aufzüge am Ende der langen Eingangshalle. Na, ob das auch so stimmt, wie sie sagt, werde ich wohl herausfinden müssen.

»Vielen Dank«, entgegne ich, nehme den Übersichtsplan an

mich, den sie mir freundlicherweise zuschiebt, und mache mich auf den von ihr beschriebenen Weg. Kann ja nicht so schwer sein!

Um Punkt Viertel vor Sieben melde ich mich bei meinem Vorgesetzten zum Dienst. »Ah, Dr. King, endlich sind Sie da!« Dr. Akeno Chou, ein herzlicher Asiate um die Fünfzig, begrüßt mich überschwänglich und schüttelt meine Hand mit festem Händedruck. Eilig entziehe ich ihm meine Hand, nicht, dass er noch eines meiner Heiligtümer quetscht. Das wäre ja dann der kürzeste Arbeitseinsatz überhaupt.

»Es freut mich sehr, hier zu sein«, erwidere ich lächelnd, angesteckt durch seine Freundlichkeit und sehe mich in dem langen, weiß gehaltenen Flur um. Der Chefarzt, der mich vielleicht um einen Zentimeter überragt, was ja auch nicht schwer ist bei meinen Einmeterfünfundsechzig, nickt und macht eine ausladende Geste.

»Kommen Sie«, beginnt er und macht auf dem Absatz kehrt, »ich zeige Ihnen kurz die Station, dann können Sie sich umziehen, und wir starten gleich mit der Arbeit.«

Oh, okay! Wir verlieren also keine Zeit. Er drückt mir einen Zettel in die Hand und setzt sich in Bewegung. Ich beeile mich, mit ihm Schritt zu halten, während er mich durch die Orthopädie und Unfallchirurgie führt. Aufmerksam lausche ich seinen Worten und sauge jedes Detail meiner Umgebung auf.

Vom Fahrstuhl aus reihen sich zu meiner Rechten die unterschiedlich großen Zimmer, mit insgesamt achtzehn Betten und der Aufenthaltsraum für die Patienten. Auf der linken Seite befindet sich gleich zu Beginn das Schwesternzimmer inklusive Küche und Stationszimmer. Angrenzend folgt das Büro der Ärzte, sowie zwei Untersuchungszimmer und ganz zum Schluss gibt es eine Umkleide und ein großes Badezimmer mit Duschmöglichkeit.

Da hier immer zwei Teams, von den Gesamt vier Einsatzteams, zur gleichen Zeit arbeiten, gibt es anschließend die gleichen Räume nochmal spiegelverkehrt. So können wir rund um die Uhr sechsunddreißig Patienten auf unserer Station behandeln.

»Ich erwarte Sie in zehn Minuten vor dem Schwesternzimmer, damit wir mit unserem Team die Visite starten können«, weist mich

Dr. Chou an und entlässt mich in die Umkleide. Zu meiner Überraschung finde ich hier bereits einen Spind, der mit meinem Namen versehen wurde und darin Kleidung und den Arztkittel in der richtigen Größe. Wow, das kenne ich von meinem ehemaligen Krankenhaus ganz anders. Da musste man allem, was man benötigte, selbst hinterherlaufen.

Meine Tasche stelle ich in den Spind und schlüpfe in den Kittel, wo ich den Dienstplan fein säuberlich zusammengefaltet in die Innentasche stecke. Fünf Minuten später verlasse ich die Umkleide und mache mich mit eiligen Schritten auf den Weg zu dem vereinbarten Treffpunkt. Dr. Chou lächelt mir entgegen und wendet sich dann an die vier weiteren Personen, die bereits in ein angeregtes Gespräch vertieft sind.

»Das ist Dr. Reese King, unsere neue Fachärztin und Verstärkung für unser Team«, erklärt er, und ich trete mit einem vorsichtigen Lächeln näher. Nacheinander stellt er mir die Stationsärztin Dr. Alana Monroe, die beiden Assistenzärzte Marcia Cane und Cody Russel, sowie den Studenten Nick Baker, der ein einmonatiges Praktikum absolviert, vor

»Gut, beginnen wir mit der Visite!«.

Gegen Mittag mache ich mich auf den Weg in den Coffeeshop gegenüber dem Krankenhaus, in welchem Sadie arbeitet. Eine der Schwestern hat mir sofort den Tipp gegeben, dass der Kaffee in der Cafeteria ungenießbar ist. Brav reihe ich mich in die Schlange ein, ziehe das Telefon aus meiner Jackentasche und lasse es gleich wieder darin verschwinden. Wie erwartet, ist darauf nur eine einzige Nachricht zu sehen, die ich nicht lesen will, weil ich genau weiß, von wem sie ist. Ein tiefes Seufzen entgleitet mir und ich versuche, nicht darüber nach zu denken. Ich darf mich nicht davon einholen lassen!

»Na du!«

Erschrocken blicke ich auf und blinzle irritiert. Ich stehe direkt vor dem Tresen und Sadie blickt mich freundlich lächelnd an. So tief in Gedanken versunken habe ich gar nicht bemerkt, wie die

Schlange sich aufgelöst hat.

»Hi«, begrüße ich sie und vergrabe lächelnd meine Hände in den Kitteltaschen, »machst du mir einen großen Karamell Cappuccino? Und einen Schokoladenbrownie dazu, bitte.«

»Klar. Setz dich, ich bringe es dir«, erwidert sie lächelnd und deutet auffordernd an einen freien Platz an der Bar. Ihrer Aufforderung folgeleistend, lasse ich mich auf dem Barhocker nieder, stütze meine Unterarme auf dem Holztresen ab und beobachte Sadie dabei, wie sie meine Bestellung zubereitet.

»Und wie läuft dein erster Tag?«, fragt mich Sadie und stellt mir den Kaffee sowie den gewünschten Brownie vor die Nase. Oh Gott ich liebe Schokolade, in jeglicher Form!

»Soweit gut. Meine beiden Vorgesetzten sind echt nett und den Nachmittag werde ich gleich in der Notaufnahme verbringen. Das wird super, ich freu mich schon«, erkläre ich ihr und schiebe mir zufrieden lächelnd einen Bissen in den Mund.

»Oh Gott! Bitte keine Details. Ich kann kein Blut sehen und wenn du mir mehr davon erzählst, werde ich mich wohl übergeben müssen. Und wenn ich so darüber nachdenke, ist deine Freude darüber auch irgendwie erschreckend«, antwortet sie mir und grinst schief, ehe sie sich abwendet und die nächsten Kunden bedient.

»Ich liebe meinen Beruf ...«, beginne ich und horche auf, als ich eine tiefe, rauchige Stimme höre, die ich unter tausenden wiedererkennen würde. Oh Scheiße! »Hast du schon von dem neuen Arzt auf der Unfallchirurgie gehört? Soll ja ein sehr ehrgeiziger Typ sein. Musterschüler und so!«

Ohne Zweifel gehört die Stimme meinem Hot-Doc. So unauffällig wie möglich schiele ich in seine Richtung. Oh verdammt, das ist er, ohne Zweifel! Mit gerunzelter Stirn lausche ich dem Gespräch, welches sich ja ganz offensichtlich um mich dreht. Mal wieder bin ich ein Mann!

»Angela hat gesagt-«, versucht sein Begleiter sich einzumischen, ein hübscher blonder Kerl, doch der Hot-Doc winkt nur ab. Zumindest hat er in Bezug auf seine Anstellung als Arzt nicht gelogen, aber muss er ausgerechnet in *diesem* Krankenhaus arbeiten?

»Mir egal was Angela gesagt hat. Solange mir dieser Kerl nicht in die Quere kommt, kann er sein, was er will!«

Was für ein selbstgefälliges Arschloch!

»Was wolltest du noch sagen?«, fragt Sadie mich grinsend und erreicht damit, dass sowohl der Hotty, als auch sein Kollege ihrem Blick folgen und mich seine eisig blauen Augen treffen. Danke dafür!

»Ich liebe meinen Beruf. Ich liebe Blut und ich liebe es, ein Skalpell in der Hand zu halten, denn ich bin eine der besten Fachärzte in der Unfallchirurgie«, stichele ich grinsend und behalte diesen arroganten Kerl mit einem festen Blick gefangen.

Cassian

»Ich liebe meinen Beruf. Ich liebe Blut und ich liebe es ein Skalpell in der Hand zu halten, denn ich bin eine der besten Fachärzte in der Unfallchirurgie!«

Nein, das kann nicht wahr sein? Die Rothaarige, die ich eigentlich aus meinem Gedächtnis löschen wollte, sitzt in einem weißen Arztkittel da und erklärt selbstbewusst, dass SIE der neue Arzt ist? Nein, das ist ein Scherz!

Dr. Reese King aus Manchester ist kein Mann, sondern mein One-Night-Stand, welcher sich als ein kleines, arrogantes Biest herausgestellt hat?

»Ich nehme an, Sie sind Dr. King?«, fragt Luca und wirft mir dabei einen amüsierten Seitenblick zu. Er schreit mir förmlich entgegen, wie sehr ich mich gerade bloßgestellt habe. Ja, hätte ich ihn mal besser ausreden lassen.

Ich will auch gar nicht wissen, wie bedröppelt ich gerade aussehe, weil ich einfach nicht aufhören kann, sie anzustarren. So einen beschissenen Zufall kann es doch gar nicht geben. Oder?

»*Die* bin ich«, erwidert sie, löst ihren abschätzigen Blick von mir und schenkt meinem Kumpel ein freundliches Lächeln. Mit dem bestellten Latte Macchiato in der Hand geht er auf sie zu und reicht ihr die Hand.

»Luca Mason, Anästhesist, freut mich sehr«, sagt er und deutet dann auf mich, »und das ist Cassian Davies, Kinderchirurg und-«

»Wir kennen uns schon«, grätscht sie dazwischen, rümpft die Nase und lässt Lucas Hand wieder los, »besser, als mir lieb ist.«

Innerlich stöhne ich auf bei ihren Worten und schließe einen Moment meine Augen, bis ich Lucas Blick, den ich nur zu deutlich auf mir spüren kann, nicht mehr aushalte. Da werde ich noch viel erklären müssen, er war ja nicht dabei an besagtem Samstagabend. Genervt brummend nehme ich einen Schluck von meinem schwarzen Kaffee und hole dann zum Gegenschlag aus.

»So so. Du bist also Ärztin. Wer hätte das gedacht? Ich hätte ja darauf getippt, dass du so eine, an allem rumnörgelnde, Bibliothekarin bist. Mit deinem Männernamen und dem Stock in deinem Arsch würde das wirklich hinkommen.«

Ihre Augen verengen sich, und sie steht abrupt auf. Ihre kleinen Hände ballen sich zu Fäusten und sie scheint vor Zorn zu beben, ehe sie auf mich zukommt und dabei Giftpfeile mit ihren Blicken auf mich abschießt. Da sind sie wieder, die roten Flecken, die ihre Sommersprossen leuchten lassen. Immer noch gar nicht mein Typ, oder?

»Und das von dem *Babydoc*, der wirklich diese lächerliche Masche benutzt, um Frauen rumzukriegen. Bemitleidenswert für alle Beteiligten!«, zischt sie mir entgegen, »du kannst mich halten, wofür auch immer du willst, aber wenn du mir in meinem Operationssaal in die Quere kommst, dann lernst du mich kennen.«

Droht sie mir jetzt etwa? Wie niedlich ist das denn? Ich blicke amüsiert auf sie hinab. Mit meinen ein Meter zweiundneunzig wirkt sie beinahe winzig, und grinse sie frech an.

Das Räuspern von Luca, sowie das leise Kichern der Barista, die mir auch bekannt vorkommt, ignorieren wir beide und liefern uns ein Blickduell, das so manch einen getötet hätte. Sattes Grün bohrt sich tief in mein eisiges Blau.

»Du bist immerhin darauf angesprungen, hältst du dich also selbst auch für bemitleidenswert«, stelle ich fest und bringe sie zum Schnauben. Es bedarf gar keiner weiteren Erklärung, sie weiß genau, worauf ich anspiele.

»Du hältst dich also für unbezwingbar, aber ich freue mich schon auf den Moment, indem du versagst. Glaub mir. Ich werde da sein und alles, was dein von Ordnung und Konstanz gequältes Gehirn verhaut, retten«, fahre ich fort.

Oh Gott ja, ich halte mich wirklich für einen guten Arzt, aber normalerweise prahle ich nicht auf diese Art und Weise mit meinen Talenten. Aber diese Frau löst etwas in mir aus, was meine negativen Eigenschaften zum Vorschein bringt.

»Reagierst du bei jeder so, die dich aus dem Bett schmeißt? Ach ja und das du meinen Ruhm einsackst, passiert auch nur in deinen Träumen.«, erwidert sie grimmig, »sei dir sicher, dass ich jederzeit genau deswegen alles unter Kontrolle habe und niemals die Hilfe eines *Babydocs* brauchen werde.«

Dieses Wort aus ihrem Mund hört sich an wie etwas, dass man nicht einmal mit der Kneifzange anfassen möchte. So abschätzig und voller Ekel, dass sie in mir sofort den Zorn schürt.

»Ah. Dr. King, wie ich sehe, haben Sie bereits ein paar Kollegen kennengelernt!«

Augenverdrehend wende ich meinen Kopf und werfe der immer freundlichen Zicke Alana Monroe einen genervten Blick zu. Sie ist die Art Frau, mit ihren rehbraunen, großen Augen und dem hübschen Gesicht, die dir eiskalt, mit ihrer zuckersüßer Stimme, ein Messer in den Rücken rammen würde. Ohne zu zögern!

»Alana, was für eine Freude, dich hier zu treffen«, sage ich gepresst und versuche mir nicht anmerken zu lassen, wie sehr mich diese ganze Sache gerade auf die Palme bringt.

Zum einen will ich nicht, dass sie von dieser Nacht erfährt, weil sie mir das mit Sicherheit ewig vorhält. Zum anderen will ich nicht, dass Reese glaubt, es interessiert mich, was sie für einen Bullshit von sich gibt.

»Man hat euer Gezanke bis zum Eingang gehört«, stellt sie fest und wirft einen überaus neugierigen Blick zwischen Reese und mir hin und her. Verdammt, sie hat die Lunte bereits gerochen! »Kennt ihr euch etwa?«, fährt sie fort und hebt ihre linke, perfekt gezupfte Augenbraue in die Höhe.

»Wir sind uns vor ein paar Tagen mal über den Weg gelaufen, nichts Weltbewegendes«, sage ich rasch, bevor Rotlocke auch nur den Mund aufmachen kann, und unser kleines Geheimnis verrät, was es unter allen Umständen bleiben muss. Das würde mir gerade noch fehlen!

So oder so ist die ganze Sache schon irrwitzig genug, da brauch ich nicht auch noch die Sticheleien von Alana Monroe, die ich mir dann mit Sicherheit jeden einzelnen Tag anhören muss. Diese Frau kann einem das Leben zur Hölle machen, wenn sie will.

»Ja, war kaum der Rede wert«, fügt Reese hinzu, mit einer Tonlage, die mich schon wieder wütend macht. Kann sie nicht einfach ihre Klappe halten? Was muss sie auch ausgerechnet Ärztin sein und in demselben Krankenhaus arbeiten wie ich? Kann sie nicht wieder dorthin zurück, von wo sie hergekommen ist?

»Ah ja«, antwortet Alana skeptisch und sieht dann zu Reese, »wir sehen uns ja gleich in der Notaufnahme. Ihr entschuldigt mich.« Mit einem Nicken schiebt sie sich an uns vorbei, um bei der Barista einen Kaffee zu bestellen.

»Hat mich gefreut Dr. Mason«, sagt Reese und lächelt ihm freundlich zu, ehe sie sich mit einem düsteren Gesichtsausdruck mir zuwendet, »Dr. Davies!« Dann wendet sie sich ohne ein weiteres Wort ab, setzt sich wieder auf ihren Platz und würdigt uns keines Blickes mehr.

Luca stößt mir seinen Ellbogen unsanft in die Rippen, als ich meinen zornigen Blick nicht von dem rothaarigen Biest lösen kann. Mit einem Grummeln folge ich ihm nach draußen, steuere das Krankenhaus an und warte darauf, dass Luca mich mit Fragen bombardiert.

»Bitte sag mir nicht, dass das dein One-Night-Stand von Samstag war?«, fragt er mich und beginnt sofort zu lachen, als ich nur genervt meine Lippen zusammenpresse.

»Das ist sowas von genial! Ich wollte dir ja eigentlich sagen, dass

Angela mir eben vor einer Stunde erzählte, dass der Doc kein Mann ist, aber du wolltest ja mal wieder nicht hören. Klasse! Wirklich, das war sowas von Klasse gerade eben!«

»Ja, ganz toll«, murre ich und werfe ihm einen bösen Blick zu, »jetzt rennt mir dieses arrogante Biest jeden Tag über den Weg. Besser kanns ja nicht mehr kommen.«

»Doch kann es«, gluckst er amüsiert, »sobald Alana davon Wind kriegt, wird sie euch beiden das immer und immer wieder unter die Nase reiben.«

»Sie wird es nicht erfahren«, erwidere ich ernst, während ich mit raschen Schritten die Eingangshalle des Krankenhauses durchquere, »solange keiner was sagt, wird es auch die Krankenhausklatschbase nicht erfahren.«

Luca drückt auf den Knopf für den Aufzug und grinst mich voller Schadenfreude an.

»Ich werde das unserer neuen Spitzenärztin schon auch noch beibringen. Keine Sorge, die Sache zwischen ihr und mir hat sich mehr als nur erledigt«, sage ich voller Überzeugung. Oh ja, mit dieser Kratzbürste werde ich mich nicht weiter befassen, außer es hat etwas mit unserem Beruf zu tun. Genau!

»Du bist doch nur beleidigt, dass sie dich rausgeworfen hat und nicht anhimmelt, wie der Rest der Frauenwelt«, stichelt Luca weiter, höchst amüsiert über das Geschehene.

»Nein. Sie ist eigentlich gar nicht mein Typ«, widerspreche ich ihm grimmig, »ich steh nicht auf Rothaarige mit Sommersprossen.«

»Klar, sie ist keines deiner Barbiepüppchen, die du sonst so abschleppst«, stimmt er mir zu. Ich hätte das zwar jetzt nicht so formuliert, aber gut, lassen wir das mal so stehen. Wobei ich darüber ja noch hinwegsehen kann, sie ist durchaus hübsch, wenn sie den Mund zulässt.

»Vielleicht ist es aber genau das, was du mal brauchst«, fährt er fort und bricht in schallendes Gelächter aus, als er meinen Fick-Dich-Blick sieht.

»Lassen wir das Thema einfach«, sage ich schnaubend.

»Na irgendwas muss sie ja an sich haben, sonst wärst du nicht mit zu ihr gegangen«, erwidert er und ignoriert meine Worte einfach.

»Ja, meine Güte. Dafür, dass sie gar nicht mein Typ ist, finde ich sie ganz attraktiv«, gebe ich zu und schüttle sofort den Kopf über mein Geständnis, »nichtsdestotrotz war einfach zu viel Alkohol im Spiel, und sie ist unausstehlich in nüchternem Zustand.«

»Also, ich wiederhole, Thema erledigt«, schiebe ich nach und verabschiede mich von ihm, als wir den vierten Stock und somit die Pädiatrie erreichen. Er grinst mir noch breit zu, ehe sich die Türen des Fahrstuhls wieder schließen, und ich kopfschüttelnd auf das Schwesternzimmer zugehe, um mich über den Stand meiner kleinen Patienten zu informieren.

Ich werde keinen weiteren Gedanken mehr an diese Frau verschwenden!

3.

Reese

Neuer Tag, neues Glück!

Ich werde heute den ganzen Tag im OP stehen, wobei mir Dr. Chou genauestens über die Schulter schauen wird. Obwohl ich ausgebildete Fachärztin bin, will er sich von meinem Können überzeugen. Das heißt volle Konzentration und Vermeidung jeglicher Ablenkungen.

Cassian Davies, dieser verfluchte, hotte Babydoc, ist so eine blöde, unnötige Ablenkung!

Vor mich hin grummelnd schrubbe ich meine Hände und versuche verbissen, nicht an ihn zu denken. Wie viel Pech kann man denn bitte haben? Ich dachte gestern Mittag wirklich, ich wäre im falschen Film. Später, in der Notaufnahme, war ich so wütend und unkonzentriert, dass mich Dr. Monroe keine Sekunde aus den Augen ließ.

Ihren Fragen bin ich soweit geschickt ausgewichen. Ich will auf keinen Fall, dass irgendjemand erfährt, woher ich ihn kenne. Das Gerede will ich unter allen Umständen vermeiden. Darauf kann ich verzichten, alleine schon, weil ich die Neue bin. Gott sei Dank war so viel los, dass ich ihr gut aus dem Weg gehen konnte.

»Sind Sie bereit, Dr. King?«, fragt mich mein Vorgesetzter und reißt mich damit aus meinen Gedanken. Oh, das klappt ja prima, nicht an ihn zu denken. Gratuliere!

»Ja«, sage ich, straffe meine Schultern und folge ihm in den Operationsraum. Innerlich verdrehe ich meine Augen, als ich Luca Mason bei unserem Patienten sitzen sehe. Freundlich nicke ich ihm zu und widme mich dann dem Mann, der vor mir auf dem Tisch liegt. Die Schwester neben mir hilft mir in die Handschuhe und zieht mir den Mundschutz über. Einatmen! Ausatmen! Alles Unnötige um mich herum ausblenden! Für einen Augenblick schließe ich meine Augen und wiederhole diese Worte. Der Patient ist fünfundfünfzig, klagt über Gelenkschmerzen und von mir bekommt er eine Endoprothese beim oberen Sprunggelenk. Ein neues, künstliches Gelenk. Ein Routineeingriff.

Der Patient, das Team und ich – das ist alles, was zählt!

Das ist so eine Art Meditation, um mich zu fokussieren und von all dem, was mich beschäftigt, loszukommen. Jeder hat da so seine Eigenheiten und manch einer findet meine Methode Schwachsinn, doch so lange es für mich funktioniert, interessieren mich andere Meinungen herzlich wenig.

»Können wir beginnen?«, frage ich, öffne meine Augen und blicke zu Luca, der mir zunickt und den Patienten nicht aus den Augen lässt. Dr. Chou bleibt unauffällig im Hintergrund, hat dabei aber jeden meiner Handgriffe im Blick.

Damit Marcia und Cody, die beiden Assistenzärzte auch etwas lernen, lasse ich mir jeden einzelnen Schritt von ihnen erklären.

»Der Schnitt wird etwa acht bis zwölf Zentimeter lang vom Schienbein bis hin zum Fußrücken durchgeführt.« Unaufgefordert ergreift Cody sogleich das Wort. Schön, er zeigt Ehrgeiz.

Dafür darf er mir assistieren, indem er die Sehnen beiseiteschiebt, damit ich mich um die Gelenkkapsel kümmern kann. Bevor ich die Säge ansetze, kontrolliere ich penibel die Achse des Beines und die Lage der geplanten Prothese. Nichts darf schiefgehen!

»Wie wäre es mit ein wenig Musik«, sage ich und wende mich an die Schwester neben mir, »würden Sie mein Handy holen und die Playlist mit dem Namen Amy laufen lassen?«

»Natürlich!«, erwidert sie sofort.

»Wieso Amy?«, fragt mich Dr. Mason neugierig. Einen Moment halte ich inne und blicke zu dem Anästhesisten, dabei versuche ich so gleichgültig wie möglich zu sein.

»Weil es eine besondere Playlist ist«, beginne ich und räuspere mich dann, »und die Songs entspannen mich.«

Hoffentlich fragt er nicht weiter nach, denn ich werde dazu nichts weiter sagen. Er nickt nur und lässt es Gott sei Dank gut sein. Kaum erklingt die sanfte Stimme von Ed Sheeran, konzentriere ich mich wieder auf meine Arbeit.

Ich sollte den Namen der Playlist ändern, aber ich kann nicht. Es ist mitunter das Einzige, was ich noch von Amanda habe.

Der weitere Verlauf der etwa zweistündigen Operation könnte nicht besser laufen. Nahezu perfekt fügt sich die Prothese ein und etwaige Fehlstellungen kann ich guten Gewissens ausschließen.

Unter meinem wachsamen Blick lasse ich die beiden Assistenzärzte die Wunde verschließen und kontrolliere nochmal selbst den angelegten Verband, ehe ich den OP gemeinsam mit meinem Vorgesetzten verlasse.

»Das war eine wirklich hervorragende Arbeit Dr. King«, lobt er mich. Lächelnd schäle ich mich aus dem Operationskittel und den Handschuhen, werfe sie in den Müll und fühle mich wie die Königin der Welt. Ja, auch so eine kleine Routineoperation bringt mich zum Strahlen und das ist es, was die Liebe zu meinem Beruf ausmacht.

»Wir treffen uns in einer halben Stunde vor Saal 3 und kümmern uns um die Meniskusresektion«, erklärt er mir und heftet dabei seinen Blick auf das Tablet in seiner Hand, »danach haben wir noch einige Kleinigkeiten auf dem Plan, wie einen Kreuzbandriss und eine Radiusfraktur. Sollten wir keinen Notfall reinkriegen, sind wir damit bis zum frühen Nachmittag durch.«

Das klingt ja nach einem ziemlich gemütlichen Tag, aber wie wir alle wissen, kann sich das auch schlagartig ändern. »Ich hole mir schnell einen Kaffee«, erwidere ich, nicke ihm zu und mache mich auf den Weg in die Cafeteria. Hoffentlich werde ich das nicht bereuen, denn um zu Sadie rüber zulaufen fehlt mir jetzt einfach die Zeit.

Auf dem Weg nach unten mustere ich mein Spiegelbild im Fahrstuhl und erinnere mich an den Tag, an dem ich zum ersten Mal diese dunkelblaue Kleidung trug. Als wäre es gestern gewesen. Mein erstes Praktikum in der Notaufnahme und ich hatte von Tuten und Blasen keine Ahnung.

An diesem Tag gab es in Manchester einen Hausbrand und es wurden zur gleichen Zeit zwanzig, zum Teil schwerverletzte, Patienten eingeliefert. Von einfachen Schnittwunden, leichten Knochenbrüchen, über Kohlenmonoxidvergiftungen bis hin zu schweren Verbrennungen, es war das reinste Chaos.

Da wurde mir schlagartig klar, wohin meine Ausbildung mich führen wird. Ich wollte die Erste sein, die den Patienten behandelt und ihm womöglich das Leben rettet. Dieses Chaos, dieser Druck, der auf einem lastet, genau das ist es, was mich mein Leben spüren lässt, und ich liebe es. Vielleicht bin ich ein Adrenalinjunkie, aber welcher Arzt ist das nicht?

»Hey, Dr. King, das war echt gute Arbeit«, höre ich Dr. Mason hinter mir. Ich werfe ihm einen Blick über die Schulter zu, bleibe aber nicht stehen und bahne mir einen Weg durch die Cafeteria.

»Danke«, sage ich schlicht. Mir ist bewusst, dass er hier versucht Smalltalk zu betreiben, oder womöglich hat er etwas ganz anderes im Sinn. Wer weiß das schon! Da ich weder an dem einen, noch an dem anderen interessiert bin, reihe ich mich in die Schlange und warte.

»Wir verbringen den Tag heute zusammen, da dachte ich, wir lernen uns etwas kennen«, fährt er fort und stellt sich direkt neben mich, »nennen Sie mich Luca.«

»Hat das nicht der Babydoc schon übernommen?«, frage ich direkt nach und drehe meinen Kopf, damit ich ihn ansehen kann. Seinem Gesichtsausdruck zu urteilen, hat er das. Wie ich vermutet habe, sind sie wahrscheinlich sogar noch Freunde.

»Sie sind sehr direkt«, erwidert er schmunzelnd, »aber ja, er hat mir von Samstagabend erzählt.«

Wusste ich es doch! Augenverdrehend wende ich mich wieder ab und trete an den Tresen, um mir einen Kaffee und einen Cookie zu bestellen.

»Keine Sorge, ich bilde mir mein Urteil über eine Person selbst und bis jetzt halte ich Sie für eine gute Ärztin mit einem komischen Musikgeschmack«, sagt er, beugt sich vor und fährt leiser fort, »und ich tratsche nicht.«

Was soll das bedeuten? Komischer Musikgeschmack?

»Und der Kaffee schmeckt grausam«, fügt er hinzu und lächelt mir charmant zu.

»Das habe ich schon gehört. Ich habe aber keine Zeit für einen anderen Kaffee«, sage ich und nehme nach der Bezahlung meinen Kaffee und den Cookie an mich, »und zurück zum Babydoc, ich wüsste nicht, was es da zu tratschen gibt. Es war eine einmalige Sache und wird sich sicher nicht wiederholen.«

»Und mein Musikgeschmack ist nicht komisch«, fahre ich fort und ziehe eine Augenbraue in die Höhe, »was hören Sie denn, Luca?«

Ich beobachte ihn dabei, wie er sich ein Wasser und ebenfalls einen Cookie bestellt, nippe an meinem Kaffee und verziehe angewidert das Gesicht. Ekelhaft… das schmeckt echt grenzwertig!

»Mein Herz schlägt für Oldies«, antwortet er mir überzeugt und grinst breit über meinen Gesichtsausdruck. »Ich hab Sie ja vor dem Gesöff gewarnt, Dr. King.«

»Nennen Sie mich bitte Reese und können wir uns duzen?«, frage ich und er nickt lächelnd. Wir kämpfen Schulter an Schulter um Menschenleben, da ist es seltsam, so förmlich miteinander umzugehen.

Gemeinsam verlassen wir die Cafeteria und bevor wir zur Tür hinausgehen, stelle ich noch den ekligen Kaffee beiseite.

»Wie gefällt es dir bisher?«, fragt mich Luca neugierig, während wir auf den Aufzug warten.

»In zwei Tagen kann man ja noch nicht so viel sagen, aber bisher recht gut. Meine Vorgesetzten und Kollegen sind soweit ganz nett«, antworte ich ihm vorsichtig. Nicht, dass ich noch in ein Fettnäpfchen trete. Die Sache mit dem Babydoc ist doch schon schlimm genug.

»Ich frag dich nochmal nach deiner ersten Nachtschicht in der Notaufnahme.«

»Die habe ich am Samstag und ehrlich gesagt freue ich mich darauf«, sage ich lächelnd, betrete den Fahrstuhl und lehne mich gegen die Wand, »das ist schließlich mein Job.«

Und wie ich mich darauf freue!

»Sowas kann nur von einem überzeugten Chirurgen kommen«, sagt er lachend und drückt den Knopf für die richtige Etage.

»Tja«, sage ich grinsend, »und sowas kann nur ein Anästhesist erwidern.«

Schmunzelnd knabbere ich an meinem Cookie und gemeinsam machen wir uns auf den Weg zum richtigen OP-Saal. Gut, eigentlich folge ich ihm, denn noch fehlt mir jegliche Orientierung in diesem Gebäude.

Mein zweiter Tag läuft besser, als ich anfangs noch befürchtet hatte. Vor allem hätte ich nicht geglaubt, dass hier alle so nett sind. Bis auf eine Ausnahme! Irgendwo gibt es da bestimmt noch einen Haken.

Und misstrauisch wie ich nun mal bin, warte ich nur auf diesen.

Cassian

Alle Vier von mir gestreckt, liege ich auf unserer Dachterrasse, genieße die späte Nachmittagssonne auf meiner Haut und die Ruhe, ehe ich heute Nacht Dienst in der Notaufnahme habe.

Der Tag im OP war anstrengend und so nutze ich die paar Stunden, die mir noch bleiben, um mich ein wenig zu entspannen und auszuruhen. Die hochstehende Sommersonne brennt unbarmherzig auf meine Haut, was mich nicht sonderlich stört.

»Hey!?«, höre ich die Stimme von Samuel direkt neben mir, »hast du heute nicht Dienst?«

Vorbei ist es mit der Ruhe! Ich öffne meine Augen und blinzle träge zu meinem besten Kumpel hoch, ehe ich mir gähnend über den, von der Sonne erhitzten, nackten Bauch streiche.

»Nachtschicht«, erwidere ich und deute auf die andere Liege, »Alter, sind die bequem. Ich könnt hier glatt mein Lager aufschlagen.«

Samuel schwingt sich schmunzelnd auf die Liege, rutscht hin und her und lehnt sich dann zurück.

»Du hast recht. Die sind der Hammer«, sagt er zufrieden seufzend, »da hat Luca echt einen Glückstreffer gelandet.«

»Die hat Angela ausgesucht!«

Ich rutsche ein Stück weiter hoch und blicke zu Luca, der amüsiert vor uns steht und zwischen uns hin und her sieht. Ich wusste gar nicht, dass er zuhause ist.

»Na, dann bedanken wir uns eben bei deiner reizenden Freundin«, sagt Sam. Nickend bestätige ich seine Aussage und beobachte Luca dabei, wie er sich einen Stuhl heranzieht und vor uns sein Müsli in sich hineinschaufelt.

»Nachtschicht mit der heißen Alana?«, will Sam wissen und wirft mir einen grinsenden Blick zu. Er zieht sich sein T-Shirt über den Kopf, legt sich zurück und stützt seinen Kopf auf seinem Unterarm ab.

»Wahrscheinlich«, erwidere ich augenverdrehend, »aber glaub mir, das ist kein Spaß.« Seit Jahren erzählt uns Sam schon, wie heiß er Dr. Alana Monroe findet. Bisher hatte er aber nie die Gelegenheit, sich auch nur mit ihr zu unterhalten. Zum einen war Alana bis vor wenigen Monaten noch glücklich verheiratet und zum anderen glaube ich nicht, dass sie Interesse an einem jüngeren Mann hat.

Ist mir ja auch eigentlich auch egal. Solange Alana mir nicht auf die Nerven geht, kann sie tun und lassen, was sie will.

»Ich würde gerne die ein oder andere Nachtschicht mit dieser Frau einlegen«, fährt er fort, während er sich gedankenverloren über die muskulöse Brust streichelt, »ich glaube, ich muss mir mal ein Wehwehchen überlegen.«

»Und dann was? Willst du in die Notaufnahme kommen?«, hakt Luca amüsiert nach und schüttelt ungläubig den Kopf. Ich verkneife mir ein Lachen, denn wenn einer so eine Nummer bringen würde, dann unser Kumpel.

»Klar und dabei erzähle ich ihr, dass ich gerade ein süßes Löwenbaby behandle, und schon schmilzt ihr Herz dahin und sie liegt in Nullkommanix in meinem Bett.« Selbstsicher grinst er und reckt sich der Sonne entgegen. Wahrscheinlich denkt er jetzt ernsthaft über seinen eigenen Vorschlag nach.

»Als ob das bei Alana klappen würde«, werfe ich ein und schüttle mich bei dem Gedanken ihr am Morgen über den Weg zu laufen, »und wenn, dann kannst du sie in ihrem Bett beglücken.«

»Seit Alana geschieden ist, könnte das schon klappen«, erwidert

Luca und zuckt grinsend mit den Schultern, »ich habe da so ein paar Dinge über sie gehört.«

»Du hast eindeutig zu viel Umgang mit dem Pflegepersonal«, sage ich.

»Was kann ich denn dafür, wenn Alana mit den Schwestern tratscht und ich früher oder später durch Angela davon erfahre?«, verteidigt sich Luca, stellt die Schale beiseite und fährt sich durch die blonde Mähne.

»Was hast du denn über sie gehört?«, will Samuel wissen und fixiert Luca mit einem neugierigen Blick. Er dreht sich auf die Seite, stützt seinen Kopf auf dem Ellbogen ab und signalisiert dadurch, dass er ganz Ohr ist. Seine verschiedenfarbigen Augen leuchten dabei auf, und ich bin mir fast sicher, dass er einen Plan aushecken wird, damit er Alana kennenlernen kann.

»Sie wurde wild knutschend und fummelnd mit einem Sanitäter in der Umkleide der Notaufnahme erwischt«, erzählt Luca. In mich hineingrinsend lausche ich den beiden, während sie weiter über Alana sprechen und Sam gebannt an Lucas Lippen hängt. Wer sind denn jetzt die Tratschweiber?

Gelangweilt schließe ich wieder meine Augen, rutsche in eine bequeme Position und genieße die restlichen Sonnenstrahlen, ehe sie hinter den Gebäuden verschwinden. Was Essen und unter die Dusche sollte ich auch noch, bevor ich mich auf den Weg ins Krankenhaus mache.

»Apropos Notaufnahme«, sagt Luca und seine Stimme trieft nur so vor Schalk. Oh Gott. Was kommt jetzt? Träge öffne ich wieder meine Augen, drehe den Kopf, um ihn anzusehen, und hebe fragend eine Augenbraue.

»Reese hat heute auch Dienst.«

Reese hat heute auch Dienst! Die Worte hallen noch etliche Mal durch meinen Kopf, ehe ich realisiere, wen er überhaupt meint. Mit einem Ruck richte ich mich kerzengerade auf und kneife meine Augen zusammen.

»Wer?«, grätscht Samuel dazwischen.

»Na Dr. Reese King, Cas‘ One-Night-Stand«, erklärt er ihm

amüsiert. Samuel reißt seine Augen auf, während ihm Luca bis ins kleinste Detail erzählt, was in den letzten Tagen geschehen ist. Murrend sitze ich daneben und ziehe ein Gesicht, wie bei sieben Tagen Regenwetter. Ich wollte das ja extra nicht noch einmal erwähnen, aber wenn man mit solchen Tratschweibern zusammenwohnt, kann man wohl immer und immer wieder alles von vorne durchkauen.

Meine anfangs noch gute Laune, ist nun im Keller und jetzt kann ich auch noch die Nachtschicht mit dieser Nervensäge verbringen.

»Dein sexy Redhead ist also der neue Arzt und hat dich im Coffeeshop angegiftet«, wiederholt Sam in groben Worten die Erzählung von Luca.

»Sie ist nicht *mein* Redhead«, widerspreche ich genervt und schwinge mich in eine sitzende Position, »musstest du mir das jetzt sagen. Jetzt kann ich mich mit den beiden Weibern in der Notaufnahme rumschlagen. Kann es noch schlimmer kommen?«

»Hör auf zu jammern«, feixt Sam und wackelt mit den Augenbrauen, »jeder andere würde das genießen, zwei heiße Damen um sich rum zu haben.«

»Warum nennst du sie eigentlich beim Vornamen?«, frage ich misstrauisch weiter und ignoriere die Worte von Sam. Darauf werde ich jetzt nichts antworten.

»Wir haben heute den Tag zusammen im OP verbracht und uns ein wenig kennengelernt«, merkt er ganz selbstverständlich an und zuckt mit den Schultern, »und sie ist echt nicht so übel.« Nicht so übel? Ich glaube, ich habe mich wohl verhört!

»Guck dir sein Gesicht an«, prustet Samuel los und klopf sich lachend gegen den Oberschenkel, »als hättest du dich gerade mit dem Teufel höchstpersönlich verbündet!«

Knurrend stehe ich auf und fahre mir mit der rechten Hand durch den gestutzten Bart. Jetzt freundet sie sich auch noch mit meinem Kumpel an? Das darf doch nicht wahr sein!

»Lädst du sie demnächst mal zu einem Gläschen Chardonay ein und ihr beginnt euch die Haare zu flechten?«, frage ich angepisst.

»Vielleicht«, erwidert Luca amüsiert.

»Oh, das wird noch höchst interessant«, merkt Sam an.
Genervt und ohne ein weiteres Wort verlasse ich die Dachterrasse, um mich zu duschen, und auf andere Gedanken zu kommen. Das kann ja eine tolle Nacht werden!

Wie üblich jogge ich die Strecke zum Krankenhaus und höre dabei die zehn Minuten Musik. Lautstark hallen mir die Hiphopbeats durch die Ohren und ich kann dabei meinen Kopf abschalten. Was auch dringend nötig ist!

Als ich die Umkleide betrete, fällt mein Blick auf Reese, die mir den Rücken zuwendet und sich gerade ein dunkelblaues T-Shirt über den Kopf zieht. Als sie es ausgezogen hat, folgen meine Augen der Bewegungen ihrer Haare, die sich wie ein Vorhang über ihren Rücken ergießen. Fuck, das ist echt sexy!

Mein Blick wandert weiter und bleibt an ihrem Hintern kleben, der noch in einer tiefsitzenden Jeans steckt. Sofort wird mein Kopf mit den unterschiedlichsten Bildern geflutet, und ich habe vor Augen, wie ich mich um diesen, zugegeben knackigen Po, gekümmert habe. Wie sehr ihr das gefallen hat, weiß ich nur zu gut.

Mein bestes Stück regt sich und wenn ich nicht aufpasse, dann renne ich gleich mit einem Ständer durch die Notaufnahme. Verdammte Scheiße!

»Oh wie nett, du hast heute auch Dienst?«
Alana lehnt sich mit einem breiten Grinsen neben Reese gegen den Spind und fixiert mich mit einem so amüsanten Blick, dass ich mich sofort räuspere und sich Reese abrupt umdreht.

Ihre Augen weiten sich im ersten Moment verblüfft und mit einem Hauch Neugier, ehe sie mich verärgert anfunkelt und sie ihre Augen zusammenkneift. Das T-Shirt presst sie sich vor die Brust und innerlich verdrehe ich darüber wieder die Augen.

»Das kann ja toll werden«, sagt Reese schnippisch.

Na toll, jetzt hat Alana mitbekommen, wie ich dem Rotschopf auf den Arsch starre und das Gezicke geht auch direkt wieder los.

»Ich freue mich schon drauf«, erwidere ich und schäume fast über vor Freude, ehe ich mich umwende, um mich endlich umzuziehen und das Bild in meinem Kopf von einer nackten Reese wieder loszuwerden.

Das klappt ja hervorragend, sie aus meinem Kopf zu bekommen. Keine zwei Tage, und ich stelle sie mir nackt vor. Ich möchte geradewegs und ungebremst gegen eine Wand laufen.

Ich lasse mir extra länger Zeit mit dem Umziehen, höre wie Alana und Reese gemeinsam die Notaufnahme betreten und folge ihnen nach wenigen Minuten.

4.

Reese

Als ob es nicht schlimm genug ist, dass ausgerechnet ER auch Dienst hat, nein, heute Nacht scheint sich ganz London zu verletzen. Dazu müssen wir uns noch mit den Auszubildenden herumschlagen, die von überhaupt nichts eine Ahnung haben, und ich spüre Alanas Blick dauernd auf mir, der sich regelrecht in meinen Rücken bohrt.

»Nichts gebrochen«, sage ich lächelnd zu dem älteren Herrn, der mich erleichtert anblickt. Mit einem Schmunzeln schüttle ich den Kopf darüber. Wieso muss man auch mitten in der Nacht, in einer dunklen Gasse wohlgemerkt, in seinem Alter durch die Gegend spazieren.

Gerade will ich ihn danach fragen, da höre ich einen Tumult von draußen. Neugierig wende ich meinen Kopf in die Richtung, aus der dieser Lärm kommt. Das müsste der Zugang für die Sanitäter sein, aber keiner wurde angekündigt.

Mein Blick schweift weiter und kurzerhand entscheide ich, nachzusehen. Da die Anderen alle Hände voll zu tun haben, weise ich einen der Assistenten an, den Fuß des Mannes zu verbinden, und stehe auf. Da kann er hoffentlich nicht viel falsch machen.

Eilig setze ich mich in Bewegung, betätige den Schalter, um die Türen zu öffnen, da taumeln mir bereits zwei junge Männer, die sich gegenseitig stützen, entgegen. Lautstark grölend und ganz offensichtlich betrunken, rufen sie nach Hilfe.

»Heee... da isch eine!«

Mit hochgezogenen Augenbrauen mustere ich die beiden. Der Größere scheint mehrere Verletzungen im Gesicht zu haben, die stark bluten, während der Andere nur leichtere Blessuren aufzuweisen hat.

Plötzlich reißt sich der Blutende von seinem Kumpel los, läuft auf mich zu und so schnell kann ich gar nicht reagieren, prallen wir zusammen. Dabei spuckt er mir eine Ladung Blut direkt auf meinen dunkelblauen Kasack. Na super!

»Hallo … schöne Frau«, lallt er mir mit einem verzerrten Grinsen entgegen. Ich schiebe ihn von mir und mit Hilfe eines Pflegers schaffe ich sie in die Notaufnahme. Lautstark prahlen sie von ihrer Schlägerei, wobei sie behaupten, der Gegner würde noch schlimmer aussehen. Genervt verdrehe ich meine Augen und säubere sein Gesicht, um mir die Wunden genauer anzusehen. Der zweite Kerl wird von einem Assistenten untersucht.

»Soll isch misch… ausziehn?«

»Nein«, erwidere ich energisch, »bitte stillhalten.«

»Du bischt ein scheeexy Rotkäppschn…« Breit grinst er mich an und ich stöhne innerlich genervt auf. Warum krieg ich immer die Betrunkenen? Kurz schweift mein Blick zu seinem Unterarm, den er sich gegen den Körper presst und stark gerötet ist. Das sollte geröntgt werden.

»Alles okay?«, ruft mir Alana zu und auch Cassians Blick liegt aufmerksam auf mir. Ich nicke ihr zu und wende mich wieder meinem Patienten zu.

»Das muss genäht werden und dann geht's hoch in die Radiologie. Der Arm muss geröntgt werden«, erkläre ich ihm und greife nach der Betäubungsspritze.

»Allesch wasch du willscht!«, raunt er und umfasst mit seiner gesunden Hand meinen freien Unterarm. Schnaubend versuche ich, mich von ihm zu lösen, doch das interessiert ihn herzlich wenig. Er zieht mich näher an sich, und ich bin versucht, ihm die Spritze in den Arm zu rammen. Wenn er mich nicht gleich loslässt, rufe ich die Security.

»Wenn du sie nicht sofort loslässt, dann breche ich dir deine schmierigen Griffel«, ertönt Cassians Stimme bedrohlich hinter mir. Mir jagt ein solch heftiger Schauer über den Rücken, dass ich erschrocken nach Luft schnappe. Wo kommt der denn plötzlich her?

Ich werfe einen Blick über die Schulter und meine Augen weiten sich bei diesem Anblick. Cassian hat sich gefährlich zu seiner vollen Größe aufgerichtet, wobei seine Augen verärgert funkeln. Oh verflucht nochmal, das ist gerade verdammt heiß!

»Sorry«, murmelt der Betrunkene und lässt mich los.

»Alles okay? Soll ich ihn übernehmen?«, fragt mich Cassian.

»Geht schon. Danke«, erwidere ich hastig und wende mich wieder um. Wieso zur Hölle muss er so verflucht schöne Augen haben? Und warum mach ich mir ausgerechnet jetzt darüber Gedanken?

»Ich habe dich im Blick«, droht Cassian leise an den jungen Mann gewandt, wendet sich dann um, und ich kann endlich meine Arbeit fortsetzen. Brav wie ein Lämmchen lässt er die Prozedur über sich ergehen.

Während ich routiniert die Wunde über seinem Auge verschließe, kann ich nicht anders, als über das eben Geschehene nachzudenken. Nein, ich werde da nichts hineininterpretieren. Er hätte jedem hier auf die gleiche Weise geholfen.

Als der Betrunkene endlich auf dem Weg nach oben ist, und ich mich umgezogen habe, erwartet mich schon der nächste Patient.

»Oh Gott… wir haben nur einen Moment nicht achtgegeben. Die Kinder haben auf dem Bett getobt und dabei ist Kyle mit dem Kopf gegen die Kommode geknallt«, erklärt mir eine aufgebrachte junge Mutter, während ich mir den Kopf des Kindes genauer ansehe. Tapfer lächelt er mich an, und ich versuche, eine freundliche Miene aufzusetzen.

Kinder sind so gar nicht mein Ding!

Die Schwester des Jungen klammert sich weinend an das Bein ihrer Mutter, und ich versuche mich nicht aus der Ruhe bringen zu lassen.

»Julie hat mich geschubst und wegen ihr habe ich jetzt ein riesen Loch im Kopf«, jammert der Kleine.

»Wenn du ein riesiges Loch im Kopf hättest, dann könnte man dein kleines Hirn sehen«, sage ich, im Versuch witzig zu sein. Natürlich stimmt das nicht!

Der Junge reißt seine Augen auf und beginnt dann herzzerreißen zu weinen. Oh Scheiße!

»Sagen Sie mal, geht's noch?«, fragt mich die Mutter aufgebracht.

»Was ist denn hier los?«, will Cassian wissen, und ich kneife meine Augen zusammen, als sie ihm schildert, was ich eben gesagt habe, und er mich fassungslos ansieht.

»Das tut mir schrecklich leid!«

Hat er sich gerade für mich entschuldigt?

Gegenseitig starren wir uns an, wobei er verärgert mit dem Kopf schüttelt, und ich nur herausfordernd eine Augenbraue hebe. Wie schon im Coffeeshop artet das in ein stummes Blickduell aus.

»Lässt du mich mal sehen? Ich bin mir sicher, dass da nur eine kleine Beule ist.« Schniefend nickt der Junge auf Cassians freundliche Worte und dreht ihm den Hinterkopf zu.

Grummelnd sehe ich zu, wie er mir meinen Patienten klaut und muss neidlos anerkennen, dass er ein Händchen für Kinder hat. Nicht nur den Jungen hat er beruhigt, auch die Kleine hat aufgehört zu heulen.

Während ich blöd daneben stehe, und die Mutter mich mit Blicken erdolcht, steigt mein Unmut, und ich mache frustriert auf dem Absatz kehrt.

Genervt, dass ich echt einen Moment geglaubt habe, wir könnten freundlich miteinander umgehen, gehe ich Alana zur Hand.

»Woher kennt ihr euch eigentlich? Für einen Moment dachte ich, er will diesen betrunkenen Kerl erwürgen«, fragt sie mich neugierig. Eingehend mustert sie mich, und ich fühle mich irgendwie durchschaut.

»Wir… ähm…«, stammle ich, weil mir keine plausible Ausrede einfallen will. Normalerweise bin ich nicht so sprachlos, das Gegenteil ist sogar der Fall, aber bei Alana habe ich irgendwie das Gefühl, dass ich mit jedem Wort zu viel sage.

Aus den Augenwinkeln sehe ich einen wütenden Cassian auf mich zukommen.

»Sag mal, spinnst du?«, fährt er mich aufgebracht an, »du kannst doch einem kleinen Kind nicht sowas erzählen.«

»Jetzt mach doch nicht so ein Fass auf. Kann ich doch nicht wissen, dass er deswegen anfängt zu heulen«, erwidere ich störrisch und funkle ihn wütend an. Was erlaubt er sich eigentlich?

»Dein Einfühlungsvermögen passt auf einen Teelöffel. Ich fasse es einfach nicht, dass du so mit einem Kind sprichst.«

Er kommt einen Schritt auf mich zu, wobei er mich wieder mit diesem mürrischen Blick ansieht, der mich explodieren lassen könnte.

»Es geht dich absolut nichts an, wie ich mit meinen Patienten umgehe«, sage ich entschlossen und kneife meine Augen zusammen, hebe dabei einen Finger und bohre diesen in seine Brust.

»Worum auch immer es geht, ihr könnt euch später weiter ankeifen, wir haben Patienten«, mischt sich Alana mit einem autoritären Ton ein, welcher uns irritiert auseinanderfahren lässt.

Der nächste Notfall wird mittels Rettungswagen zur Notaufnahme gebracht. Genervt ist Alana die Erste, die sich dem Unfallopfer annimmt. Als Cassian und ich hinzukommen, und ich die Erklärung des Notarztes höre, stockt mir der Atem.

Die junge Frau wurde von ihrem Ehemann so heftig verprügelt, dass die Nachbarn die Polizei und die Rettung zu Hilfe riefen. Von ihrem Gesicht ist kaum mehr etwas zu erkennen und ihre schmerzhaften Laute gehen mir durch Mark und Bein.

Nach der Erstversorgung bringt Alana ihre Patientin direkt hoch zur Radiologie, wo sie sich ein genaues Bild über ihre inneren Verletzungen machen wird.

Noch immer schockiert, verrichte ich meine Arbeit die restliche Zeit über mit einem eisernen Schweigen. Aufgewühlt, müde und sichtlich mit den Nerven am Ende, bin ich froh, als ich endlich in der Umkleide stehe und mich umziehen kann.

»Was für eine Nachtschicht«, murmle ich, lege meine flachen Hände gegen den Spind und lasse einen Moment meinen Kopf, mit geschlossenen Augen, hängen.

»Du solltest wieder zurück nach Manchester, wenn es dir hier zu anstrengend ist«, höre ich Cassian hinter mir sagen. Sein missbilligender Ton in der Stimme bringt mich schon wieder auf die Palme. Das ist wie der berühmte Tropfen, der das Fass zum Überlaufen bringt.

Schnaubend wende ich mich um und will ihm den Marsch blasen, als ich mit Schwung gegen seine muskulöse Brust pralle und mit dem Rücken gegen den Spind knalle. Cassian besitzt die Frechheit, laut loszulachen, was mich nur noch wütender macht.

»Du bist so ein verflucht nerviger Kerl, der sich für was Besseres hält. Ich lasse mir von dir nicht sagen, wie ich mit meinen Patienten umzugehen habe.«

Cassian kneift seine Augen zusammen und kommt mir so gefährlich nahe, sodass sein Oberkörper den meinen streift. Wütend bohrt sich sein Blick in meinen, wobei ich nicht klein beigeben werde.

»Ich sag dir jetzt wie es hier ab-«, zischt er mir leise entgegen.

»Das interessiert mich nicht«, fauche ich zurück, lege meine Hände gegen seine Brust und versuche, ihn von mir zu schieben.

»Unterbrich mich nicht!« Cassian steht da wie ein Fels und lässt sich nicht durch meine Versuche beeindrucken. Er kommt noch ein Stück näher, und ich kann seinen Atem auf meiner Haut spüren.

»Du kannst-«

Weiter komme ich nicht, denn im nächsten Moment presst er seine Lippen auf meine und bringt mich dadurch zum Schweigen. Meine Emotionen beginnen Achterbahn zu fahren, während mein Verstand noch versucht, alles zu verarbeiten, reagiert mein Körper einfach.

Erneut pralle ich mit dem Rücken gegen den Spind, diesmal aber, weil ich die Arme um Cassians Hals schlinge, er mich hochhebt und gegen diesen drückt. Für einen besseren Halt schlingen sich meine Beine um seine Hüfte, und ich klammere mich fast schon verzweifelt an ihn. Seine weichen Lippen auf meinen bringen sofort die Erinnerung an Samstagnacht zurück, in der ich mich diesem fremden Mann hemmungslos hingab.

Erstickt stöhne ich auf, als er sich noch dichter an mich drängt und die Gelegenheit nutzt, seine Zunge zwischen meinen Lippen in meinen Mund zu schieben. Ich weiß nicht, wie mir geschieht, doch in diesem Moment fühlt sich das so unglaublich an, dass ich mich nicht dagegen wehren kann.

Cassians Hände wandern zu meinem Hintern, wo er mich festhält, und ich nur zu deutlich seine Erektion spüre, die er mit kreisenden Bewegungen gegen meine Mitte drückt. Mit einer Leidenschaft, die ich bei mir selbst nicht für möglich gehalten habe, gebe ich mich diesem wilden Kuss hin und blende alles andere aus.

Als wir ein Geräusch an der Tür hören, lässt er abrupt von mir ab, und wir lösen uns erschrocken voneinander. Mit einem Puls, der jenseits von Gut und Böse ist, starre ich ihn einen Moment an, ehe ich kurzerhand einfach meine Tasche aus dem Spind schnappe und die Flucht ergreife.

Ich muss hier weg, denn sonst werde ich ziemlich sicher etwas tun, das ich vielleicht bereuen werde!

Cassian

Wie konnte das nur geschehen?

Der Kuss ging eindeutig von mir aus, denn ich wollte, dass Reese einfach nur die Klappe hält, und auf die Schnelle ist mir keine bessere Lösung eingefallen.

Fuck! Dieser Kuss – nein *sie* – war so leidenschaftlich, dass ich augenblicklich mehr davon wollte.

Hätte sie nicht die Flucht ergriffen, dann hätte ich sie an Ort und Stelle. Alles andere hat währenddessen an Bedeutung verloren. Das ist doch nicht normal! Ganz offensichtlich können wir uns nicht ausstehen und doch ziehen wir uns an, wie zwei Magneten. Sie schafft es, dass ich sie zur selben Zeit erwürgen und ausziehen will.

»Warum hast du so miese Laune?«, fragt mich Luca und reißt mich damit aus meinen Gedanken.

Murrend fahre ich mir übers Gesicht und schiebe gelangweilt eine Erbse auf meinem Teller hin und her. Wieso müssen in dieser Kantine überall diese kleinen grünen Dinger dabei sein? Wie wäre es zur Abwechslung mal mit einem anderen Gemüse?

»Zu wenig Schlaf«, erwidere ich nur und ziehe meine Augenbrauen zusammen, als er mich amüsiert anblickt.

»Es hat also nichts mit einer bestimmten Dame zu tun?«, hakt er weiter nach und schiebt sich einen Bissen gefüllte Hühnerbrust in den Mund.

»Nein!« Das kaue ich jetzt nicht erneut durch und ich werde ihm auch nicht erzählen, was in der Umkleide passiert ist. Immerhin stimmt die Aussage mit dem Schlaf, denn mehr als drei Stunden habe ich davon nicht abbekommen.

Nachdem Reese fluchtartig den Raum verlassen hatte und mich stehen ließ, war es nicht so einfach, meine beinahe schon schmerzhafte Erektion wieder loszuwerden. Frust und Wut, gemischt mit diesem unbändigen Verlangen, führten dazu, dass ich über eine Stunde durch das frühmorgendliche London joggte.

Schweißgebadet kam ich zuhause an und schaffte es erst in der Dusche, wieder runter zu kommen. Aber auch nur, weil ich, wie ein sechzehnjähriger Junge, selbst Hand anlegte. Verdammt nochmal, sowas habe ich doch nicht nötig.

»Ah ja!«, höre ich meinen Freund nur amüsiert sagen, ehe er sich wieder seinem Essen widmet. Mir ist der Hunger vergangen, und ich frage mich, warum ich mich hab überreden lassen, mit ihm hier zu essen, wenn mein Dienst erst am Nachmittag beginnt.

»Dann hole ich mir meine Infos eben von wo anders«, sagt Luca, und ich hebe fragend meinen Blick. Doch sofort, als ich sehe, wer sich da zwischen den Tischen auf uns zubewegt, rolle ich mit den Augen. Na, Prima!
Angela, gefolgt von Alana, die beide ein volles Tablett in Händen halten, lassen sich ganz selbstverständlich an unserem Tisch nieder. Luca beugt sich ein Stück über den Tisch, um seine Freundin mit einem Kuss zu begrüßen.

»Na? Hast du dich wieder eingekriegt?«, fragt Alana, während sie die Gabel in die Hand nimmt und sich über ihren großen Salatteller hermacht.

»Wieso?«, will nun auch Angela wissen, und ich fühle drei neugierige Paar Augen auf mir. Lucas Grinsen wird noch eine Spur breiter, er schiebt seinen leeren Teller von sich, verschränkt die Arme vor der Brust und schenkt mir seine volle Aufmerksamkeit.

»Zu allererst hat er unserer neuen Ärztin ungeniert auf den Arsch geglotzt. Danach hat er sich aufgeführt wie ein Ehemann, der sein Weibchen beschützt. Zum Schluss sind zwischen den beiden so heftig die Fetzen geflogen, dass ich dazwischen gehen musste«, erklärt sie mit einem Kopfschütteln, knabbert an ihrem Salatblatt und mustert mich mit ihren dunklen Augen, ganz so, als könnte sie all die Antworten in meinem Gesicht ablesen.

Innerlich stöhne ich auf. Ich wusste es doch, dass Alana mich genau beobachtet hat, und dass es mir zum Verhängnis wird, wie ich Reese mit diesem Betrunkenen geholfen habe. Schon in der Sekunde, in der ich ihm drohte, habe ich es bereut, aber da war es schon zu spät.

Ich weiß nicht, was da in mich gefahren ist.

»Wieso musste sie denn beschützt werden, und warum hattet ihr schon wieder Streit?«, hakt Luca nach und Alana berichtet ihm bereitwillig alle Einzelheiten der gestrigen Nachtschicht in der Notaufnahme. Gebannt hängen mein Kumpel und dessen Freundin an ihren Lippen. Ganz so, als wäre es das Interessanteste, was sie je gehört haben.

Gott im Himmel! Haben die alle kein Privatleben? Kaum beginnt Alana zu erzählen, bin ich in Gedanken wieder bei Reese. Und als wäre das noch nicht genug, kann ich ganz deutlich spüren, wie süß ihre Lippen geschmeckt haben und vor allem wie sich dieser kleine, knackige Po in meinen Händen anfühlte.

»Wenn ich es nicht besser wissen würde, würde ich ja behaupten, du stehst auf sie«, beendet sie ihren Vortrag und sieht mich mit hochgezogenen Augenbrauen an. Schnaubend schüttle ich den Kopf, zupfe mir den Ärmel meines schwarzen T-Shirts zurecht und versuche, so unbeeindruckt wie möglich zu wirken.

Luca verkneift sich ein Lachen und verschluckt sich augenblicklich an einem Schluck Wasser. Geschieht ihm recht! Angela klopft ihm auf den Rücken und grinst mich dabei schief an. Hat er ihr etwa davon erzählt?

»Also habe ich recht damit?!« Triumphierend grinst sie mich an.

»Nein«, widerspreche ich sofort und kneife meine Augen zu kleinen Schlitzen zusammen, »ich steh nicht auf sie. Sie geht mir einfach nur auf die Nerven.«

»Gibt es eigentlich keinen anderen Kerl, dem du auf die Nerven gehen kannst? Dein Ex zum Beispiel oder irgendein Liebhaber?«, will ich wissen, um vom Thema abzulenken, »oder vielleicht müssen wir dir einen suchen, der dich endlich mal wieder zum Schweigen bringt.«

Lachend wirft sie ihren Kopf in den Nacken und funkelt mich amüsiert an. Was ist denn bitte daran jetzt so witzig? Ich bin überzeugt davon, dass sie bei weitem entspannter wäre, wenn sie wieder mal so richtig durchgenagelt würde. Vor allem wäre sie dann weniger lästig.

»Vielleicht stellst du mir mal euren heißen Kumpel vor. Den Tierarzt.«, erwidert sie herausfordernd und blickt zwischen Luca und mir hin und her. Oh nein, echt jetzt? Beide wollen etwas voneinander, und ich sehe es schon vor mir, wie Sam und Alana übereinander herfallen, sobald sie sich über den Weg laufen.

»Du stehst auf Samuel?«, fragt Luca verblüfft nach, schüttelt amüsiert den Kopf und wirft mir einen wissenden Blick zu. Nein, ich will das nicht!

»Da können wir schon mal ein Treffen arrangieren«, mischt sich Angela ein. Sofort schießen meine Augenbrauen in die Höhe, und ich sehe sie entgeistert an. »Wir könnten ja Mal bei euch auf der Dachterrasse grillen und ein paar Leute einladen!«

»Das ist eine tolle Idee, Baby«, stimmt Luca ihr zu und auch Alana nickt begeistert. Ja, was für eine wundervolle Idee!

Genervt lasse ich meinen Blick durch die Cafeteria schweifen und höre den Partyexperten neben mir nicht mehr zu. Aus den Augen, oder in meinem Fall aus den Ohren, aus dem Sinn! Genau nach diesem Prinzip gehe ich ab jetzt einfach vor.

Gerade als mein Blick zum Eingang streift, entdecke ich den Rotschopf, den ich eigentlich versuche aus meinem Kopf zu bekommen. Kommt es mir nur so vor, oder sieht sie tatsächlich mit jedem Mal besser aus? Verflucht nochmal! Das lange rote Haar hat sie sich zu einem lockeren Zopf geflochten und sie trägt eine schlichte, schwarze Röhrenjeans, die sich wie eine zweite Haut um ihre Beine schmiegt. Ein luftiges, blassrosa Top umhüllt ihren Oberkörper und mein Blick bleibt an der Knopfleiste zwischen ihren

Brüsten hängen.

Als sich ein großgewachsener, blonder Mann in mein Sichtfeld schiebt und somit meine Sicht auf Reese verdeckt, runzle ich die Stirn. Ein grunzender Laut entfährt mir, als ich ihn dann auch noch erkenne. Sie lächelt ihm zu und lässt sich von ihm an einen freien Tisch begleiten. Raphael Murphy, der Stationsarzt der Allgemeinchirurgie und selbsternannter Dr. Charming, ist, wie man so schön sagt, der Traum einer jeden Schwiegermutter. Immer freundlich und charmant hat er für jeden ein paar nette Worte übrig und bringt mit seinem Zahnpastalächeln die Frauen zum Schwärmen. Optisch sieht der Fünfunddreißigjährige genau danach aus.

Zum Kotzen, dieser Kerl!

Reese setzt sich und für einen Moment treffen sich unsere Blicke. Ihre Augen weiten sich und sogar aus dieser Entfernung kann ich erkennen, dass sich ihre Wangen eine Spur dunkler färben. Reagiert sie auf mich?

Hastig wendet sie ihren Blick Raphael zu und nickt lächelnd auf seine Worte. Findet sie ihn etwa interessant?

»Raphael hat scheinbar ein Auge auf Reese geworfen«, spricht Alana meine Gedanken aus und wirft mir einen amüsierten Blick zu, »da musst du dich aber anstrengen, um gegen ihn anzukommen.«

»Was soll das denn heißen?« Ich löse meinen Blick von der Rothaarigen und sehe Alana mit hochgezogenen Augenbrauen an. Mit dem Honk kann ich es allemal aufnehmen. Ich sehe besser aus als er, bin fitter und durchtrainierter und ich muss der Damenwelt nicht unnötig Honig ums Maul schmieren, um ans Ziel zu gelangen.

Selbst bei Reese hat das geklappt, und ich bin überzeugt davon, dass sie noch nie einfach so mit einem Typen mitgegangen ist. Ihr ganzes Auftreten lässt eher vermuten, dass sie nicht so der Typ für spontanen und ungezwungenen Sex ist.

»Ganz einfach, er ist um einiges charmanter als du und Dr. King scheint sehr angetan von ihm zu sein«, mischt sich nun Angela ins Gespräch ein. Nur weil er ein verfluchter Schleimer ist, muss ich das nicht auch sein. Außerdem will ich ja sowieso nichts von Reese, er kann sein Glück also gerne versuchen.

»Ich wiederhole mich nur ungern, aber noch einmal zum Mitschreiben, ich habe kein Interesse an ihr!«

»Klar, Cassian!«, platzt es amüsiert aus Luca heraus, und ich werfe ihm einen vernichtenden Blick zu.

Mir wird das hier eindeutig zu blöd. Augenverdrehend erhebe ich mich, schnappe mir mein Tablett und gehe ohne ein weiteres Wort Richtung Ausgang. Das Tablett stelle ich in den dafür vorgesehenen Wagen, werfe noch einen Blick über meine Schulter und mache mich grummelnd auf den Weg in den vierten Stock.

5.

Reese

So unkonzentriert wie heute war ich schon lange nicht mehr. Immer wieder erwische ich mich dabei, wie ich sinnlos vor mich hinstarre und dabei nicht mehr auf meine Umgebung achte. Das führt auch dazu, dass ich vor Dienstbeginn einen Arzt vor dem Krankenhaus beinahe über den Haufen renne. Gott sei dank endet der Zusammenstoß für niemanden schmerzhaft und so habe ich jemanden kennengelernt, der auf Anhieb sympathisch war.

Raphael hat mich netterweise vor einem Sturz bewahrt. Als Dankeschön habe ich ihn in der Cafeteria auf einen Kaffee eingeladen. Zwar hüte ich mich vor dem schrecklichen Gebräu, aber ihm schien er zu schmecken. Die Unterhaltung mit ihm ist wirklich nett und ich bin für die Ablenkung dankbar.

Doch das hält nicht lange an. Als mein Blick den von Cassian trifft, jagt mir das einen solch intensiven Schauer über den Rücken, dass ich mich hastig abwenden muss, weil ich erröte. Diese Augen! Diese verfluchten, eisblauen Augen!

Die restliche Zeit über, versuche ich, ihn zu ignorieren, was mir aber erst gelingt, als er die Cafeteria verlässt. Und das nicht, ohne mir einen vernichtenden Blick zuzuwerfen. Raphael begleitet mich netterweise nach der gemeinsamen Pause hoch zur Station und fragt mich dann tatsächlich nach einem Date.

Ich stimme zu, denn er ist zum einen, rein optisch, genau mein Typ und zum anderen ist er eine willkommene Ablenkung von Cassian. Seit unserem Kuss, bei dem ich regelrecht dahingeschmolzen bin, geistert er in meinem Kopf herum. Wenn ich nicht geflüchtet wäre, hätte ich mich ihm erneut wie eine Schwachsinnige an den Hals geworfen. Ohne zu zögern. Herrgott nochmal!

Was ist das nur, was mich so zu ihm hinzieht, obwohl ich ihn ganz offensichtlich nicht leiden kann. Wir streiten uns nur und sind so unterschiedlich wie Katz und Maus.

Zu meinem Glück ist genug los, sodass ich den Nachmittag damit verbringe, die Patienten auf der Station zu versorgen, wobei ich gute Hilfe von Angela bekomme. Die hübsche Schwarzhaarige, mit der ich mich auf Anhieb verstehe, hat mir die ein oder andere Arbeit ganz selbstverständlich abgenommen und dafür war ich ihr mehr als dankbar. Irgendwann im Laufe des Tages hat sie mich kurzerhand zu einem Grillabend eingeladen. Freitag, mit oder ohne Begleitung.

Jetzt, nach Feierabend und endlich alleine in meiner Wohnung, holen mich die Gedanken erneut ein. Der erste Weg führt mich ins Schlafzimmer, wo ich meine Kleidung gegen eine gemütliche, kurze Stoffshorts und ein bequemes T-Shirt tausche. Danach versuche ich mich mit aufräumen abzulenken. Penibel achte ich darauf, dass alles ordentlich und sauber ist.

Egal, was ich versuche und wie sehr ich mich auch anstrenge, ich bekomme Cassian einfach nicht aus meinem Kopf. Noch immer kann ich seine Lippen auf meinen fühlen, habe seinen Geschmack im Mund und kann sogar noch diese verführerische Hitze spüren, die er in mir ausgelöst hat.

Genervt über mich selbst, nage ich schlecht gelaunt auf meiner Unterlippe und hole kurzerhand eine Flasche Weißwein aus dem Kühlschrank. Seufzend trete ich auf meinen Balkon hinaus und mache es mir auf einem meiner Loungesesseln gemütlich.

Nein, ich will nicht mehr darüber nachdenken und streiche das alles einfach aus meinem Gedächtnis! Ich bin ein rationaler Mensch, der sich nicht von seinen Gefühlen verleiten lässt. Ich war immer alleine, habe mir alles, was mich ausmacht, selbst aufgebaut und habe mich nie, ohne darüber nachzudenken, einem Mann hingegeben. In meinem Leben haben Beziehungen, Liebe und Gefühlskram keinen Platz mehr. Jeder Mensch, den ich zu nahe an mich herangelassen habe, hat mich früher oder später verlassen. Es ist wie ein Fluch, der auf mir lastet!

Ich muss Cassian aus dem Weg gehen und darf mich nicht mehr dazu verleiten lassen, ihn zu küssen. Auch wenn ich ihn im gleichen Moment immer umbringen will.

»Hallo Nachbarin. Anstrengender Tag?«

Ich hebe meinen Blick und sehe zu Sadie, die mich freudig anlächelt und die Unterarme auf dem Geländer abgestützt hat. Schwach erwidere ich das Lächeln, hatte ich doch ganz vergessen, dass wir Balkon an Balkon zusammenwohnen. Das war‘s dann mit dem Alleinsein.

»Wie kommst du darauf? Es war eigentlich ganz okay«, antworte ich ihr halbherzig. Kurz mustere ich sie und stelle fest, dass ihr blondes Haar kürzer ist und verrückter gestylt. Gingen sie ihr letztens noch über die Schultern, reichen sie jetzt vielleicht bis zu der Mitte ihres Halses.

»Weil da eine ganze Flasche Wein auf dem kleinen Tisch steht und du alleine trinkst«, erwidert sie und mustert mich mit hochgezogener Augenbraue, »alles okay bei dir?«

Einen Moment lang schweige ich und denke über ihre Worte nach, dann sage ich etwas, was für mich eigentlich nicht typisch ist.

»Möchtest du mir Gesellschaft leisten? Dann muss ich nicht alleine trinken.« Sadies Lächeln wird breiter und sie nickt begeistert, ehe ich mich erhebe und in die Küche gehe, um noch ein Glas zu holen. Keine zwei Minuten später klopft es an der Tür, und ich öffne ihr schmunzelnd.

Als wir es uns auf dem Balkon gemütlich gemacht haben, stoßen wir an, und ich nippe kurz an meinem Glas, ehe ich mich der Blondine neben mir zuwende.

»Also, ich wiederhole meine Frage ... alles okay?«, Ich stoße ein tiefes Seufzen aus. Ich weiß nicht so recht, was ich darauf antworten soll, also rede ich mir einfach meinen Frust von der Seele. Diese Ausbrüche hatte ich öfters bei Amanda und danach fühlte ich mich irgendwie immer besser. Jetzt, in so einer Situation, vermisse ich sie noch mehr.

Ich wünschte, sie wäre hier! Aber das ist sie nicht und sie wird mir nie wieder mit ihren Ratschläge beiseitestehen. Für einen Moment schließe ich meine Augen und lasse nicht zu, dass mich der Verlust meiner besten Freundin jetzt einholt.

»Du hast ihn also erneut geküsst, nachdem zwischen euch die

Fetzen geflogen sind«, fasst Sadie das Ganze in einem Satz zusammen und nippt an ihrem Wein, »und was ist mit diesem anderen Arzt? Gehst du mit ihm aus?«

Ich öffne meine Augen und blicke zu Sadie, bin froh um ihre Gesellschaft und dass sie mich davon abbringt, mich wieder in meinem Schmerz zu verlieren.

»Ja, ich habe zugesagt und es spricht ja nichts gegen ein nettes Date. Raphael wäre genau mein Typ. Blond, groß und sehr charmant. Er wirkt auf mich, als würde er mit beiden Beinen im Leben stehen und nicht wie einer, der nur rumvögelt«, erwidere ich und beginne damit, meine Haare aus meinem Zopf zu lösen. So habe ich eine Beschäftigung und muss Sadie nicht die ganze Zeit ansehen.

»Du denkst also, Cassian vögelt nur rum«, stellt sie fest und zieht amüsiert eine Augenbraue in die Höhe, »hat er dir das gesagt? Du hast ihn doch gleich rausgeworfen. Denkst du nicht, es hätte auch anders kommen können?« Ich räuspere mich und entwirre meine Haare, blicke dann hoch und sehe sie schulterzuckend an.

»Keine Ahnung, ich hatte noch nie einen One-Night-Stand. Aber ist das nicht der Sinn der Sache? Man trifft sich, vögelt und dann auf Nimmerwiedersehen? Außerdem können wir uns im nüchternen Zustand ja noch nicht mal leiden.«

Ehrlich gesagt hatte ich Cassian genau so eingeschätzt, oder warum ist er so bereitwillig mitgegangen, als ich die Flirterei kurzerhand einfach abgekürzt habe? Und gegen den Vorwurf, dass es eine lahme Masche ist, sich als Arzt zu verkaufen, hat er ja auch nichts erwidert. Vielleicht habe ich ein klitzekleines Bisschen überreagiert, als ich ihn am Morgen darauf so angeschrien habe, das gebe ich zu, aber auch nur vor mir selbst.

»Naja, keine Ahnung«, sagt sie ehrlich, »ich bin da auch nicht so der Typ für One-Night-Stands und ehrlich gesagt, bin ich auch kein Männerexperte. Frauen sind da eher mein Ding.« Neugierig sehe ich sie an und als ich ihre Anspielung verstehe, reiße ich meine Augen auf und mir entfährt ein lautstarkes 'Oh'. »Aber du hast am Samstag mit diesem Typen geflirtet, ich dachte ...«

Oh Gott bin ich dumm! Wie klischeehaft von mir. Nur weil sie mit einem Kerl redet, hat das doch noch lange nichts zu bedeuten. Wie konnte ich das eigentlich in zwei Wochen nicht von selbst herausfinden? Da merkt man mal wieder mein mangelndes Interesse an anderen Menschen. Das sollte ich echt mal ändern, denn Sadie war bisher immer freundlich zu mir, und hat versucht, sich mit mir anzufreunden.

»Tut mir leid ...«, füge ich rasch hinzu und kratze mir verlegen über den Hinterkopf.

»Mach dir keinen Kopf, konntest du ja nicht wissen. Flirten darf man ja, egal mit welchem Geschlecht«, sagt sie und lächelt mir aufmunternd zu, »und wenn du mit diesem Raphael ausgehen willst, dann geh mit ihm aus. Obwohl ich ja der Meinung bin, dass die Sache zwischen Cassian und dir noch nicht erledigt ist.«

»Doch ist sie. Ich werde mich so weit wie möglich von ihm fernhalten«, widerspreche ich und nicke zur Bestätigung, ehe ich das Glas an meine Lippen führe und einen tiefen Schluck nehme.

»Und du denkst, das klappt?«, hakt sie schmunzelnd nach und zwinkert mir dann zu, »bis ihr wieder gemeinsam Dienst in der Notaufnahme habt und die Emotionen überkochen.«

»Ich lasse es nicht mehr so weit kommen«, sage ich und schüttle erneut mit dem Kopf. Ich versuche es zumindest, denn ich muss einsehen, dass ich mich gegen dieses Knistern zwischen uns nicht wehren kann. Solange ich ihm aber einfach nicht mehr über den Weg laufe und es vielleicht schaffe, ihn weitestgehend zu ignorieren, dann müsste das doch machbar sein.

»Na da bin ich ja mal gespannt«, sagt Sadie und blickt mich wenig überzeugt an. Das ist doch alles zum verrückt werden. Das weicht meilenweit von meinem Ursprungsplan ab. Ich wollte nach London ziehen, um mich auf meine Karriere zu konzentrieren und zur Ruhe kommen, damit ich über gewisse Dinge endlich hinwegkommen kann.

Ich habe das Gefühl, dass mir alles entgleitet und ich nicht mehr ich selbst bin. Aber wer ist Reese King? Diese Frage stelle ich mir schon, seit ich beschlossen habe, Manchester zu verlassen. Ich dachte immer, ich wüsste das, nur langsam glaube ich, ich kenne mich selbst nicht. Kann man sich selbst verlieren?

»Hast du Lust, mich am Freitag auf eine Grillparty zu begleiten?«, frage ich nach einer Weile, um vom Thema abzulenken und meine düsteren Gedanken wieder loszuwerden. Mit einem Lächeln nickt sie und lauscht schweigend meinen Worten, als ich ihr von Angela und deren Einladung zu einem netten Abend erzähle.

Cassian

Vor mich hinsummend lenke ich mein Auto durch den Verkehr Londons und trommle im Takt gegen das Lenkrad. Der heutige Tag verlief fast schon zu perfekt und ich freue mich jetzt auf das Training mit den Kids. Endlich kehrt wieder ein wenig Normalität ein.

Zusammen mit Sam habe ich vor zwei Jahren angefangen, mit Kindern, die die verschiedensten körperlichen und geistigen Behinderungen haben, Sport zu machen, genauer gesagt, zu boxen.

Zum einen ist so eine Sporttherapie sehr förderlich und zum anderen macht es uns allen unglaublich viel Spaß. Diese Leidenschaft für diese besonderen Kinder habe ich seit der Geburt meines kleinen Bruders, der mit Downsyndrom geboren wurde. Es ist mir ein persönliches Anliegen, denn sie alle sind wundervolle Kinder und sie haben eine genauso normale Kindheit verdient. Es mag sein, dass man ein wenig behutsamer sein muss, doch auch nur eines dieser Kinder zu unterschätzen, wäre töricht.

»Caaaaaaaas!«

Vor Freude kreischend kommt mein kleiner Bruder auf mich zugerannt, kaum dass ich aus dem Auto aussteige. Schnell umrunde ich den Wagen, gehe in die Hocke und breite meine Arme aus.

Kichernd springt er mich an und schafft es um ein Haar, mich umzuwerfen. Mit jedem Mal wird er größer und stärker. Zufrieden stelle ich fest, wie agil der Siebenjährige heute ist.

So gut drauf ist er nicht immer, auch wenn er sich jedes Mal sehr auf die Boxstunde mit den anderen Kindern freut.

»Hey, mein Großer«, erwidere ich und schließe ihn in eine feste Umarmung. Wie ein Äffchen klammert er sich an mich und ich weiß genau, was er will, mit einem übertriebenen Stöhnen hieve ich ihn hoch und werfe ihn mir über die Schulter. Lachend und kreischend hält er sich an mir fest und ich drehe mich schnell einmal um die eigene Achse.

Unsere Mutter schüttelt schmunzelnd den Kopf, ich bleibe stehen als sie auf uns zukommt, und nehme ihr Elias Tasche ab, die sie mir reicht.

»Bis später«, sage ich, drehe mich um und gehe auf das Auto zu. Kurz davor setze ich meinen kleinen Bruder auf den Füßen ab und öffne ihm die Tür, damit er auf den Beifahrersitz klettern kann.

Lachend winkt der Kleine unserer Mutter zu, ehe ich ihm beim Anschnallen helfe und die Tür schließe.

»Nicht zu wild, ja?«, ruft sie noch und ich schüttle grinsend den Kopf, ehe ich mein Auto erneut umrunde und mich auf dem Fahrersitz niederlasse.

Ich starte den Wagen, drehe das Radio leiser und fahre los. Während der Autofahrt erzählt mir Elias von der Schule und das er das Wochenende zu einer Geburtstagsparty eingeladen ist. Bis über beide Ohren grinst er und beginnt dann, lautstark mitzusingen.

Das ist eines seiner Talente. Nahezu jeden Song, den er einmal hört, kann er mitsingen. Unsere Eltern fördern ihn zusätzlich, und er besucht regelmäßig zweimal die Woche eine Musikschule, wo er die verschiedensten Instrumente lernt und auch Gesangsunterricht bekommt.

Vor der Boxschule suche ich mir einen Parkplatz und finde eine Lücke, die gerade noch passt. Zu meiner Linken steht ein alter, ranziger Opel und zu meiner Rechten ein kleiner weißer VW Golf, der auch schonmal bessere Tage hatte.

»Kann‘s losgehen?«, frage ich Elias, der begeistert nickt und sich abschnallt. Schmunzelnd steige ich aus, umrunde den Wagen und helfe ihm beim Aussteigen. Ich schnappe mir unsere Taschen und ergreife seine Hand, die er mir entgegenstreckt.

Mit einem Lächeln auf den Lippen betreten wir die Boxschule und begrüßen Hank, den Besitzer des Studios. Er war mal eine große Nummer im Kampfsport und auch jetzt, mit seinen knapp sechzig Jahren, ist er noch immer topfit und könnte so manchen von uns auf die Matte schicken.

Sam und die Kinder, mit Elias sind es zehn Stück, sind bereits da und wärmen sich spielerisch auf. Ich ziehe meinen Bruder weiter in die Umkleide und helfe ihm in seine Sportklamotten. Nachdem ich selbst in eine kurze Hose und ein weißes Muskelshirt geschlüpft bin, treten wir hinaus und Elias springt sofort freudig auf die anderen Kinder zu.

»Hey, du bist ja zur Abwechslung mal gut gelaunt, welch ein Wunder«, begrüßt mich mein bester Kumpel und grinst von einem Ohr zum anderen, »keine Rotschopf-Eskalation?«

»Nein und die wird es auch nicht mehr geben«, erwidere ich entschlossen und lenke meinen Blick auf die Kinder vor mir. »Wollen wir anfangen?«

Nach einer Stunde Spiel, Spaß und sportlicher Betätigung sind nur noch Sam, Elias und ich übrig. Elias wird von Hank zu einem kleinen Fight herausgefordert, um zu sehen, was er gerade gelernt hat.

Sam und ich sitzen auf einer der Holzbänke, die die Bereiche voneinander abtrennen. Hier kann man so ziemlich alles trainieren, was das Herz begehrt. Von normalem Boxen über Kickboxen, bis hin zu Mixed-Martial-Arts.

Die Boxschule ist gut besucht, aber so richtig nehme ich gar nichts um mich herum wahr. Mein Augenmerk liegt auf meinem kleinen Bruder, der sichtlich Spaß hat. Sein Gesicht glüht förmlich vor Anstrengung, aber auf seinen Lippen liegt ein breites Grinsen.

»Bekomm ich jetzt auch mal ein paar Infos zu diesem geplanten Grillabend?«, fragt mich mein Freund und reibt sich mit einem kleinen Handtuch durchs Gesicht. Muss er mich jetzt daran erinnern?

»Frag Luca und Angela. Ich habe keine Ahnung, wen die alles

eingeladen haben. Ich weiß nur, dass Alana kommen wird und das alleine geht mir schon auf die Nerven«, sage ich, öffne die Flasche Wasser in meiner Hand und nehme einen Schluck davon. Bei meinen Worten beginnen Samuels Augen zu leuchten, und ich verdrehe sofort die Augen. Was findet er nur an dieser Frau?

»Gott, was hast du nur gegen sie? Sie ist doch wohl eine der heißesten Frauen auf diesem Planeten, und ich werde auf jeden Fall mein Glück versuchen«, erwidert er und blickt mich grinsend an.

»Tu dir keinen Zwang an, dann wirst du es selbst merken. Sie ist eine Nervensäge, die alles herumtratscht und nie etwas vergisst. Sobald sie etwas gegen einen in der Hand hat, lässt sie dich das jeden Tag spüren«, erkläre ich und kneife frustriert meine Augen zusammen.

»Hast du Angst, dass sie das mit dem Redhead und dir herausfindet und gegen dich verwendet?«, hakt er nach und fährt sich mit der rechten Hand durch die Haare. Kopfschüttelnd beobachte ich Elias und Hank und lasse mir seine Worte kurz durch den Kopf gehen. Ich hab doch keine Angst vor diesem Weib, ich will es nur vermeiden, dass ich Ziel ihrer Sticheleien werde.

»Sie muss ja nicht alles wissen, denn dann habe ich nicht nur sie am Hals, sondern auch noch Reese und darauf kann ich echt verzichten«, sage ich murrend und werfe ihm einen Blick zu, »mach also mit ihr, was auch immer du willst, aber tu mir den Gefallen und behalte diesen Scheißsamstag einfach für dich.«

»Klar!«

In unmittelbarer Nähe hinter uns hören wir plötzlich ein lautes Kichern und das unterbricht unser Gespräch auf einen Schlag. Samuels Grinsen wird breiter, als er seinen Kopf dreht. Mit hochgezogenen Augenbrauen folge ich seinem Blick und runzle die Stirn. Zwei Frauen stehen mit dem Rücken zu uns, die eine Blond, die andere mit roten Haaren. Unverkennbare, rote Haare!

Sofort verdrehe ich meine Augen, denn es ist eindeutig Reese und diese eine Blondine aus dem Coffeeshop. Muss sie eigentlich überall dort auftauchen, wo ich auch bin?

»Du willst also nicht mit mir trainieren?«, fragt Reese und beginnt damit, sich die Haare hochzubinden, dann zieht sie sich das dünne Jäckchen von den Schultern und das lässt mich für den Bruchteil einer Sekunde die Luft anhalten. Der knappe Sport BH in leuchtendem Rot bildet ein wunderbarer Kontrast zu ihrer hellen Haut und die enge Leggings schmiegt sich an ihre Beine wie eine zweite Haut. Heilige Scheiße!

»Interessant«, höre ich Sam grinsend nuscheln und er stößt mir seinen Ellbogen in die Schulter, »wenn das mal kein Zufall ist.«

»Toll«, murre ich nur, wende mich hastig ab und schüttle den Kopf. Ich werde sie einfach ignorieren und solange sie mich nicht bemerkt, wird das auch klappen. »Mach einfach nicht auf uns aufmerksam«, fahre ich fort und werfe Sam einen Blick zu. Grinsend verschließt er seinen Mund und zuckt nur mit den Schultern, ehe ich meinen Blick wieder auf Elias richte.

»Nein, ich schau dir zu, wie du deinen sportlichen Körper bewegst, setze mich hier hin und bin für die Unterhaltung zuständig«, höre ich die Blondine amüsiert sagen, ehe sie sich auf einer der Bänke, leider in unserer Nähe, niederlässt.

»Weißt du schon, wohin der blonde Doc dich ausführt?«

Jetzt spitze ich aber doch meine Lauscher! Welcher blonde Arzt? Doch nicht etwa Raphael?

»Nein, er hat nichts weiter gesagt. Nur, dass er mich am Samstag gegen Acht abholen will«, höre ich Reese mit gepresster Stimme antworten. Ein Blick über die Schulter verrät mir, dass sie sich gerade aufwärmt.

»Oh … sie hat ein Date«, murmelt mir Sam amüsiert zu. Ich rolle mit den Augen und stehe auf.

»Ja und …«, sage ich schulterzuckend. Sie kann daten, wen sie will, das geht mir ziemlich am Arsch vorbei. Dann geht sie mir nicht mehr auf die Nerven, obwohl sie schnell feststellen wird, wie langweilig Raphael ist.

»Und der Hot-Doc?«, fragt die Blondine belustigt. So so, sie reden jetzt also über mich. Samuel und ich drehen uns zur gleichen Zeit überaus neugierig um. Ja, ich will wissen, was sie über mich zu sagen hat.

»Cassian! Cassian!« Aufgeregt kommt Elias angerannt, ergreift meine Hand und springt freudig auf und ab. Tolles Timing, kleiner Bruder! Jetzt habe ich die volle Aufmerksamkeit von Reese und ihrer Freundin, bekomme nicht mehr zu hören, was sie über mich sagen wollte, und werde überaus wütend von ihr angestarrt.

»Komm Kleiner, wir gehen, sonst ist Mum sauer, wenn wir zu spät zum Essen kommen«, sage ich zu Elias und lächle ihm kurz zu. Reese Blick wandert von mir, zu Elias und wieder zurück. Ihr Mund steht perplex offen und ihre Augen sprühen nur so vor Zorn.

»Oh Gott! Du bist so ein Arschloch«, wettert sie los, schnappt sich ihre Sachen und rauscht davon. Blondie springt verblüfft auf, sieht mich kopfschüttelnd an und läuft Reese hinterher. Was zum Teufel habe ich denn jetzt getan? Mit hochgezogenen Augenbrauen stehe ich perplex da und sehe ihr hinterher.

»Wieso bist du ein Arsch?«, fragt mich Elias und blickt neugierig zu mir hoch. Ja, wenn ich das wüsste!

»Oh, jetzt reicht es sogar schon dich nur zu sehen, damit sie dich anfaucht«, sagt Samuel und beginnt lauthals zu lachen, »läuft bei dir.«

»Haha … sehr witzig«, erwidere ich, »ich weiß nicht, was sie für ein Scheißproblem hat. Lass uns gehen«, genervt winke ich ab und ziehe Elias hinter mir her. Diese Frau bringt das Beste in mir zum Vorschein. Jetzt fluche ich wegen ihr auch schon vor einem Kind und muss all meine Selbstbeherrschung aufbringen, um ihr nicht hinterherzulaufen und ihr gehörig die Meinung zu geigen.

6.

Reese

»Die Locken sind richtig schön geworden«, sage ich und fahre mir mit den Fingerspitzen durch das offene Haar.

»Ja, ich denke, ich habe mich selbst übertroffen. Deine Haare sind der Wahnsinn. Bei mir klappt das nie so gut«, erwidert Sadie mit einem strahlenden Lächeln und fährt sich mit den Händen durch die kurzen Haare, um sie zu stylen.

»Wollen wir los?«, fragt sie mich schließlich und ich nicke, als ich mir die weiße Bluse glattstreiche, die ich mir gerade locker in die Jeans gesteckt habe. Ich lächle ihr kurz zu und räume die Schminkutensilien zurück in den Spiegelschrank.

Sie beobachtet mich grinsend und schüttelt den Kopf, denn erst als alles aufgeräumt ist, bin ich bereit zu gehen. Ich nehme meine Tasche und gemeinsam mit Sadie verlasse ich die Wohnung.

Zehn Minuten später halten wir vor einem hübschen, in strahlend weiß gestrichenem Gebäude und steigen aus.

»Sieht nett aus hier«, murmelt Sadie und sieht sich neugierig um, steigt aus dem Wagen aus und ich tue es ihr gleich. Ich finde das immer noch so faszinierend, nur eine Straße weiter und man ist in einer komplett anderen Gegend.

»Das ist die Adresse, die mir Angela genannt hat. Vielleicht wohnt sie ja mit Luca zusammen«, vermute ich und zucke mit den Schultern, ehe ich mir die Tasche umhänge und auf den Eingang zugehe. Ohne darüber nachzudenken, drücke ich auf die oberste Klingel, genau wie Angela sagte und warte, bis uns die Tür geöffnet wird. Gemeinsam mit Sadie steige ich die fünf Stockwerke hoch und als ich sehe, wer da im Türrahmen steht, bleibe ich schockiert stehen.

Cassian! Verflucht nochmal, das hätte ich mir auch denken können, dass er dabei ist.

»Sag mir nicht, dass Angela dich auch eingeladen hat?«, fragt er mürrisch und beobachtet mich mit zusammengekniffenen Augen. Angespannt malt sein Kiefer, seine Lippen formen sich zu einer schmalen Linie und er sieht mich an, als würde er mich erdolchen wollen.

»Hat sie«, erwidere ich genervt und setze mich wieder in Bewegung, bleibe direkt vor ihm stehen und blicke argwöhnisch zu ihm hoch. Cassian macht keine Anstalten uns vorbeizulassen, verschränkt seine Arme vor der breiten Brust und lässt mich keine Sekunde aus den Augen. Also Freude sieht anders aus! Was soll's, ich mache auch nicht gerade Luftsprünge, ihn schon wieder zu sehen.

Mein Blick wandert wie von selbst über seine Erscheinung und ich kann nicht anders, als ihn zu mustern. Das weiße T-Shirt, welches ein unglaublicher Kontrast zu seiner dunklen Haut ist, schmiegt sich um seinen durchtrainierten Oberkörper und spannt an seinen muskulösen Armen. Weil ich weiß, wie es unter diesem Stück Stoff aussieht, kann ich mein Kopfkino nicht aufhalten und beiße mir genervt auf die Unterlippe. Verschwinde aus meinem Kopf, verdammt nochmal!

»Das kann ja ein lustiger Abend werden, mit dir als Stimmungskanone. Hast du noch mehr Gründe, mich anzukeifen oder war es das fürs Erste?«, höre ich ihn mit eisiger Stimme fragen. Augenverdrehend hebe ich meinen Blick und treffe auf das faszinierende Blau, welches mir amüsiert entgegenfunkelt. Toll, jetzt hat er auch noch mitbekommen, dass ich ihn anstarre. Kann ja gar nicht mehr besser laufen!

»Wie wäre es, wenn du mir einfach aus dem Weg gehen würdest«, schlage ich schnaubend vor und gehe nicht weiter auf seine Worte ein, »du bist der Letzte, dessen Stimmung mich interessiert. Kümmer dich um dein-«

»Hey Leute!«

»Was?«, kommt es gleichzeitig aus unserem Mund und beide fahren wir zu Luca herum, der händeringend hinter Cassian auftaucht. Als sein Blick auf meine Freundin fällt, die belustigt das

Schauspiel beobachtet. Das kann ja noch heiter werden heute Abend.

»Hi, ich bin Sadie. Wir wurden uns noch nicht vorgestellt«, mischt sie sich ein und streckt Luca die Hand entgegen, »schön dich kennenzulernen.«

»Freut mich, dich kennenzulernen. Ich bin Luca und das ist Cassian, der jetzt Sendepause hat«, erwidert er und schüttelt freundlich lächelnd ihre Hand, »kommt rein.«

Genervt presse ich meine Lippen aufeinander und folge den beiden, als Cassian endlich die Tür freigibt und wir nacheinander an ihm vorbeigehen. Bevor ich jedoch an ihm vorbeikomme, hält er mich auf, indem er mit seiner Hand mein Handgelenk umschließt und mich zurückzieht.

»Wir beide haben noch was zu klären«, zischt er mir entgegen, »das lasse ich so nicht auf mir sitzen, Reese.«

»Ich habe dir nichts weiter zu sagen«, entgegne ich trotzig, entreiße ihm meine Hand und laufe dann hinter Luca und Sadie her. Wir durchqueren das großzügig geschnittene Wohnzimmer, mit der angrenzenden Küche und ich bin begeistert von diesen hohen Decken und der Galerie, die zu der oberen Etage führt. Was für eine schöne Wohnung. Wer wohnt denn jetzt eigentlich hier? Mein Blick wandert immer wieder zurück und ich kneife leicht meine Augen zusammen, weil er so dicht hinter mir ist. Ich habe es aufgegeben, mich dagegen zu wehren, dass ich ihn mehr als nur attraktiv finde. Das tue ich nämlich und dieser Ausrutscher in der Umkleide hat das mehr als deutlich gemacht.

Dennoch bin ich noch immer stinksauer über dieses kurze Aufeinandertreffen gestern im Boxstudio. Ich hatte mich die letzten Tage so gut im Griff und war überzeugt, ich könne ihn einfach abhaken, dann steht er da mit einem Kind.

Ich fühle mich verarscht. Dieses Gefühl, benutzt worden zu sein, womöglich noch eine andere Frau betrogen zu haben, nagt an mir und macht mich zornig. Vieles hätte ich von ihm erwartet und ihm zugetraut, aber nicht das. Und ich bin sauer auf mich selbst, weil mich das mehr beschäftigt, als ich will.

Ich hätte einfach meine Finger von ihm lassen sollen!

»Schön, dass du da bist«, begrüßt mich Angela freudig, als wir auf die geräumige Dachterrasse hinaustreten. Lächelnd begrüße ich sie und winke Alana, die etwas abseits mit diesem attraktiven Kerl von gestern in ein Gespräch vertieft ist, zu.

Cassian geht schnurstracks und grummelnd an mir vorbei, würdigt mich keines Blickes mehr und wendet sich dem riesigen Grill zu, der in einer wunderschönen Outdoorküche integriert ist. Was soll das? Ist er jetzt beleidigt? Ich bin nicht die, die ein Kind hat und womöglich noch einen Partner dazu, den ich betrüge.

»Wessen Wohnung ist das eigentlich?«, frage ich neugierig nach, während ich aufmerksam meine Umgebung betrachte. Die ganze Terrasse wird von hellen Holzdielen dominiert und auch der Tisch, die Stühle und sogar die gemütlichen Liegen, die etwas erhöht zum Verweilen einladen, sind perfekt darauf abgestimmt. Derjenige, der hier wohnt, hat einen wirklich guten Geschmack.

»Cas, Sam und meine«, antwortet mir Luca und hat dabei ein schiefes Grinsen auf den Lippen. Mein Blick schnellt augenblicklich zu Cassian und ich betrachte ihn mit hochgezogenen Augenbrauen. Er wohnt in einer WG? Wie passt das mit dem Kind zusammen?

Mein Blick schweift weiter und ich runzle nachdenklich die Stirn. Wir sind nur zu siebt. Keine Frau, kein Kind! Komplett in Gedanken versunken, folge ich Angela und Sadie. Wir setzen uns zu Samuel und Alana an den Tisch und ich nehme dankend das Glas Wein von Luca entgegen, nehme einen großen Schluck und weiß nicht mehr, was ich davon halten soll.

»Zwischen den beiden scheint es ordentlich zu knistern«, raunt mir Sadie zu und deutet mit einer Kopfbewegung Richtung Alana und Sam. Sie hat recht, erst jetzt bemerke ich die heftige Flirterei zwischen den beiden.

Ich lenke meine ganze Aufmerksamkeit auf die beiden, ignoriere Cassian und beobachte amüsiert, wie sich die beiden mit ihren Blicken ausziehen. Faszinierend!

Alana hat sich richtig in Schale geworfen und sieht in ihrem roten

Sommerkleid sehr sexy aus. Jeder Blinde würde erkennen, dass sie auf den attraktiven Mann neben sich steht, der ja auch kaum die Augen von ihr abwenden kann.

Zwei Stunden später bin ich pappsatt und finde mich in einem angeregten Gespräch mit Angela und Sadie wieder. Mit jeder Minute, die vergeht, verstehe ich mich besser mit den beiden und ich merke wieder, dass mir doch eine richtige Freundin in meinem Leben fehlt.

Niemand kann Amanda ersetzen, das ist mir klar, aber ich merke, wie einsam ich, seit ihrem Tod geworden bin. Seit ich hier in London bin, finde ich mich in einem einzigen Widerspruch wieder. Das macht mir zu schaffen, denn so wie ich mich im Moment verhalte, so bin ich eigentlich gar nicht. Dieser Samstag, dieser One-Night-Stand und dieses selbstgefällige Arschloch haben alles auf den Kopf gestellt, was mich ausmacht. Und wieder drehen sich meine Gedanken nur um ihn.

»Mir ist zu Ohren gekommen, dass du ein Date hast«, platzt es plötzlich aus Angela heraus, leider Gottes so laut, dass ich plötzlich die gesamte Aufmerksamkeit des Tisches habe.

»Mit Raphael, habe ich gehört«, mischt sich nun auch Alana ein. Verdammt, woher wissen die das? In diesem Krankenhaus verbreiten sich Neuigkeiten schneller, als ein Lauffeuer überhaupt erst entstehen kann.

»Ähm … ja. Wir gehen Essen«, sage ich lächelnd und blicke in die Runde, »er scheint ganz nett zu sein.«

»Raphael ist ein sehr charmanter Mann«, bestätigt Alana. Auch Angela nickt auf ihre Worte und lächelt mir zu. Ob das wirklich so ist, werde ich morgen herausfinden. Es ist mir gerade eine sehr willkommene Ablenkung und auch wenn das ein Reinfall werden sollte, so komme ich zumindest ein wenig aus meinem Alltag heraus.

»Er ist ein Langweiler«, höre ich Cassian sagen und mein Blick rauscht argwöhnisch zu ihm. Wieso zur Hölle mischt er sich jetzt ein? Das geht ihn überhaupt nichts an.

»Besser ein Langweiler als ein Arschloch und ein Lügner«, platzt es schneller aus mir heraus, als ich darüber nachdenken kann. Verflucht!

Innerhalb von nur einer Sekunde verengen sich Cassians Augen zu kleinen Schlitzen und sein mörderischer Blick lässt meine eigene Wut blitzschnell hochschnellen. Nur ein Wort von ihm reicht aus, um mich auf die Palme zu bringen.

»Wen nennst du hier Arschloch, wenn du dich selbst wie ein verfluchtes Miststück verhältst?«, wettert er los und ich reiße fuchsteufelswild meine Augen auf, als seine Stimme immer lauter wird. Am Tisch ist es mucksmäuschenstill, alle lauschen unserem Schlagabtausch.

»Wie nennst du mich? Hast du sie nicht mehr alle?«, frage ich aufgebracht nach und springe abrupt von meinem Platz auf, »was mischst du dich überhaupt in Dinge ein, die dich nichts angehen?«

Was hat er für ein verfluchtes Problem?

»Was machst du hier für ...«, zischt er mir entgegen und wird abrupt unterbrochen.

»Leute!«

Wieder ist es Luca, der sich in unseren Streit einmischt. Wütend presse ich meine Lippen zusammen und liefere mir ein erneutes Blickduelle mit Cassian. Keiner von uns gibt nach und diese angespannte, hitzige Stimmung zwischen uns ist fast schon greifbar.

»Ihr entschuldigt mich, aber ich glaube, ich gehe jetzt«, sage ich schließlich genervt und blicke zu Sadie, »ich warte unten beim Auto.«

Mit raschen Schritten verlasse ich die Dachterrasse und laufe die Treppe hinunter. Ich höre noch ein lautes ‚Jetzt reicht‘s‘ von Cassian und ich beschleunige meine Schritte.

Cassian

Diese Frau treibt mich in den Wahnsinn! Was zur Hölle hat sie für ein Problem?

»Jetzt reicht's. Ich klär das jetzt mit ihr«, kommt es laut über meine Lippen, als sie erneut einfach davonläuft.

»Vielleicht ohne, dass ihr euch die Köpfe einschlagt. Nur so als Tipp«, sagt Sam belustigt und ich stehe schnaubend auf, werfe jedem Einzelnen einen verärgerten Blick zu und wende mich um.

»Du hast zehn Minuten«, informiert mich Sadie mit einem entschlossenen Blick, »dann komme ich runter und rette Reese.«

Darauf erwidere ich jetzt nichts, die denken doch schon alle, dass ich nicht ganz dicht bin, doch dieses Verhalten lasse ich mir nicht so einfach von Reese gefallen.

Fast überschäumend vor Wut laufe ich mit großen Schritten hinein. Reese ist es doch, die mich dauernd anschreit und eine dementsprechende Reaktion provoziert. Angefangen mit ihrem hysterischen Schrei an dem einen Morgen, an dem sie mich rausgeschmissen hat, bis hin zu ihrem Getue, dass es ein Ausrutscher war. Als ob sie es nicht wollte und ich sie dazu gezwungen hätte, mit mir ins Bett zu gehen. Danach führt sie sich wie ein arrogantes Miststück in diesem Coffeeshop auf. Jede ihrer Aktion führt zu einer intensiven Reaktion von mir!

Genau wie diese verfluchte Sache in der Umkleide. Ich hätte diesem Drang nicht nachgeben sollen und ich hätte mich von Anfang an von ihr fernhalten sollen. Tja, hinterher ist man ja immer schlauer.

Ihr Auftritt in der Boxschule hat dem Fass den Boden endgültig ausgeschlagen. Was glaubt sie eigentlich, wer sie ist, mich vor allen als Arschloch zu bezeichnen, zweimal, während ich noch nicht einmal weiß, was ich denn in ihren Augen getan habe.

Das lasse ich so nicht auf mir sitzen und sie wird mir jetzt eine Antwort darauf geben, ob sie will oder nicht. Die ganze Sache zwischen uns wäre vielleicht anders abgelaufen, wenn sie sich nicht aufführen würde, wie eine Furie.

»Bleib stehen«, schreie ich von oben, über die Galerie nach unten. Der Rotschopf wirft mir einen vernichtenden Blick zu und läuft weiter in Richtung Eingang, aber nicht, ohne mir ihren Mittelfinger zu zeigen. Dieses Weib!

Zwei Stufen auf einmal nehmend, haste ich nach unten und

erreiche sie gerade in dem Moment, als sie die Tür öffnen will. Wütend knalle ich ihr diese vor der Nase zu und erreiche damit, dass sie sich erschrocken zu mir umdreht.

Vor lauter Wut rast mein Puls und meine Brust hebt und senkt sich ungewöhnlich schnell. Mein Kiefer mahlt so fest aufeinander, dass es mich schmerzt. Reese, eingekesselt zwischen mir und der Tür, blickt mich mit großen Augen an. In diesem intensiven Grün erkenne ich eine Mischung aus Zorn und Verblüffung.

»Was schreist du mich eigentlich so an?«, will sie erbost von mir wissen.

»Ich dich? Willst du mich verarschen? Du bist doch diejenige, die mich dauernd ankeift«, erwidere ich zornig und überbrücke den Abstand zwischen uns, damit sie nicht auf die Idee kommt, sich an mir vorbei zu schieben. Meine Hände stütze ich links und rechts neben ihrem Kopf ab, funkle sie wütend an und versuche den Umstand, dass wir uns viel zu nahe sind, so gut es geht auszublenden.

»Du hast es doch auch nicht anders verdient«, sagt sie und verschränkt trotzig ihre Arme vor der Brust, »du bist ein Lügner.«

Wie bitte?

»Wovon redest du, Reese? Was bitte habe ich getan, dass du mich zweimal vor allen als Arschloch bezeichnest?«, hake ich nach und hebe eine Augenbraue, »wobei denkst du, habe ich dich angelogen? Als ob ich dazu Gelegenheit gehabt hätte.«

»Die Sache mit dem Kind hast du dann wohl absichtlich verschwiegen? Ich hätte nicht gedacht, dass du so Einer bist und jetzt bereue ich es noch mehr, mit dir geschlafen zu haben«, erwidert sie voller Zorn und wieder erscheinen da diese roten Flecken, die ihre Sommersprossen zum Leuchten bringen. Nicht ablenken lassen!

»Was denn für ein Kind?«, frage ich verblüfft nach. Wovon spricht sie eigentlich?

»Der Junge aus dem Boxstudio. Ist er dir peinlich, weil er eine Behinderung hat? Das ist so erbärmlich, Cassian«, erwidert sie, legt ihre Hände auf meine Brust und versucht mich von sich zu schieben.

Was? Sie denkt, Elias ist mein Kind? Ich glaube es einfach nicht! Sie spinnt sich da irgendwas in ihrem Kopf zusammen, nur um mich anmotzen zu können und einen Grund zu haben, es zu bereuen.

»Du bist total bescheuert«, platzt es aus mir heraus, wobei ich mir ein Auflachen nicht verkneifen kann, und schüttle belustigt den Kopf darüber, »das war mein Bruder und nein, er ist mir nicht peinlich. Wofür hältst du mich eigentlich?«

»Dein Bruder?« Verblüfft reißt sie ihre Augen noch weiter auf und nagt verunsichert auf ihrer Unterlippe. Mein Blick wandert über ihr Gesicht und bleibt an ihren Lippen hängen. Ist ihr eigentlich bewusst, was sie tut?

Dieser sündhaft rote Mund kann einen nicht kalt lassen.

Die Nähe zu ihr, ihr angenehm süßer Duft und die Tatsache, dass ich schon wieder den Drang verspüre, über sie herzufallen, machen es mir schwer, eben genau das nicht zu tun. Was auch immer das zwischen uns ist, es ist noch nicht vorbei und lässt sich auch nicht so einfach abhaken, ob wir das einsehen wollen oder nicht.

Ich bin mir sicher, sie spürt dieses Knistern zwischen uns genauso gut wie ich. Ich kann es in ihren Augen sehen, ich bemerke es an ihrem flachen Atem und der Umstand, dass ihre Hände noch immer auf meiner Brust liegen, spricht doch für sich.

»Ja, mein Bruder. Du willst so verbissen, dass ich hier der Buhmann bin. Du denkst dir irgendwelche Hirngespinste aus, damit du es bereuen kannst, mit mir geschlafen zu haben, aber du vergisst eine Sache.«

»Ach und die wäre?«, will sie mit hochgezogener Augenbraue wissen. Ich nähere mich ihr und stoppe, kurz bevor sich unsere Lippen berühren. Verbissen versucht sie in meine Augen zu sehen und sich von mir nicht aus der Ruhe bringen zu lassen. Aber all die kleinen Reaktionen ihres Körpers, sei es die Gänsehaut auf ihren Armen, oder die geweiteten Pupillen, verraten sie, wie schon beim letzten Mal.

»Insgeheim würdest du es liebend gerne wiederholen«, flüstere ich und sie erschaudert, als mein Atem über ihre Haut streift und sie krallt ihre Finger in den Stoff meines T-Shirts. Weder widerspricht sie mir, noch hält sie mich auf. Eindeutiger ist nur noch, dass Reese es ist, die den Abstand zwischen uns minimiert und ihre Lippen im nächsten Moment auf meinen liegen.

Ein Knurren entweicht mir, als der Kuss fast im selben Moment an Intensität zunimmt. Ich löse meine rechte Hand von der Tür, schlinge meinen Arm um Reese und ziehe sie dadurch noch enger an mich. Unsere Zungen berühren sich, spielen miteinander und ich merke, wie sie immer weicher in meinen Armen wird, wie sie ihren Widerstand aufgibt und sich mir hingibt. An meinem besten Stück geht das natürlich nicht spurlos vorbei, der ist schon längst Feuer und Flamme für diesen Rotschopf, da kann ich noch so sehr versuchen, mich dagegen zu wehren. Ich will mich erneut in ihr verlieren, will sie um den Verstand bringen und diese verlockenden Töne aus ihrem Mund hören.

Reese schlingt ihre Arme um meinen Hals. Hitzige Schauer jagen durch meinen Körper und lassen meinen Schwanz noch härter werden.

Ein leises Seufzen entflieht ihr, als ich mich dichter an sie dränge, um ihr zu zeigen, was sie gerade mit mir anstellt. Wie ein zahmes Kätzchen schmiegt sie sich an mich, reibt ihren Körper aufreizend gegen meine Erektion und bringt mich dazu, leise aufzustöhnen.

Stürmischer nehme ich von ihrem Mund Besitz, während ich ihr die Bluse aus der Hose ziehe und meine Hände darunter schlüpfen, um über ihre seidig weiche Haut zu streicheln.

Ein frustrierter Laut gleitet über Reese Lippen und sie drückt mich abrupt von sich. Schwer atmend und mit diesem verklärten, nach mehr verlangenden Blick sieht sie mich einen Moment lang an. Ihre Lippen sind gerötet, genauso wie ihre Wangen und sie schnappt hektisch nach Luft.

»Ich kann das nicht…«, murmelt sie, schiebt mich zurück, damit sie die Tür öffnen kann, und eilt, ohne sich noch einmal umzuwenden, das Treppenhaus hinunter. Ein Déjà-vu und wir sind keinen Schritt weiter!

Das ist doch nicht zu fassen. Frau weg und meine Monstererektion und ich sind wieder alleine. Die macht mich noch irre!

Ernüchtert wende ich mich um, durchquere mit großen Schritten das Wohnzimmer und verabschiede mich nur mit einem Brummen von Sadie, die gerade, gefolgt von Luca und Angela, die Treppen herunterkommen.

Eilig mache ich mich auf den Weg in mein Schlafzimmer und lasse die Tür hinter mir lautstark ins Schloss fallen.

Frustriert wälze ich mich noch Stunden später von einer Seite auf die andere und finde einfach keine bequeme Schlafposition. Zum gefühlt hundertsten Mal knautsche ich das Kissen unter meinem Kopf und strample mir die Decke von den Füßen.

Verflucht nochmal. Was habe ich mir nur dabei gedacht? Ich hätte Reese einfach ignorieren sollen, wie ich es anfangs geplant habe. Aber nein, sobald sie in meiner Nähe ist, hört mein Hirn auf zu funktionieren. Wie ein pubertierender Teenager, dabei dachte ich wirklich, ich hätte ein komplett anderes Beuteschema, als giftige Rothaarige.

Vielleicht leide ich ja auch an Geschmacksverirrung!

Murrend rapple ich mich auf und schlüpfe in eine Boxershorts. An Schlaf ist aktuell nicht zu denken. Im Halbdunkeln laufe ich durch mein Zimmer, schiebe dabei alles, was meinen Weg kreuzt, einfach beiseite und reiße die Tür auf.

Ein Schnauben entfährt mir, als direkt vor meinen Augen Sam und Alana Zugange sind. Sie hat Arme und Beine um ihn geschlungen und Sam hält sie mit festem Griff. Dabei hat er ihr den Rock so weit hochgeschoben, dass ich mehr von Alana sehe, als ich jemals wollte. Wild knutschend bemerken mich die beiden nicht einmal.

»Sucht euch ein Zimmer«, grummle ich und gehe langsam an ihnen vorbei.

»Wir sind doch dabei«, sagt Sam grinsend, stößt sich mit ihr von der Wand ab und trägt sie die paar Schritte bis zu seinem Zimmer. Alana öffnet kichernd die Tür, grinst mir schelmisch entgegen und verschwindet mit Sam im Zimmer.

Ein paar Schritte weiter und ich höre ein Stöhnen aus Lucas

Zimmer. Das gibt's doch nicht!? Ja, habt ruhig alle Spaß.

Schnell beeile ich mich, nach unten zu kommen, hole mir eine Flasche Wasser aus dem Kühlschrank und mache mich auf den Weg zurück in mein Zimmer.

So schnell wie möglich durchquere ich den Flur und schließe erleichtert die Tür hinter mir. Mit geschlossenen Augen trinke ich einige Schlucke, ehe ich die Flasche neben mein Bett stelle und mich hinlege. Versuchen wir es eben nochmal!

Gerade als ich endlich eine bequeme Position finde und drauf und dran bin einzuschlafen, höre ich ein erneutes Stöhnen, dieses Mal direkt von nebenan.

Das darf doch wohl nicht wahr sein!

7.

Reese

Wie im Flug vergeht der heutige Vormittag in der Notaufnahme und ich bin unendlich froh, dass ich Cassian aus dem Weg gehen kann. Das hört sich jetzt vielleicht unangebracht an, aber ich bin glücklich, als ein Unfallopfer eingeliefert wird und dieser direkt in den OP musste. So schnell kann Alana gar nicht gucken, hatte ich mir den Patienten schon unter den Nagel gerissen und versuche ihn mit einer Herzdruckmassage am Leben zu halten.

Gegen Mittag darf ich Feierabend machen, denn das restliche Wochenende habe ich Bereitschaftsdienst. Auf dem Weg nach Hause, schaue ich noch kurz bei Sadie vorbei, hole mir einen großen, süßen Kaffee und lasse mir ein paar Cookies einpacken. Den freien Nachmittag möchte ich nutzen, um ein wenig zu entspannen und zu lesen.

Kaum bin ich aber zuhause und habe es mir mit den Cookies und einem Buch auf dem Sofa gemütlich gemacht, rauschen die Erinnerungen von gestern durch meinen Kopf. Seufzend schließe ich die Augen und reibe mit beiden Händen über meine Schläfen. Solange ich gearbeitet habe und beschäftigt war, konnte ich es verdrängen. Doch jetzt ist das nicht mehr möglich.

Cassian, du verursachst mir Kopfschmerzen!

Frustriert lege ich das Buch beiseite, schnappe mir einen Cookie, knabbere daran herum und versuche, das Chaos in meinem Kopf zu sortieren. Ich weiß nicht mehr, was ich tun soll. Ich wollte ihn hassen und es bereuen und dann nimmt er mir einfach den Grund dazu wieder weg. Er bringt mich auf die Palme, jedes einzelne Mal und doch muss ich

langsam einsehen, dass da etwas zwischen uns ist. Mit einer Sache hat er verflucht nochmal recht, ich würde diese eine Nacht liebend gerne wiederholen. Immer und immer wieder.

Meine Gedanken schweifen immer öfter zu dorthin und ich kann es nicht mehr länger leugnen, wie sehr mir gefallen hat, was Cassian mit mir angestellt hat. Wenn ich daran denke, wie er jeden Zentimeter meines Körpers mit seinen Lippen, seiner Zunge und seinen Händen erkundet hat, kehrt augenblicklich dieses Kribbeln zurück. Er ist ein verflucht guter Liebhaber.
Ich war noch nie in einer Situation wie dieser, in der es ein Mann schafft, mich komplett aus dem Konzept zu bringen, und ich nicht mehr rational denken kann. Nicht, dass ich viel Erfahrung mit Männern hätte.

Ich kann eine Beziehung in meinem Leben vorweisen, die zwei Monate hielt und Schluss gemacht habe ich, kurz bevor es richtig ernst wurde. Ich hatte und habe Angst, mich auf jemanden einzulassen. Schon mein ganzes Leben ist das so und obwohl ich mich manchmal sehr einsam fühle, kann ich nicht anders, als alleine zu bleiben. Wie soll das auch funktionieren als Waisenkind, welches von einem Heim zum anderen kam. Von einer Pflegefamilie zur nächsten gereicht wurde? Selbst meine eigene Mutter konnte mich nicht lieben. Ich habe es einfach nicht verdient und seit Amandas Tod, bin ich wieder komplett alleine.

Frustriert schnaubend springe ich vom Sofa auf und laufe ins Schlafzimmer, um mich in ein Sportoutfit zu zwängen. Joggen, das ist jetzt genau das richtige, um den Kopf frei zu bekommen. Danach unter die Dusche und dann ist es hoffentlich schon Zeit, dass Raphael mich abholt. Den restlichen Abend werde ich nicht mehr über ihn nachdenken. Schluss! Aus!

Um Punkt zwanzig Uhr stehe ich unten auf dem Bürgersteig und warte auf mein Date. Kurz blicke ich an mir hinab und verfluche diese Highheels jetzt schon, obwohl ich sie noch keine fünf Minuten anhabe. Ich kann mir nicht einmal selbst erklären, warum ich sie angezogen habe. Mit den Fingerspitzen berühre ich meine Haare, die ich mir ein wenig zu unordentlich hochgesteckt habe und kontrolliere, ob sie sich lösen. Heute habe ich mir nur halbherzig Mühe gegeben, mich für mein Date chic zu machen.

Klar weiß ich, an was das liegt, dennoch will ich es nicht wahrhaben und schiebe es auf meinen allgemein komischen Gemütszustand. Das wird wieder vergehen, irgendwann!

Ich trage eine einfache, helle Jeans und eine schwarze, ganz schlichte Bluse, die ein wenig durchsichtig ist. Aber nur so viel, dass man gerade so den schwarzen BH darunter erkennen kann. Am liebsten würde ich nochmal hochgehen und mir bequemere Schuhe anziehen.

Jetzt ist es zu spät!

Immer wieder wandern meine Finger zu meinen Ohrringen, berühren die kühlen, großen goldenen Ringe. Sie waren ein Geschenk von Amanda, zu meinem zwanzigsten Geburtstag und seither trage ich sie jedes Mal, wenn ich ausgehe. Weil sie sie so hübsch an mir fand.

Ein schwarzer Audi hält direkt vor mir und Raphael steigt aus dem Wagen, um mich begrüßen zu können. Mit einem charmanten Lächeln auf den Lippen haucht er mir einen Kuss auf die Wange und lässt seinen Blick dann einmal an mir auf- und abgleiten.

»Wow, Reese. Du siehst bezaubernd aus«, sagt er, ergreift meine Hand und führt mich zur Beifahrerseite. Ich schenke ihm ein Lächeln und bedanke mich für das Kompliment, ehe ich einsteige und mich anschnalle.

Im Gegensatz zu mir hat sich Raphael richtig herausgeputzt. Er trägt eine dunkle Jeans und ein perfekt gebügeltes hellblaues Hemd dazu, bei welchem er die drei obersten Knöpfe offengelassen hat. Jetzt komme ich mir ein wenig underdressed vor und nage unsicher an meiner Unterlippe. Er sieht wirklich gut aus.

Eine halbe Stunde später sitze ich Raphael in einem Nobelrestaurant gegenüber und fühle mich vollkommen fehl am Platz. Mein Blick wandert über die anderen Gäste, die alle in deutlich eleganteren Kleidern stecken, als ich selbst. Na, super!

»Wie gefällt es dir bisher in London?« Raphael reißt mich aus meinen Gedanken und ich lenke sofort meine Aufmerksamkeit wieder auf ihn. Lächelnd räuspere ich mich, trinke einen sehr großzügigen Schluck Weißwein und versuche, mich zu entspannen.

»Bisher ganz gut«, antworte ich ihm, »ich habe ein paar nette Menschen kennengelernt und die Arbeit im Krankenhaus macht mir sehr viel Spaß. Es ist ein wenig anders, als ich es aus Manchester gewohnt bin, aber daran werde ich mich schon noch gewöhnen.«

»Bestimmt. Gab es einen Grund, warum du Manchester verlassen hast?«, fragt er neugierig nach und mustert mich über den Rand des Glases hinweg.

Einen Moment schaue ich auf meine Hand, die das Glas fester umschließt, und räuspere mich erneut. Es fällt mir schwer, darüber zu sprechen und ich weiß nicht so recht, was ich darauf erwidern soll.

»Ich brauchte eine Veränderung. Ich hatte mich bei verschiedenen Krankenhäusern im ganzen Land beworben und nun ja, hier bin ich letztendlich gelandet«, erkläre ich mit einem schwachen Lächeln. Zumindest stimmt das zur Hälfte und den Rest braucht er nicht zu wissen.

»Keine Familie oder Freunde, die dich vermissen. Kein Partner, den du zurücklässt?«

Mit hochgezogenen Augenbrauen sehe ich ihn an, denn er ist mir eindeutig zu neugierig. Ich antworte nicht darauf und drehe den Spieß einfach um.

»Hast du denn insgeheim eine Frau, die hier jeden Moment hereinplatzt und uns vor allen eine Szene macht?« Die Frage ist eigentlich nicht ernst gemeint und klingt auch bitterer, als ich sie stellen wollte. Meine Gedanken landen wieder bei Cassian und das ich ihm genau so etwas unterstellt habe.

»Nein, keine Sorge«, sagt er herzlich lachend, »keine Frau, keine Kinder, nicht Mal ein Hund würde unser Date stören.«

»Da bin ich ja beruhigt«, erwidere ich und schüttle die nervigen Gedanken ab, um mich wieder auf mein Gegenüber konzentrieren zu können.

Wir werden vom Kellner unterbrochen, der an den Tisch herantritt und unsere Bestellung aufnehmen möchte. Kurz werfe ich einen Blick in die Karte und bevor ich mich entscheiden kann, bestellt Raphael für mich. So schnell kann ich gar nicht schauen, marschiert der Kellner wieder von dannen und ich sehe ihm entgeistert hinterher. Hiermit landet der erste dicke, fette Minuspunkt auf Raphaels Liste!

»Das wird dir schmecken«, sagt er überzeugt.

Raphael beginnt ein Gespräch über das Krankenhaus, als wäre nichts gewesen und mustert mich aufmerksam, während ich noch immer verdaue, was er gerade getan hat. Ich bin ja eigentlich nicht auf den Mund gefallen und sage durchaus meine Meinung, wenn mir etwas nicht passt. Aber so überrumpelt, wie ich mich gerade fühle.

Mit dem Essen, welches er mir einfach so bestellt hat, hat er zumindest Glück gehabt und es hat mir geschmeckt. Ich muss zugeben, was Essen angeht, bin ich ziemlich wählerisch. Aber bei einem Steak mit Beilagen kann man nicht viel falsch machen.

Der Abend zieht sich in die Länge, zäh wie ein Kaugummi und daran ändern auch die vielen Versuche, seitens Raphael, ein Gespräch zu in Gang zu bringen, nichts. Er ist wirklich nett und charmant, weiß, wie man einer Frau die richtigen Komplimente macht. Aber irgendetwas stört mich an ihm, sehr sogar! Er liebt seine Arbeit im Krankenhaus, engagiert sich ehrenamtlich in einer Suppenküche und hat auch sonst so viele Hobbys, dass einem schwindelig wird. Er hört sich selbst gerne reden und das kommt mir mehr als gelegen, denn ich bin damit beschäftigt, Wein zu trinken und meine Gedanken zu bündeln.

Denn immer, wenn ich in Raphaels blaue Augen sehe, die hübsch anzusehen sind, habe ich dennoch sofort dieses eisige Blau vor meinem geistigen Auge. Wenn ich mir Raphaels attraktives, glattrasiertes Gesicht ansehe und das charmante Lächeln auf den Lippen, sehe ich seinen gestutzten Bart. Ich sehe sein verflucht verführerisches Lächeln und stelle mir vor, wie ich seine vollen Lippen küsse und seinen verflucht heißen Körper erkunde.

»Alles okay? Du bist so still geworden?«, fragt mich Raphael und ich ziehe erst eine Augenbraue in die Höhe, ehe ich nicke. Langsam spüre ich den Alkohol und je mehr ich trinke, umso größer wird der Drang nach diesem einen Mann, den ich eigentlich vergessen will.

Verflucht nochmal, wieso kann ich mich jetzt nicht einfach auf den Netten einlassen?

»Klar. Ich werde nur langsam ein wenig müde. Es war eine anstrengende Woche und ich habe Bereitschaft. Vielleicht wäre es besser für mich, langsam nach Hause zu fahren«, sage ich lächelnd.

»Natürlich. Wir verschieben das Dessert einfach auf ein andermal«, erwidert er und winkt dem Kellner, um unsere Rechnung zu begleichen. Ich hätte jetzt auf etwas ganz anderes Lust auf etwas Ansehnliches und Muskulöses.Reiß dich zusammen, Reese!

»Gerne. Danke für das nette Abendessen«, erwidere ich halbherzig und folge ihm schließlich aus dem Restaurant. Ganz der Gentleman hilft er mir in seinen Wagen, ehe er sich auf dem Fahrersitz niederlässt und mich nach Hause bringt.

Dort angekommen, parkt er seinen Wagen und begleitet mich bis zum Eingang. Räuspernd drehe ich mich zu ihm um, um mich von ihm zu verabschieden. Jetzt wäre der Moment, ihn hinein zu bitten oder auf einen Kuss zu warten. Doch ich tue weder das eine, noch will ich das andere.

»Es war wirklich nett. Wir sehen uns«, sage ich rasch, bevor er auf die Idee kommt, sich zu mir zu beugen, und verschwinde schnell im Gebäude. Im Hausflur warte ich und spähe zur Tür hinaus, warte, bis er in sein Auto eingestiegen ist und davonfährt. Mit wild pochendem Herzen trete ich wieder hinaus und nage nervös an meiner Unterlippe, denn was ich jetzt im Kopf habe, ist mehr als nur verrucht. Ich könnte mich selbst ohrfeigen, dennoch setzen sich meine Beine einfach in Bewegung und ich laufe los. Ich werde jetzt etwas gegen meine Kopfschmerzen unternehmen!

Cassian

Ein lautes, energisches Klingeln reißt mich aus dem Schlaf und ich werfe einen genervten Blick auf die Uhr. Es ist kurz nach Mitternacht, wer zur Hölle ist das? Luca ist bei Angela und Sam ist mit Alana aus. Murrend schwinge ich mich aus dem Bett und bahne mir im Dunkeln einen Weg durch mein Chaos. Himmel, ich sollte wirklich mal wieder aufräumen!

Dieser nervige Jemand hört nicht auf, die Klingel zu malträtieren und als ich die Tür erreiche, reiße ich diese mit einem genervten Schnauben auf. Überrascht ziehe ich die Augenbrauen in die Höhe, als ich auf zwei grüne Augen treffe, die mich erschrocken ansehen. Ich hätte jetzt mit jedem gerechnet, aber nicht mit Reese.

Im Krankenhaus geht sie mir aus dem Weg und die Tatsache, dass sie dauernd flüchtet, spricht ja auch irgendwie für sich. Hinzu kommt noch, dass ich absolut nicht mehr weiß, was ich selbst will.

»Was willst du hier?«

»Ich ...« Sie bricht ab und senkt einen Moment ihren Blick, ehe sie ihn wieder hebt und mir in die Augen sieht. »Ich weiß es nicht. Ich war ...«

»Ich dachte ...«, stammelt sie weiter und lässt ihren Blick über meinen nackten Oberkörper wandern. Langsam verschränke ich meine Arme vor der Brust, lehne mich gegen den Türrahmen und beobachte sie. Ist sie betrunken? Das Gestammel und die Unsicherheit, die sie gerade umgibt, muss ich einfach noch ein wenig ausnutzen. Das ist zu herrlich!

»Was dachtest du? Was genau willst du mitten in der Nacht ausgerechnet bei mir?«, frage ich nach. Ich genieße es gerade sehr, wie sie mich ansieht und wie ihre Blicke mich regelrecht verschlingen.

Hatte sie heute nicht ihr Date mit Raphael? War es so scheiße? Schließlich steht sie hier vor meiner Tür und nicht bei ihm. Diese Erkenntnis pusht mein Ego und ich genieße diesen Triumph. Ich muss zugeben, dass sie wunderschön aussieht in dieser schwarzen Bluse, bei der man ein wenig erahnen kann, was sie drunter trägt und der engen Jeans, die sich um ihre Beine schmiegt. Aus der hochgesteckten Frisur lösen sich einige Strähnen und rahmen ihr hübsches Gesicht ein.

Reese räuspert sich und fährt sich mit der linken Hand über den rechten Arm. Mühevoll reißt sie ihren Blick von meinem nackten

Oberkörper los und blickt mir wieder in die Augen.

»Du trampelst durch meinen Kopf, als ... als würde er dir gehören ... du hast kein Recht, in meinem Kopf zu sein ... ich habe Kopfweh und das nur deinetwegen ...«, plappert sie energisch drauf los, kommt einen Schritt auf mich zu und hebt drohend ihren Finger, »mach, das es aufhört. Verschwinde aus meinem Kopf.«

Bevor sie mir ihren Zeigefinger unsanft in die Haut bohren kann, umschließe ich mit einer Hand ihr Handgelenk und blicke schmunzelnd auf sie hinab. Hört! Hört! Ich bin also in ihrem Kopf?

»Bist du betrunken?«, frage ich nach und sie zuckt nur mit den Schultern.

»Ein wenig! Ich hatte immerhin ein Date«, erwidert sie und versucht sich aus meinem Griff zu befreien, »es war echt nett, aber du ... du .... du bist dauernd in meinem Kopf. Ich will dich da nicht haben.«

»Was genau willst du eigentlich? Was soll ich denn gegen deine Kopfschmerzen unternehmen?«, frage ich und schüttle amüsiert den Kopf über ihre Worte. Nett ist die kleine Schwester von Scheiße!

»Ich will dich küssen ... ich will dich berühren ... ich will ... ich will, dass du mich fickst ...«, fährt sie ohne Pause fort und presst sich dann erschrocken die Hand auf ihren Mund. Ein breites Grinsen schleicht sich auf meine Lippen und ich ziehe ihr mit der anderen Hand, ihre von den Lippen. Ein Stückchen komme ich auf sie zu und behalte sie mit einem festen Blick gefangen. Muss ich sie jetzt jedes Mal abfüllen, damit sie zugeben kann, dass sie mich genauso sehr will, wie ich sie.

Bevor sie erneut wieder zu stammeln beginnt, ziehe ich sie mit einem Ruck an meine Brust, schiebe sie in die Wohnung und werfe die Tür ins Schloss. Sanft umfasse ich ihr Gesicht und zwinge sie, mich anzusehen.

»Du willst mich küssen?«, frage ich und nähere mich ihrem Gesicht, doch stoppe kurz davor und streife nur hauchzart mit meinen Lippen über ihre.

»Ja«, flüstert sie und stößt flach ihren Atem aus. Reese schließt ihre Hände um meine Handgelenke, hält dabei unseren

Augenkontakt und fordert mich stumm auf, es zu tun. Doch stattdessen drücke ich ihren Kopf sanft zurück, sodass sie ihn in den Nacken legen muss, und lege meine Lippen auf ihren Hals.

»Du willst mich berühren?«, frage ich weiter und ziehe eine feuchte Spur bis hin zu der Stelle unter ihrem Ohr, die sie erschaudern lässt.

Laut seufzt sie auf. »Wieso wiederholst du-«

»Antworte mir«, unterbreche ich sie harsch und knabbere an der dünnen Haut. Wir spielen jetzt nach meinen Regeln!

»Ja ...«, presst sie murrend hervor.

»Du willst, dass ich dich ficke?«, hake ich nach, wandere weiter hoch und ziehe neckend mit den Zähnen an ihrem Ohrläppchen.

»Ja, Cassian!«, seufzt sie ergeben, »ich will ...« Weiter lasse ich sie nicht zu Wort kommen. Energisch presse ich meine Lippen auf ihre, nehme von ihrem Mund Besitz.

Ich löse meine Hände von ihrem Kopf, lege sie auf ihren Hintern und drücke sie an mich, reibe meine steinharte Erektion gegen ihren Unterbauch und bringe sie dazu, leise an meinen Lippen zu stöhnen.

»Ich sag dir jetzt, wie das hier abläuft. Du wirst ab sofort still sein. Ich will nichts anderes als dein Stöhnen oder meinen Namen aus deinem Mund hören«, erkläre ich ihr und lasse meinen Blick über ihr hübsches Gesicht gleiten, »verstanden?«

Mit großen Augen sieht sie mich an und ich glaube schon, dass sie gleich wieder anfängt zu wüten, als sie zögerlich nickt. Ihre Hände schlingt sie um meinen Hals und ihre Lippen presst sie auf meine. Braves Mädchen!

Einen Moment verlieren wir uns in einem leidenschaftlichen Kuss und ich grinse zufrieden, ehe ich sie rückwärts durch das Wohnzimmer dirigiere und erst von ihr ablasse, als wir vor der Treppe stehen.

Ohne weiter Zeit zu verlieren, stolpern wir knutschend und fummelnd die Treppe hoch und ich schiebe Reese in die Richtung meines Schlafzimmers. Während ich mit dem Fuß hinter uns die Tür zuwerfe, gleiten meine Hände unter ihre Bluse und ich streiche über die warme Haut an ihrem unteren Rücken.

»Zieh dich aus«, fordere ich und starre auf sie hinab. Reese scheint erst verwirrt, beginnt aber sogleich ihre Bluse aufzuknöpfen und sie von ihren Armen zu streifen.

»Jetzt die Hose.« Ich stehe wie angewurzelt da und genieße es, dem Rotschopf vor mir beim Ausziehen zuzusehen. Bei jedem weiteren Stück Haut, dass sie entblößt, wird meine Lust größer und mein Schwanz drück sich ungeduldig gegen den Stoff meiner Boxershorts. Ich muss zugeben, dass sie eine heiße Frau ist und mich mehr anmacht, als ich mir anfangs eingestehen wollte.

Reese streift sich die Hose über die Beine, beim herausschlüpfen aus ihren Highheels verheddert sie sich und taumelt zur Seite. Rasch schlinge ich einen Arm um ihre Taille und bewahre sie vor einem Sturz.

»Du darfst mich natürlich auch Hot Doc nennen oder nach Gott schreien«, raune ich ihr zu. Sie hebt ihren Kopf und als sich unsere Blicke treffen, erkenne ich ein verheißungsvolles Funkeln in ihren Augen. Reese beißt sich auf die Unterlippe, wahrscheinlich, um sich einen bissigen Kommentar zu verkneifen, und legt ihre Hände auf meine Brust. Grinsend senke ich meinen Kopf und verschließe ihren Mund mit meinem, um endlich wieder von ihren vollen Lippen zu kosten.

Mit meiner Zungenspitze zeichne ich bedächtig ihre Lippen nach und warte, bis sie mir Einlass gewährt. Mit den Händen erkunde ich ihren Körper, streiche über ihre samtweiche Haut.

Langsam lasse ich den Verschluss ihres BHs aufschnappen, schiebe die Träger von ihren Schultern und überlasse ihn anschließend einfach der Schwerkraft. Neckend gleiten meine Finger über ihre Brüste, ich reibe mit den Daumen über die kleinen Spitzen, die sich vor Erregung noch weiter zusammenziehen und bringe Reese damit leise zum Aufstöhnen.

Ich muss so einiges revidieren, was ich aus Trotz nach unserem ersten Mal über sie gedacht habe, denn was ich sehe, spüre und schmecke, gefällt mir erschreckend gut. Sehr gut sogar!

Reese schmiegt sich eng an mich, reibt ihren aufreizenden Körper an meinem und streift dabei immer wieder meinen Schwanz, was mich leise aufkeuchen lässt. Fuck, wenn sie so weitermacht, kann ich mich nicht mehr lange beherrschen.

Abrupt löse ich mich von ihr, denn ich habe noch etwas anderes mit ihr vor, schiebe sie zu meinem Stuhl in der Ecke neben der Kommode und bleibe dicht hinter ihr stehen. Wie auch der Unterbau meines Bettes, wurde dieser aus Teilen von Paletten hergestellt. Ein Unikat, mit bequemer Sitzauflage, welches ich selber gebaut habe. »Knie dich hin«, weise ich sie an und fahre mir zufrieden grinsend übers Kinn, als sie meiner Forderung, ohne zu murren, nachkommt.

Einen Moment nehme ich mir die Zeit und lasse meinen Blick über diesen verflucht heißen Anblick vor mir gleiten. Langsam hebe meine Hand und lege sie zwischen ihre Schulterblätter, von wo aus ich über ihren sexy Rücken streichle und schließlich bei ihrem Knackpo haltmache.

Ich beuge mich über sie, verteile feuchte Küsse auf ihrer samtweichen, hellen Haut und reibe mein Becken lasziv gegen ihren Hintern. Ein überraschter Laut entfährt ihr und sie drückt mir ungeduldig ihren Hintern entgegen. Meine Fingerspitzen wandern langsam über den weichen Stoff ihres Strings, schlüpfen darunter und ich spüre, wie feucht ihre Mitte schon ist. Fuck! Reese ist mehr als bereit für mich.

Sie stützt sich mit den Händen auf der Stuhllehne ab, bäumt sich mir entgegen und stöhnt auf, als ich unvermittelt Zeige- und Mittelfinger in ihr enges, heißes Fleisch gleiten lasse. Mit dem Daumen reibe ich über ihre Klit und beiße ihr spürbar in die Stelle, in der ihr Hals in ihre Schulter übergeht. Gleichzeitig umfasse ich mit meiner freien Hand ihre Brüste, die perfekt in meine Hand passen. Ich presse mich so eng an sie, wie es mir nur möglich ist.

Reese keucht laut auf und ihr Atem geht schneller, flacher und ich merke, dass sie kurz davor ist zu kommen. Abrupt halte ich inne, was sie mit einem frustrierten Laut quittiert.

»Nicht so schnell, Ginger ...«, raune ich ihr ins Ohr und bewege quälend langsam meine Finger in ihr, »Strafe muss sein.«

Heftig schnappt sie nach Luft bei meinen Worten. »Cassian!« Ein Grinsen ziert meine Lippen, ich nehme den Stoff ihres Höschens in meine Hand und ziehe mit einem Ruck daran, bis es reißt und ich es achtlos auf den Boden fallen lasse. Reese zieht hörbar die Luft ein, verbeißt sich aber jeglichen Kommentar dazu. Besser so, Baby!

Ich bedecke ihre Schulter mit Küssen, streichle ihre Seiten entlang und ziehe mit meinen Lippen eine feuchte Spur über ihren Rücken, ehe ich ihr einen ordentlichen Klaps auf die linke Pobacke gebe. Reese zieht erneut zischend die Luft ein und ich gleite mit der Zungenspitze über die gerötete Stelle, knie mich hin und arbeite mich über ihren Prachtarsch vor, bis ich auf ihre triefend nasse Mitte treffe.

Ihre himmlischen Töne bringen mein Vorhaben, sie noch mehr zu reizen gefährlich ins Wanken, denn ich will nichts lieber, als mich tief in ihr zu versenken. Mit der Zungenspitze gleite ich zwischen ihren Schamlippen hindurch und saugen dann an dem kleinen, vor Erregung geschwollenen Nervenbündel.

Reese presst mir ihr Becken entgegen, bewegt es zusätzlich kreisend, um noch mehr Stimulation zu bekommen. Gieriges, kleines Biest! Ich treibe sie weiter an, genieße es, wie ihr Stöhnen immer lauter wird und lasse wieder abrupt von ihr ab, als ihre Beine verdächtig zu zittern beginnen.

»Cassian, du verfluchter ...«

Dafür erntet sie einen erneuten Klaps auf den Po, diesmal rechts und sie wirft mir, laut keuchend, einen drohenden Blick über die Schulter zu. Genug gespielt! Ich erhebe mich, gehe zur Kommode hinüber und ziehe aus der obersten Schublade ein Kondom hervor. Eilig entledige ich mich meiner störenden Boxershorts, reiße die Packung auf und rolle es über meinen zuckenden Schwanz.

»Ich erfülle dir deinen Wunsch ...«, sage ich und positioniere mich hinter ihr, greife mit einer Hand nach ihrer Hüfte, umfasse mit der anderen meinen Schwanz und schiebe mich Zentimeter für Zentimeter in sie.

Ein Keuchen entfährt mir, als ich mich komplett in ihr versenke. Himmel, sie ist so unbeschreiblich eng und feucht! In einem gemächlichen Rhythmus gleite ich fast gänzlich aus ihr heraus, nur um erneut, tiefer in sie einzudringen.

Laut stöhnt sie auf und klammert sich haltsuchend an der Stuhllehne fest. Ich löse eine Hand von ihrer Hüfte, grabe meine Fingerspitzen in ihre Frisur und ziehe sie sanft, aber bestimmend zu mir hoch.

»Cassian ...«, murmelt sie erneut und krallt mir unsanft die Nägel in den Unterarm, als ich diesen um sie schlinge und gleichzeitig das Tempo meiner Stöße erhöhe. Knurrend presse ich meine Lippen auf ihren Hals, knete und massiere ihre Brüste, die perfekt in meine großen Hände passen und ficke sie mit tiefen, harten Stößen.

Die lauter werdenden Töne von Reese und das leichte Erbeben ihres Körpers, kündigt mir ihren Höhepunkt an und ich versenke mich immer schneller und tiefer in ihr. Laut aufstöhnend gibt sie sich mir hin, murmelt erstickt
meinen Namen und ich folge ihr, nur wenige Augenblicke später.

Schwer atmend sinkt sie in meine Arme und lehnt ihren Kopf gegen meine Schulter, während ich nach Luft ringe und den innigen Moment sehr genieße.

»Mhm ... und jetzt bringe ich dich in mein Bett«, flüstere ich ihr ins Ohr, »wo ich dich vielleicht wieder sprechen lasse.«

Sie erschaudert leicht, aber nickt und blickt mich mit einem verruchten Grinsen auf den Lippen an.

8.

Reese

Oh ja ... ich will mehr davon! Es fühlt sich so unbeschreiblich gut an, wie du mich streichelst, wie deine warmen, großen Hände über meine Haut wandern und dieses seltsame Kribbeln auslösen. Als würde ich verbrennen und gleichzeitig bewahrt es mich davor, in Flammen aufzugehen. Feurige Küsse, die jede Stelle meines Körpers bedecken, bringen mich dazu, leise aufzustöhnen. Geschickte Finger machen mich schier verrückt und ich will sie tief in mir spüren. Genau so! Oh bitte, bloß nicht aufhören, ich bin so kurz davor.

Cassian!

»Ich bin hier, Ginger!«

Was?

Ich reiße meine Augen auf und blicke mich verwirrt um. Hektisch atmend versuche ich, mich zu orientieren, und kann nicht glauben, was hier gerade passiert. Cassian, der neben mir liegt, stützt sich auf seinem Ellbogen ab und blickt mich grinsend an. Hat er...?

»Hattest du einen schönen Traum?«, will er wissen und streichelt mit den Fingerspitzen zwischen meinen nackten Schenkeln entlang, »so laut wie du meinen Namen gestöhnt hast. So werde ich gerne geweckt.«

Erst jetzt realisiere ich, was passiert ist. Verflucht, ich hatte einen feuchten Traum, von ihm und was noch schlimmer ist, er hat es nicht nur bemerkt, nein, er hat mir gerade eindeutig einen unvergesslichen Höhepunkt verschafft. Schon wieder!

Ich räuspere mich und schiebe seine Hände von mir, drehe mich zur Seite und suche nach meinem Handy. Gott,
wie peinlich! Mein Schädel brummt und ich fasse es nicht, dass mir sowas passiert. Nicht nur, dass ich angetrunken vor seiner Tür stand und ihn darum bat, mich zu vögeln, sondern auch noch, dass er es getan hat. Drei Mal! Er hat mich drei Mal um den Verstand gebracht

und es war unglaublich.

Ein Schauer durchfährt mich, als ich Cassians Hand auf meinem Rücken spüre und sofort halte ich inne. Ich beiße mir auf die Unterlippe, doch es ist zu spät. Mein Körper reagiert auf ihn und ich bin mir sicher, dass er die Gänsehaut bemerkt.

»Schämst du dich etwa?«, hakt er nach, greift nach meiner Schulter und drückt mich zurück auf den Rücken. Noch immer grinst er und dieses amüsierte Funkeln in seinen Augen macht mich schon wieder wahnsinnig.

»Nein, ich … ich weiß nicht, was ich davon halten soll«, murmle ich ehrlich und lasse mein Blick durch sein Zimmer schweifen, damit ich ihn nicht ansehen muss. Er beugt sich über mich und gibt mir keine Chance, ihm auszuweichen.

»Was auch immer das zwischen uns ist, Reese …«, beginnt er, senkt seinen Kopf und legt seine himmlischen Lippen auf meinen Hals. Einen Moment lasse ich ihn gewähren und genieße es. Cassian schmiegt sich dichter an mich und ich kann seine Erektion spüren, die mir gegen den Schenkel drückt, was sofort wieder dieses verführerische Kribbeln in mir auslöst. Gott, dieser Mann ist unersättlich!

»Wir sollten vielleicht herausfinden, was es ist«, raunt er leise und zieht eine feuchte Spur über meine Haut, bis hin zu meinen Brüsten. Was sagt er da? Ich lege meine Hände an seine Brust und drücke ihn von mir.

»Nein …«, sage ich und setze mich kopfschüttelnd auf. Nein, es gibt kein uns. Wir hatten Sex, schon wieder, aber ansonsten gibt es da nichts, was uns beide verbindet. Wir können ja nicht einmal ein vernünftiges Gespräch miteinander führen. Dieser verdammte Alkohol und vor allem er bringen mich dazu, Dinge zu tun, die ich normalerweise nicht tun würde.

»Sieh mich an«, fordert er in diesem scharfen Ton, mit dem er mich gestern dazu brachte, zu schweigen. Sofort erinnere ich mich daran, wie unglaublich anziehend das war und ich mich das erste Mal in meinem Leben komplett hab fallen lassen. Insgeheim hat mir das sehr gefallen, dass er die Kontrolle hatte und ich mich ganz darauf konzentrieren konnte, es zu genießen.

Oh Gott und wie ich das habe!

Cassian umfasst mein Kinn mit seiner Hand, als ich nicht reagiere, und zwingt mich, ihn anzusehen. »Du kannst nicht leugnen, wie gut wir körperlich harmonieren«, fährt er fort und sieht mir forschend in die Augen, »wovor hast du Angst?«

»Ich habe keine Angst, aber ...«, widerspreche ich, doch wie so oft, lässt er mich einfach nicht ausreden. Fordernd presst er seine Lippen auf meine, schiebt seine Zunge tief in meinen Mund und ich bin kurz davor, erneut die Kontrolle zu verlieren.

Nur der Pager, der so überdeutlich in meiner Tasche zu klingeln beginnt, schafft es, dass ich mich von ihm lösen kann. Ein hörbar erleichtertes Aufseufzen entfährt mir, als ich aus dem Bett springe und den Pager aus meiner Tasche hole.

»Ich muss los. Sie brauchen mich«, sage ich und schalte den Pager rasch ab. Er muss ja nicht wissen, dass es sich nicht um einen Notfall handelt. Suchend gleitet mein Blick durch sein Zimmer und erst jetzt nehme ich das Chaos so richtig wahr. Du meine Güte! Wie kann man denn so ansonsten gibt es da nichts, was uns beide verbindet. Wir können ja nicht einmal ein vernünftiges Gespräch miteinander führen. Dieser verdammte Alkohol und vor allem er bringen mich dazu, Dinge zu tun, die ich normalerweise nicht tun würde.

»Sieh mich an«, fordert er in diesem scharfen Ton, mit dem er mich gestern dazu brachte, zu schweigen. Sofort erinnere ich mich daran, wie unglaublich anziehend das war und ich mich das erste Mal in meinem Leben komplett hab fallen lassen. Insgeheim hat mir das sehr gefallen, dass er die Kontrolle hatte und ich mich ganz darauf konzentrieren konnte, es zu genießen.

Oh Gott und wie ich das habe!

Cassian umfasst mein Kinn mit seiner Hand, als ich nicht reagiere, und zwingt mich, ihn anzusehen. »Du kannst nicht leugnen, wie gut wir körperlich harmonieren«, fährt er fort und sieht mir forschend in die Augen, »wovor hast du Angst?«

»Ich habe keine Angst, aber ...«, widerspreche ich, doch wie so oft, lässt er mich einfach nicht ausreden. Fordernd presst er seine Lippen auf meine, schiebt seine Zunge tief in meinen Mund und ich bin kurz davor, erneut die Kontrolle zu verlieren.

Nur der Pager, der so überdeutlich in meiner Tasche zu klingeln beginnt, schafft es, dass ich mich von ihm lösen kann. Ein hörbar erleichtertes Aufseufzen entfährt mir, als ich aus dem Bett springe und den Pager aus meiner Tasche hole.

»Ich muss los. Sie brauchen mich«, sage ich und schalte den Pager rasch ab. Er muss ja nicht wissen, dass es sich nicht um einen Notfall handelt. Suchend gleitet mein Blick durch sein Zimmer und erst jetzt nehme ich das Chaos so richtig wahr. Du meine Güte! Wie kann man denn so hausen?

»Ja, mach, was du am besten kannst«, murmelt er, setzt sich auf und beobachtet mich mit hochgezogener Augenbraue. Was soll das nun wieder heißen?

»Und das wäre?«, frage ich argwöhnisch nach und beginne damit, mir meinen BH und die Bluse anzuziehen, versuche dabei nicht, die ganzen Klamotten auf seinem Boden zu berühren. Oh Gott, wie lange liegen die da schon?

»Flüchten«, erwidert er trocken und schüttelt den Kopf, als ich ihm einen genervten Blick zuwerfe.

»Ich flüchte nicht. Ich habe Bereitschaft und werde im Krankenhaus gebraucht.« Zickig wende ich mich um und suche nach meiner restlichen Kleidung. Fuck, ich hab ja kein Höschen mehr.

»Du weißt, dass ich weiß, wie sich ein Notfall anhört, Ginger«, höre ich ihn amüsiert sagen. Schnaubend schlüpfe ich in meine Jeans und fahre mir mit den Fingerspitzen durch die Haare.

»Nenn mich nicht so«, sage ich stur und gehe nicht weiter auf seine Worte ein. Ein Versuch war es wert und jetzt mache ich mich schleunigst auf den Weg nach Hause, um zu duschen. Und dann werde ich nach meinen Patienten sehen.

»Gestern hat dir das noch gefallen«, erwidert er selbstgefällig und grinst mich an, als ich ihm einen bösen Blick zuwerfe. »Da hat dir sehr viel gefallen. Soll ich dir verraten, was mir gefallen hat?«

Ich nehme meine Tasche vom Boden und hänge sie mir über die Schultern, beuge mich hinab und greife nach meinen Schuhen. Ich kann mir schon vorstellen, was das war, dennoch halte ich inne und sehe ihn fragend und gleichzeitig auffordernd an.

»Dass du die Klappe gehalten hast«, fährt er fort und reibt sich grinsend übers Kinn, »und dass du, wenn du nicht redest und dein Köpfchen ausschaltest, dich nicht dagegen wehrst, dass du genau da bist, wo du sein willst.«

»Das wird nicht noch einmal passieren. Ich war einen Moment schwach und betrunken«, erwidere ich schnaubend. Na ja, ein wenig beschwipst vielleicht!

»Unterstellst du mir hier gerade, dass ich das ausgenutzt habe?«, hakt er empört nach und das nicht gerade leise, »ich bin nicht mitten in der Nacht vor deiner Tür gestanden und hab dich angefleht, es mir zu besorgen. Soll ich deine Worte für dich wiederholen, ehe du ganz brav und willig getan hast, was ich von dir verlangt habe?«

»Ich fasse es nicht, du bist echt ein selbstgefälliges Arschloch«, entfährt es mir erbost und ich wende mich um, um fluchtartig sein Schlafzimmer zu verlassen.

»Und du ein stures Biest, das sich selbst belügt«, schreit er mir hinterher. Fick dich, Cassian! Wutschnaubend laufe ich die Treppe hinunter und halte entsetzt inne, als mich zwei überaus neugierige paar Augen amüsiert mustern.

Ganz toll!

»Kaffee?«, fragt mich Luca mit zuckersüßer Stimme, während sich Sam mehr schlecht als recht ein Grinsen verkneift. Beide sitzen sie beim Frühstück und ich verfluche diesen Morgen.

»Nein Danke. Ich muss ins Krankenhaus«, erwidere ich, kneife meine Augen zusammen und verabschiede mich mürrisch von ihnen, ehe ich eilig die Wohnung verlasse.

Ein tiefes Seufzen entfährt mir, als ich aus dem Fahrstuhl trete und die Unfallchirurgie betrete. Meine Hände sind tief in meinem Kittel vergraben und die rechte Hand umschließt diesen kleinen Zettel, den mir Cassian scheinbar irgendwann, während ich geschlafen habe, in die Tasche gesteckt hat.

Falls du mich gegen deine Kopfschmerzen brauchst!

Das steht da frech unter seiner Handynummer geschrieben. Dieser Kerl macht mich komplett irre. Wie konnte ich mich nur so dazu hinreißen lassen und vor seiner Tür auftauchen?

Während ich die Akten der Patienten im Schwesternzimmer studiere, lasse ich mir den gestrigen Abend noch einmal kurz durch den Kopf gehen.

Von einem netten Date mit einem charmanten Mann zu einer heißen Nacht mit einem selbstgefälligen Arsch in nur wenigen Stunden. Gratuliere, Reese! Kaum stand er da vor mir in seiner halbnackten Pracht, haben sich meine Vorsätze innerhalb einer Sekunde von mir verabschiedet.

Cassian verwirrt und überfordert mich, ich weiß nicht, wie ich damit umgehen soll, denn er hat recht. Wenn mein Kopf nicht bei der Sache ist und wir nicht miteinander sprechen, dann genieße ich es, bei ihm zu sein. Sehr sogar.

Schon seit ich den Zettel gefunden habe, überlege ich, ob ich ihm schreiben soll, denn im Eifer des Gefechts habe ich einen Ohrring verloren und den hätte ich schon gerne wieder. Verflucht nochmal!

Bevor ich also zu meinem ersten Patienten gehe, ziehe ich mein Handy heraus und nage nervös an meiner Unterlippe, ehe ich seine Nummer eintippe, ihm einen frechen Namen verpasse und den Chat öffne. Wenn es nicht etwas von Amanda wäre, würde ich ihm garantiert nicht schreiben.

Hi. Hast du zufällig
meinen Ohrring in deinem
Chaos gefunden?

Auf seine Antwort muss ich nicht lange warten und ich verdrehe sofort die Augen. als ich sie lese.

Vielleicht!

Falls ja, kannst du ihn mir bitte im Krankenhaus geben?

Aber nur, weil du so schön bitte geschrieben hast. Wusste gar nicht, dass du dieses Wort überhaupt kennst.

Leck mich doch!

Schon wieder, Ginger?

Oh verflucht nochmal! Grummelnd lasse ich mein Handy zurück in die Tasche gleiten und mache mich auf den Weg zu meinem Patienten. Ich muss mir schleunigst etwas einfallen lassen, denn ich stecke tiefer in diesem Schlamassel, als ich will.

Cassian

…eine Woche später…

Für gewöhnlich ist mein Pädiatrietag einer der ruhigsten in der Woche. Von früh bis spät bin ich mit der Patientennachsorge oder kleineren Wehwehchen beschäftigt. Hier oben, im vierten Stock, herrscht nur sehr selten hektisches Chaos. Tim, der kleine Sechsjährige, der vor mir auf der Behandlungsliege sitzt, grinst mich stolz an, als er mir den rechten Arm, der fast bis zur Schulter hoch eingegipst ist, zeigt.

Der Kleine hat sich beim Trampolinspringen eine leichte Fraktur beim Ellbogen zugezogen. Sein Glück, dass es nicht operiert werden musste und er mit einem Gips davongekommen ist. Was er ganz offensichtlich obercool findet.

»Clara wollte mir lauter Glitzerbildchen draufkleben«, erzählt er und verdreht die Augen, »Einhörner und Mädchenkram.«

»Die Batmanbilder sind ja auch langweilig. Die glitzern gar nicht«, erwidert seine achtjährige Schwester und pustet sich die Locken aus dem Gesicht.

»Die sind doch nicht langweilig«, widerspreche ich amüsiert, »Batman ist cool.«

»Und wie«, bestätigt Tim grinsend meine Worte, »der coolste Superheld überhaupt.« Schmunzelnd kontrolliere ich den Gips, ehe ich die Schublade öffne und noch ein paar dieser Abziehbildchen heraushole. Wir haben alles, was ein kleines Kinderherz höherschlagen lässt und sie so gut ablenkt, dass sie keine Zeit für Panik und Angst haben.

»Wir sehen uns dann zur nächsten Untersuchung, alles Gute kleiner Mann«, sage ich und blicke lächelnd zur Mutter hoch, »den Termin gibt Ihnen Elizabeth vorne beim Schwesternzimmer. Ich begleite Sie.«

Gemeinsam verlassen wir das Behandlungszimmer und ich halte abrupt inne, als wir um die Ecke biegen. Mein Blick fällt auf Reese, die sich panisch mit Elizabeth unterhält und dabei ein Kleinkind auf dem Arm hält. Eine junge, schwangere Frau sitzt in einem Rollstuhl neben ihr und atmet hektisch ein und aus.

Ich weiß gerade nicht, wer verzweifelter aussieht, Reese oder das Kind. Dieses Bild ist so göttlich, dass ich es am liebsten fotografieren würde. Mit langsamen Schritten gehe ich auf sie zu und bitte Elizabeth, unsere rüstige Stationsschwester, sich um den kleinen Tim und dessen Termin zu kümmern, ehe ich mich zu Reese umwende.

Ihr erleichterter und gleichzeitig argwöhnischer Blick schnellt zu mir und sie kommt einen Schritt auf mich zu. Das kleine Mädchen auf ihrem Arm tatscht immer wieder in ihr Gesicht, was Reese mit einem genervten Brummen quittiert.

»Wo sind Dr. Russel oder Dr. Williams? Meine Patientin hat Wehen«, will sie von mir wissen. Mit hochgezogenen Augenbrauen blicke ich auf sie hinab und bin einen Moment versucht, mich einfach umzudrehen und wieder zu gehen.

Dafür, dass sie mir seit einer Woche aus dem Weg geht, mich ignoriert und keine meiner Nachrichten beantwortet. Dafür, dass sie stur und verbissen daran festhält, es wäre erneut nur ein Ausrutscher gewesen. Selbst als ich so nett war, ihr den Ohrring zu bringen, hat sie diesen von einer der Krankenschwestern entgegennehmen lassen. »Notkaiserschnitt«, antworte ich reserviert, marschiere an ihr vorbei und gehe vor der jungen Frau in die Hocke, um sie mir anzusehen. Das Dr. Russel, die Chefärztin der Pädiatrie nicht hier ist und unsere Stationsärztin eine normale Geburt durchführt, muss sie ja nicht wissen.

Strafe muss sein! Und die wird Reese heute bekommen. Wenn sie denkt, sie kann solche Spielchen mit mir spielen und antanzen, wenn es ihr in den Kram passt, dann hat sie sich geschnitten. Meine Geduld hat auch irgendwann ein Ende.

»Kannst du sie übernehmen? Ich werde unten in der Notaufnahme gebraucht. Sie hat sich bei einem Sturz den Fußknöchel verletzt, es ist aber nichts gebrochen«, murmelt sie, tritt neben die junge Mutter und blickt mich flehend an.

»Ich kann nicht. Kann das nicht ein Pfleger übernehmen?«, fragt sie und ihr Blick sucht panisch die Station ab. Ich ignoriere sie erneut und gebe Elizabeth die Anweisung, die Patientin ins Behandlungszimmer zu bringen.

»Sie heißt Emma. Danke Doc«, murmelt die junge Frau noch, ehe Elizabeth sie ins Zimmer bringt.

»Sie ist Ihre Patientin Dr. King, also kümmern sie sich auch um das Kind«, erwidere ich kühl und wende mich um. »Ich gebe Ihnen Bescheid, wenn wir fertig sind.«

»Oh wir siezen uns jetzt wieder. Fein. Ich krieg das schon hin«, grummelt sie, während sie frustriert schnaubend in Richtung Fahrstuhl davonmarschiert. Sie wird das Kind doch jetzt nicht mit in die Notaufnahme nehmen? Himmel, dieser Frau ist echt nicht mehr zu helfen.

Kopfschüttelnd und mit einem Hauch Genugtuung, die mich durchströmt, betrete ich das Behandlungszimmer und lächle meiner charmanten Patientin entgegen.

Mit Hilfe von Elizabeth sitzt die junge Mutter nur wenige Minuten später auf der Krankenliege und ich beginne mit der Untersuchung. Die Schwester reicht mir frische Handschuhe und ich setze mich auf den Stuhl und rolle mich zum Fußende der Liege.

»Ich werde jetzt kontrollieren, wie weit ihr Muttermund geöffnet ist. Elizabeth sagen sie Dr. Williams Bescheid. Oh und wehe, Sie helfen Dr. King und nehmen ihr die Kleine ab.«

Die Schwester nickt, ehe sie schmunzelnd den Kopf schüttelt und den Raum verlässt.

»Sagten Sie nicht was von einem Notkaiserschnitt«, will die Patientin von mir wissen und runzelt fragend die Stirn.

»Das war ein wenig geflunkert«, gebe ich zu und grinse leicht, »ich muss Dr. King eine Lektion erteilen.«

»Und dafür benutzen Sie mein Kind? Was haben Sie gegen die Ärztin?«

»Keine Sorge. Sie wird sich gut um sie kümmern und ich habe nichts gegen sie. Sie konzentrieren sich jetzt darauf, zu entspannen. Sie haben noch Zeit und Dr. Williams ist unsere beste Gynäkologin hier«, erkläre ich ihr, »versuchen Sie, ihre Mutter zu erreichen. Ich sehe später nochmal nach Ihnen.«

Damit verabschiede ich mich von ihr, ziehe mir die Handschuhe aus und werfe diese in den Müll. Gut gelaunt vor mich hinpfeifend verlasse ich das Behandlungszimmer.

Mein nächster kleiner Patient, den ich eine gute Stunde später behandle, klagt weinerlich über Schmerzen in der Schulter. Nach einem kurzen Gespräch mit dem Vater, der mir den Unfallhergang schildert, ist die Sache klar. Der kleine Noah ist mit dem Fahrrad gestürzt und hat sich dabei das Schlüsselbein gebrochen.

Um sicherzugehen, taste ich das Schultereckgelenk, sowie das Brustbein-Schlüsselbeingelenk ab und prüfe gleichzeitig, ob die naheliegende Arterie und das Nervengeflecht intakt sind, und nehme das Ultraschallgerät zu Hilfe.

»Ich veranlasse noch ein CT, um weitere Verletzungen auszuschließen«, sage ich zu dem Vater und erhebe mich wieder,

»danach sehen wir weiter.«

Elizabeth gebe ich die nötige Anweisung, einen Assistenten mit dem Jungen in die Radiologie zu schicken und erkundige mich gleichzeitig nach der Schwangeren.

»Sie ist jetzt bei Dr. Williams und ihre Mutter ist auf dem Weg, aber das dauert noch etwa eine Stunde«, erklärt sie mir und schüttelt dann amüsiert den Kopf, »Dr. King war zweimal hier und hat sowohl nach Ihnen, als auch nach der Mutter gefragt.«

»Und was haben Sie ihr geantwortet?«

»Na, dass Sie mitten in der Behandlung sind. Was auch immer Sie da mit Dr. King haben, aber das scheint wohl die größte Strafe für sie zu sein. Das arme Mädchen ist fix und fertig«, entgegnet mir unsere gute Seele, und ihr Blick wird umgehend ermahnend, »ich habe sie in die Cafeteria geschickt. Sie sollten Sie erlösen.«

»Den Teufel werde ich tun. Sie hat es nicht anders verdient«, erwidere ich stur und hänge mir das Stethoskop um.

»Aber ich werde jetzt auch Pause machen und mir das ansehen«, fahre ich fort und mache mich grinsend auf den Weg zu den Fahrstühlen. Auf dem Weg nach unten, lehne ich mich mit verschränkten Armen gegen die Wand und kann es nicht verhindern, dass meine Gedanken abschweifen.

Ich werde einfach nicht schlau aus dieser Frau. Es ärgert mich maßlos, dass ich ihr verfallen bin, kaum ist sie in meiner Nähe und es macht mich wütend, dass sie mich ignoriert. Sie will es partout nicht einsehen oder zugeben, dass da etwas zwischen uns ist und ergreift lieber andauernd die Flucht. Warum zum Teufel?

Dieser heutige Tag ist daher eine Genugtuung für mich. Eine Woche lang redet Reese nun schon nicht mit mir, übernimmt jede Schicht, die sie kriegen kann und dann kommt sie auf meine Station und verlangt einfach ganz selbstverständlich nach meiner Hilfe. Aber nicht mit mir!

Als das leise Ping ertönt und die Türen sich öffnen, trete ich aus dem Fahrstuhl und gehe auf die Cafeteria zu. Suchend lasse ich meinen Blick über die vielen Menschen gleiten und beginne zu grinsen. Reese sitzt mit dem Kleinkind auf dem Schoß an einem der hintersten Tische und reibt sich resigniert durchs Gesicht.

Elizabeth hatte recht, sie sieht fix und fertig aus. Schlimmer als nach der aufreibenden Nachtschicht in der Notaufnahme. Kinder sind wirklich nicht ihr Ding. Grinsend gehe ich auf sie zu und mustere sie eingehend. Aus ihrem ursprünglich mal ordentlichen Pferdeschwanz haben sich einige Strähnen gelöst, ihr Kittel und vor allem ihr dunkelblauer Kasack sind übersäht mit Flecken und sie hat sogar einige Kratzer im Gesicht. Den Kampf hat eindeutig die Zweijährige gewonnen.

»Was willst du?«, zischt sie, als ich mich ungefragt neben sie setze, »wenn du hier bist, um mich noch weiter zu bestrafen, dann kannst du gleich wieder gehen.«

Noch einen Moment genieße ich meinen Triumph in vollen Zügen und behalte dieses Bild von Reese in meinem Kopf. Zur Aufheiterung!

»Gib sie schon her«, sage ich schließlich. Kaum ausgesprochen drückt mir Reese das Mädchen in die Hand und atmet hörbar erleichtert aus.

»Danke«, murmelt Reese und ich halte meine Hand an mein Ohr, um ihr zu signalisieren, dass sie es noch einmal lauter wiederholen soll, was sie widerstrebend auch tut.

»Na Mäuschen«, sage ich und kitzle Emma unter dem Kinn, »wie war denn dein Ausflug durchs Krankenhaus? Immerhin ist noch alles an dir dran.«

»Sehr witzig, Cassian. Das zahle ich dir irgendwann heim. Du hast doch allen verboten, mir die Kleine abzunehmen, nicht einmal meine Assistenten hatten Zeit«, murrt sie und beginnt damit, ihre Frisur in Ordnung zu bringen.

»Tja, dafür kann ich nichts, aber hat mir natürlich in die Karten gespielt«, erwidere ich auf ihre Worte und beuge mich näher zu ihr, »du kannst dieses Spiel jederzeit
beenden, Reese.«

»Ich spiele nicht!«

»Nein? Wie würdest du das sonst nennen?« Ehe sie etwas erwidern kann, winke ich nur ab und erhebe mich wieder.

»Vielleicht gefällt es dir einfach, bestraft zu werden.«

Mit der kleinen Emma auf dem Arm bin nun ich es, der Reese einfach sitzen lässt und mache mich zurück auf den Weg in die Pädiatrie.

9.

Reese

Mein Mund steht noch immer offen, während ich Cassian nachblicke und ich wahrscheinlich aussehe, als hätte ich in einen sauren Apfel gebissen. Genauso fühlt es sich nämlich an. Was denkt er sich eigentlich? Wie kann er mir das antun? Verflucht noch mal. Er will Spielchen spielen? Die kann er haben, denn ich habe noch gar nicht damit angefangen. Ich werde ihm zeigen, was es heißt, mich herauszufordern. Seine Bestrafungen kann er sich an den Hut stecken und er wird meine Rache zu spüren bekommen.

Den halben Tag musste ich mich mit diesem Kind herumärgern. Keiner hatte Zeit! Wobei ich mir ja zu hundert Prozent sicher bin, dass Cassian einige dazu angestiftet hat, mir ja nicht zu helfen.

Murrend erhebe ich mich und mache mich auf den Weg in die Unfallchirurgie, um mich erst mal umzuziehen. Wie soll ich denn Dr. Chou oder Alana erklären, dass ich meine halbe Schicht damit verbracht habe, auf ein kleines Mädchen aufzupassen.

Das wirst du mir büßen, Cassian!

Sieben Tage lang habe ich wirklich alles versucht, um Cassian aus dem Weg zu gehen. Ich habe so viele Schichten im Krankenhaus übernommen, dass ich danach nur noch hundemüde ins Bett gefallen bin. Ich habe die Cafeteria und sogar Sadies Coffeeshop gemieden, um ihm nicht über den Weg zu laufen.

168 Stunden lang habe ich seine Nachrichten ignoriert und habe versucht, ihn aus meinem Kopf zu bekommen. Ich habe mir eingeredet, dass ich, wenn ich nur genug Abstand zwischen uns bringe, mein Ziel erreiche.

10.080 Minuten dachte ich, ich könnte mich ausschließlich auf die Arbeit konzentrieren und endlich einem geregelten Alltag nachgehen.

Erfolglos! Ihn heute zu sehen und dann auch noch so fies bestraft zu werden, hat mir den Rest gegeben.

Eine einzige kurze Begegnung reicht aus, um mich aufzuwühlen und meinem inneren Gefühlschaos neues Futter zu geben. Wieso ist es so schwierig, von diesem Mann wieder loszukommen?

Mit all diesen Gedanken in meinem Kopf komme ich in der Umkleide an, schlüpfe in einen sauberen, hellblauen Kasack und ziehe mir einen frischen Kittel an.

Ein Blick in den Spiegel lässt mich laut und genervt Brummen. Meine Haare sind zerzaust und einige Kratzer zieren meine Wange. Was haben Kleinkinder nur für scharfe Fingernägel. Ich löse das Zopfgummi aus meinen Haaren, fahre mit den Fingerspitzen hindurch und binde sie mir zu einem ordentlichen Pferdeschwanz.

Das Vibrieren meines Telefons in meiner Tasche lenkt meine ganze Aufmerksamkeit darauf, als ich es herausfische und einen Blick auf die Nachricht werfe. Amandas Bruder schreibt mir, seit ich Manchester verlassen habe, täglich Nachrichten, die ich geflissentlich ignoriere. Er ist wirklich hartnäckig, war er schon immer, aber ich bin nicht bereit, mich ihm zu stellen.

Das schlechte Gewissen nagt an mir und trotzdem lasse ich auch diese Nachricht unkommentiert, stecke mein Telefon zurück in die Tasche und beeile mich, um endlich in die Notaufnahme zu kommen. Den ganzen Weg zurück sind meine Gedanken bei dieser SMS und ich weiß, früher oder später, sollte ich wirklich mit ihrem Bruder sprechen. Ich brauche einfach noch ein wenig Zeit!

»Wo ist das kleine Mädchen?«, will Alana sofort von mir wissen, kaum habe ich einen Fuß in die Notaufnahme gesetzt.

»In der Pädiatrie«, gebe ich zur Antwort und lasse meinen Blick durch die Ambulanz schweifen. Es scheint nicht gerade viel los zu sein heute.

»Gut, denn du wirst nicht fürs Babysitten bezahlt«, erwidert sie mit hochgezogenen Augenbrauen, »und schon gar nicht, kann ich eure Spielchen gutheißen.«

Wie bitte?

»Ich weiß über Cassian und dich Bescheid. Seit eurem Streit an deinem ersten Tag habe ich es vermutet, aber jetzt weiß ich es aus sicherer Quelle. Niemand hat was gegen Beziehungen unter Kollegen, aber man sollte Privates und Berufliches immer trennen«, fährt sie ungerührt fort, als ich sie nur perplex ansehe. Alana drückt mir eine Patientenakte in die Hand.

»Da läuft nichts«, widerspreche ich in einem kläglichen Versuch, »wir führen keine Beziehung.«

»Was auch immer, Dr. King, diese dauernden Streitereien haben hier nichts verloren. Wir haben Patienten«, erwidert sie und lässt mich einfach stehen. Macht das hier eigentlich jeder? Damit das Thema erledigt ist, siezt man sich und beschränkt sich auf die Arbeit und hält einem den Doktortitel vor. Schön, ist notiert!

Während ich mir meinen Patienten ansehe, der sich bei einem Sturz von der Leiter den Mittelhandknochen gebrochen hat, geistern mir Alanas Worte weiter durch den Kopf.

Woher weiß sie von dieser Sache? Das hat mir jetzt gerade noch gefehlt. Wer bitte soll ihre Quelle sein? Doch nicht etwa Cassian selbst? Obwohl, ich hatte nicht den Eindruck, dass er sich gut mit ihr versteht. Seine Freunde? Die haben ja hautnah meinen Abgang vor einer Woche mitbekommen.Wenn ich daran zurückdenke, jagt es mir eine unglaubliche Hitze durch den Körper. Auch wenn ich gesagt habe, dass es ein Ausrutscher war, so bereue ich keine Sekunde davon. Was Cassian in dieser Nacht mit mir angestellt hat, war unglaublich. So etwas hatte ich noch nie erlebt und es hat mir tatsächlich ausgesprochen gut gefallen, die Kontrolle abzugeben.

Das macht es mir noch schwerer, auf Abstand zu gehen. Aber so ist es besser für mich.

Mit einem Seufzen schicke ich einen der Assistenten mit dem Patienten hoch in die Radiologie und kümmere mich um den Nächsten.

Am Ende meiner Schicht, heute war ganz eindeutig nicht mein Tag, beeile ich mich, um endlich nach Hause zu kommen. Ich will jetzt einfach nur noch unter die Dusche und dann mit einem Buch auf meinen Balkon.

Eilig verlasse ich die Notaufnahme, haste durch den Flur und komme schnaubend vor dem Fahrstuhl zum Stehen.

»Wo willst du denn so schnell hin?«, höre ich diese raue Stimme, die mir nur allzu bekannt ist. Ein Schauer jagt durch meinen Körper, was mich genervt brummen lässt.

»Nach Hause«, erwidere ich und werfe Cassian einen argwöhnischen Blick zu, »nicht, dass es dich was angeht.«

Himmel, er macht mich schon wieder wütend. Wie er da steht, mit diesem selbstgefälligen Lächeln auf den Lippen und diesem amüsierten Funkeln in den Augen. Er findet das immer noch viel zu witzig, mir eins reingewürgt zu haben. Rasch wende ich meinen Blick ab, denn je länger ich ihn ansehe, umso mehr breitet sich diese Sehnsucht aus, ihm nahe zu sein. Zum verrückt werden. All diese Gefühle, die er in mir auslöst, machen mir eine Heidenangst.

»Brauchst du etwa Erholung von meiner Bestrafung?«

Ein genervtes Schnauben ist alles, was er zur Antwort bekommt. Innerlich fluchend zähle ich stumm die Sekunden, bis der Fahrstuhl sich endlich öffnet und trete, dicht gefolgt von Cassian, ein. Ein wenig nervös nage ich an der Innenseite meiner Wange und kaum haben sich die Türen geschlossen, wendet er sich mir zu.

Hart schluckend blicke ich zu ihm hoch, denn wir sind uns schon wieder viel zu Nahe. Ich weiche einen Schritt zurück und spüre im nächsten Moment die Spiegelwand in meinem Rücken.

Cassian grinst nur sein unverschämt sexy Grinsen und überbrückt mühelos den Abstand zwischen uns. Eine Hand stützt er neben meinem Kopf ab und sein Blick gleitet forschend über mein Gesicht.

Fuck, diese Situationen, in denen er mir so nahe ist, schalten meinen Verstand komplett aus und das weiß er. Er nutzt das aus und ist hier klar der Überlegene.

»Ich kann dich auf ganz andere Art und Weise bestrafen«, beginnt er und mein Blick heftet sich auf seine schönen Lippen, »du kannst es noch so sehr abstreiten und vor mir flüchten, aber ich weiß, wie sehr es dir gefällt, von mir um den Verstand gevögelt zu werden. Wie oft denkst du an meinen Schwanz, der sich tief in deine enge Pussy schiebt?«

Hörbar schnappe ich bei seinen Worten nach Luft und öffne meinen Mund, um etwas zu sagen, doch schließe ich ihn gleich wieder. Sein heißer Atem kitzelt über meine Haut und ich habe Mühe, einen klaren Gedanken zu fassen. Mein Vorhaben, mich zu rächen, rückt in weite Ferne und ich kann es nicht aufhalten, dass mich seine Worte erregen.

»Du kannst mir nichts vormachen, Reese. Ich sehe es in deinen Augen, du verzehrst dich nach mir und den Dingen, die ich mit dir anstelle.«

Mein Puls schnellt in die Höhe und ich starre wie gebannt auf seine Lippen, die ich jetzt am liebsten auf meinen spüren würde. Wieso hat er so eine Wirkung auf mich?

Das leise Ping des Fahrstuhls lässt mich erleichtert Aufseufzen. Cassian entfernt sich von mir und ich nutze den Moment, um mich zu sammeln. Nur noch zwei Stockwerke!

»Dr. Davies«, grüßt Raphael freundlich und wendet sich dann breit lächelnd mir zu, »Reese, schön dich zu sehen. Du arbeitest ganz schön viel, man bekommt dich ja kaum zu Gesicht.«

Ich räuspere mich und setze ein nettes Lächeln auf.

»Ich habe eben einiges zu tun«, erwidere ich halbherzig. Cassian schnaubt amüsiert neben mir, verschränkt die Arme vor der Brust und beobachtet mich mit Argusaugen.

»Ich hatte gehofft, wir holen unseren Nachtisch nach«, sagt Raphael charmant. Wieder höre ich ein Schnauben neben mir, dieses Mal hört es sich aber genervt an. Hat er etwas gegen Raphael? Oder passt es ihm nur nicht, dass ich mich erneut mit ihm treffen könnte? Ein Grinsen schleicht sich auf meine Lippen, denn da habe ich meine Rache.

Auch wenn sie kindisch erscheint. Ein Blick in Cassians Gesicht, bestätigt meine Vermutung. Er hat die Lippen zu einer schmalen Linie zusammengepresst und seine Augen sprühen beinahe Funken.

»Ich habe Feierabend, hast du jetzt Zeit? Bei Sadie gibt es leckeren Süßkram«, sage ich und wende mich wieder Raphael zu.

»Klar. Wir könnten uns ja ein Vanilletörtchen teilen«, erwidert er charmant lächelnd und ich nicke ihm zu, ganz darauf bedacht, Cassian keines Blickes mehr zu würdigen.

»Ich bin mir sicher, dass Reese mehr auf Schokolade steht«, mischt er sich ein und ich spüre seinen intensiven Blick auf mir. Ich beiße mir auf die Unterlippe und versuche, mich nicht aus der Ruhe bringen zu lassen.

»Ich probiere gern mal etwas Neues. Vielleicht schmeckt mir Vanille ja«, kontere ich und schenke Cassian ein zuckersüßes Lächeln. Wenn er denkt, ich gebe jetzt einfach klein bei und schmeiße mich ihm so mir nichts, dir nichts an den Hals, dann hat er sich getäuscht. Nicht nach der Aktion von heute!

Zugegeben, ich kam für einen Augenblick ins Wanken und wenn uns Raphael nicht unterbrochen hätte, dann hätte ich mich wohl wirklich diesem arroganten Kerl an den Hals geschmissen. Gut, dass wir gestört wurden und Raphael kommt mir jetzt gerade wie gerufen.

»Das tut es bestimmt. Immerhin habe ich bei unserem Date ja auch deinen Geschmack getroffen.«

Ach verdammt! Raphael denkt wirklich, dass es okay war, einfach für mich zu bestellen.

»Ach euer Date war also ein Erfolg?«, will Cassian wissen.

Nun habe ich beide Augenpaare auf mir und ich räuspere mich erneut, um die richtigen Worte zu finden.

»Ja, es war schön. Und ich würde das gerne wiederholen«, lüge ich und setze mein bestes Lächeln auf. Gott sei Dank werde ich erlöst, als der Fahrstuhl endlich auf meiner Station hält.

»Wir treffen uns in fünfzehn Minuten beim Eingang«, sage ich rasch, schiebe mich an Raphael vorbei und eile in Richtung Umkleide.

Was zur Hölle tue ich da?

Cassian

Dieses kleine Biest! Noch immer, eine halbe Stunde nach dieser

Begegnung im Fahrstuhl, muss ich darüber nachdenken, was Reese gerade vom Stapel gelassen hat. Ich sollte nicht so wütend darüber sein, dass sie mir ausgerechnet mit diesem schleimigen Dr. Charming eins auswischen will. Aber ich kann nicht leugnen, dass es mich mehr als zornig macht. Es sollte mir egal sein, was sie macht, und nachdem sie andauernd flüchtet, es abstreitet und so verbissen versucht, Abstand zu halten, sollte ich keinen weiteren Gedanken an sie verschwenden.

Aber das tue ich, verdammt nochmal! Ich will sie, mit Haut und Haar und egal, was ich tue, ich kann das nicht mehr abstellen. Eine Unterhaltung zwischen uns wäre dringend notwendig, wenn sie nicht dauernd abhauen würde. Wie kann sie das nicht erkennen, dass da etwas zwischen uns ist? Wovor hat sie nur solche Angst?

Lieber streitet sie sich mit mir und provoziert mich, anstatt sich einzugestehen, dass sie mich mehr mag, als sie zugeben will.

Genervt ziehe ich mir meine Krankenhauskleidung aus, schlüpfe in eine Jeans und ziehe mir das weiße T-Shirt an. Erneut entgleitet mir ein Brummen und ich fahre mir mit den Fingerspitzen durch den gestutzten Bart. Noch nie hat mich eine Frau derart zur Weißglut getrieben und gleichzeitig so scharf gemacht.

Das hat nicht einmal meine Ex-Freundin Joanne geschafft, mit der ich immerhin über drei Jahre liiert war. Sie war genau das, was ich immer wollte. Blond, blaue Augen und eine heiße, weibliche Figur.

Zu neunzig Prozent hat Joanne mir nicht widersprochen und hat mir praktisch jeden Wunsch von den Augen abgelesen. Ich dachte, wir wären glücklich. Ich habe diese Frau geliebt, bis zu dem Tag, an dem sie mich vor eine unmögliche Entscheidung stellte. Joanne bekam die einmalige Chance sich im Fachbereich Perinatologie, in einer Kinderklinik in Liverpool, ausbilden zu lassen.

Das Ende vom Lied, ich blieb in London und ließ sie gehen. Für mich kam ein Umzug nicht in Frage. Wieso auch, wo ich hier als Kinderchirurg erfolgreich bin. So kam es auch, dass ich mit meinen beiden besten Freunden in eine WG zog.

Wieso es mir also ausgerechnet Reese so angetan hat, ist mir nach wie vor ein Rätsel. Sie ist das komplette Gegenteil zu Joanne und all meinen bisherigen Frauenbekanntschaften. Ich weiß nicht, was mich so zu ihr hinzieht, aber im Gegensatz zu ihr, wäre ich bereit, es herauszufinden.

Beim Verlassen des Krankenhauses wandert mein Blick von links nach rechts und ich halte Ausschau nach Luca. Wir wollten uns auf ein Feierabendbier treffen, obwohl mir jetzt ein Kaffee sehr viel lieber wäre. Ja, ich gebe es zu, ich würde nichts lieber tun, als in diesen Coffeeshop zu marschieren und dieses kleine Date zu sabotieren.

Je länger ich auf meinen besten Freund warte und je länger ich darüber nachdenke, umso mehr will ich diesen Plan in meinem Kopf in die Tat umsetzen.

»Hey. Was ist dir denn über die Leber gelaufen? Deinen verbissenen Gesichtsausdruck kann man kilometerweit sehen.« Ich blicke hoch und direkt in das Gesicht meines Kumpels. Ehe ich etwas antworten kann, fährt er auch schon vergnügt fort.

»Oder lass mich raten. Es hat was mit einer Rothaarigen zu tun, der du heute ein Kleinkind aufgebrummt hast und
die immer noch nicht nach deiner Pfeife tanzen will?«

Augenrollend mustere ich ihn und schnaube auf, bei seinem amüsierten Gesichtsausdruck. Ich stelle die Frage, woher er das nun schon wieder weiß, nicht, denn ich kann es mir schon denken.

»Lust auf einen Kaffee?«, frage ich stattdessen und deute mit einem Kopfnicken auf die gegenüberliegende Straßenseite. Er folgt meinem Blick und zieht eine Augenbraue in die Höhe, nickt dann aber, als ich mich ohne auf eine Antwort zu warten in Bewegung setze.

Ich stoße die Tür zum Coffeeshop auf und mein Blick wandert automatisch durch diesen, sucht jeden Quadratzentimeter des Ladens ab und bleibt schließlich an dem Objekt meiner Begierde hängen. Die beiden sitzen an einem Vierertisch und unterhalten sich angeregt. Als sich unsere Blicke treffen, verengt sie ihre Augen und sieht mich genervt an, ehe sie sich wieder Raphael zuwendet und mich versucht zu ignorieren.

»Aha!«, platzt es aus Luca heraus, der meinem Blick gefolgt ist.

»Was denn?«

»Nichts weiter. Ich bestell mir am besten zum Kaffee noch ein großes Stück Kuchen, dann lehne ich mich zurück und genieße die Show«, antwortet er mir, schiebt sich an mir vorbei und begrüßt Sadie mit einem freundlichen Lächeln.

Ich brumme nur und bleibe hinter ihm stehen. Sam und er wissen ja ohnehin Bescheid und haben mich mit Fragen gelöchert, kaum war Reese letzten Samstag zur Tür hinaus.

»Hey Jungs. Was darf's sein?«, fragt uns die Blondine fröhlich. Ich bestelle mir einen schwarzen Kaffee und Luca entscheidet sich für einen Cappuccino und ein Stück Himbeersahnetorte dazu.

»Was hast du vor?«, fragt er mich, als ich mich umwende.

»Das siehst du gleich«, erwidere ich, setze mich in Bewegung und steuere direkt den Rotschopf an. Luca folgt mir mit einem amüsierten Schnauben und als Reese hochblickt, lasse ich mich grinsend auf dem Stuhl direkt neben ihr nieder.

»Na, wie läuft euer Date?«, will ich wissen und lege frech meinen linken Arm auf die Stuhllehne hinter ihr.

»Hi«, kommt es von Luca, der sich neben Raphael setzt. Ihm scheint es die Sprache verschlagen zu haben, denn er starrt mich nur argwöhnisch an.

»Bis eben, gut«, erwidert Reese und wirft mir einen kurzen Blick zu. In ihren hübschen grünen Augen und anhand der roten Flecken, die sich langsam über ihre Sommersprossen ziehen, kann ich erkennen, dass ihre Wut steigt. Gut so!

»Falls du es ganz genau wissen willst, ich habe Reese gerade von den Sehenswürdigkeiten in London erzählt. Sie wohnt schon einen Monat hier und hat, außer dem Krankenhaus, nichts von der Stadt gesehen«, erklärt Raphael, während er versucht, ein Stück Kuchen zu ergattern. Der Teller steht in der Mitte und selbst ein Blinder würde erkennen, dass Reese nicht erpicht darauf ist, zu teilen.

»Also«, richtet Raphael das Wort wieder an Reese, »wenn du Lust hast, führe ich dich herum und zeig dir London. Es gibt ein paar schöne Plätze. Wir könnten durch den Hyde Park spazieren, abends ist es dort wirklich romantisch.«

»Himmel, wie langweilig«, platzt es aus mir heraus. Raphaels Miene verhärtet sich und er fixiert mich mit zusammengekniffenen Augen. Luca, der schweigend daneben sitzt und das Szenario amüsant verfolgt, schüttelt grinsend den Kopf.

»Willst du nicht noch eine Kutschenfahrt vorschlagen oder ein Picknick bei Kerzenschein?«, frage ich provozierend nach. Ich bin mir sicher, Reese steht absolut nicht auf solchen Romantikkram.

»Das ist eine wirklich hervorragende Idee, Cassian«, säuselt sie und ihr Blick wandert von mir zu Raphael, »eine Kutschfenahrt durch London, am besten noch abends, würde mir wirklich gefallen. Das wäre ein schönes zweites Date.«

Bei ihren Worten und dem süßen Lächeln, welches sie gerade diesem Penner schenkt, klappt mir die Kinnlade herunter. Das kann sie doch jetzt nicht ernst meinen?

»Du willst dich also auf ein zweites Date mit mir treffen?«, hakt nun auch Raphael nach und grinst bis über beide Ohren.

»Natürlich! Es war wirklich nett mit dir«, sagt Reese mit einer Entschlossenheit in der Stimme, die mich innerhalb von Sekunden auf die Palme bringt.

Das ist doch eine glatte Lüge, oder?

Mir entgleisen komplett meine Gesichtszüge und ich kann mir ein verärgertes Brummen nicht verkneifen. Wenn sie gerade eines geschafft hat dann, mich sprachlos zu machen. Sie will mich nur provozieren, nicht mehr und nicht weniger. Immer wieder wiederhole ich das in meinem Kopf, um hier nicht komplett die Nerven zu verlieren.

»Wisst ihr, was wirklich romantisch ist?«, mischt sich nun auch noch Luca ins Gespräch ein, »eine Bootstour durch Little Venice.«

Mein Blick heftet sich auf meinen besten Freund, der mich grinsend anblickt und eindeutig zu viel Spaß an dieser Sache hat. Oh, das werde ich dir irgendwann heimzahlen, Freundchen!

Raphael ist sofort Feuer und Flamme für diesen Vorschlag und lässt sich von meinem Kumpel lang und breit alles rund um das Thema erklären. Wenigstens ist dieser Affe jetzt in ein Gespräch verwickelt und ich muss mir die Flirterei eine Weile nicht mehr anhören.

Reese kümmert sich um den restlichen Kuchen, während sie den Worten lauscht und hat ein triumphierendes Lächeln auf den Lippen.

»Willst du noch was loswerden?«, fragt sie leise an mich gewandt, umschließt mit den Fingern ihre Tasse und blickt mich vergnügt an. Im Moment bin ich wohl bedient und dieses kleine Spielchen hat sie eindeutig gewonnen. Ich beuge mich näher zu ihr und mustere einen Moment aufmerksam ihr Gesicht.

»So einiges, Ginger. Aber dann wird Dr. Charming wohl nicht mehr mit dir ausgehen wollen«, raune ich in ihr Ohr und berühre gleichzeitig mit den Fingerspitzen ihre Schulter, »und das willst du doch so verbissen, ein erneutes, todlangweiliges Date.«

Zufrieden bemerke ich die Gänsehaut unter meinen Fingern, streichle frech über ihre warme Haut und versuche, sie aus der Reserve zu locken.

»Soll ich ihm erzählen, wie du es gerne magst? Oder soll ich abwarten, bis du wieder vor meiner Tür stehst, weil es genau das ist, was du willst?«, flüstere ich provozierend. Reese dreht ihren Kopf, um mich ansehen zu können und hebt eine Augenbraue in die Höhe. Ihre Augen drücken ihr Missfallen gerade mehr als deutlich aus, was nun mich grinsen lässt. Wieder einmal sind wir soweit, uns ein stummes Blickduell zu liefern. Keiner von uns gibt auch nur ein Stück weit nach.

»Langeweile ist nichts Schlechtes. Manchmal ist es genau das, was man sich wünscht. Erzähl es ruhig, denn es wissen sowieso schon alle darüber Bescheid, was zwischen uns gelaufen ist«, erwidert sie mürrisch auf meine Worte. Wie bitte?

»Heute machst du es mir wirklich leicht, dich zu hassen«, fügt sie hinzu und erhebt sich. Raphael und Luca unterbrechen abrupt ihre Unterhaltung und sehen beide, wie gebannt zu Reese hoch.

»Wir sehen uns.« Mit diesen Worten macht sie auf dem Absatz kehrt und marschiert, ohne sich zu verabschieden, aus dem Coffeeshop. Toll gelaufen!

Frustriert grummelnd sehe ich ihr noch einen Moment hinterher und wende mich dann genervt an die beiden Männer mir gegenüber. Wir kommen keinen Schritt voran.

10.

Reese

Müde schließe ich meine Wohnungstüre hinter mir und lehne mich einen Moment mit dem Rücken dagegen. Dabei schließe ich die Augen und atme leise seufzend aus. Ich brauche dringend eine Pause oder muss endlich mal lernen, bei der Arbeit einen Gang herunterzuschalten. Ich halse mir selbst so viel auf, dass ich kaum noch etwas anderes tue und das nur, um mich abzulenken und Cassian aus dem Weg zu gehen.

Ein tiefes, frustriertes Brummen entfährt mir und ich stoße mich mit Schwung von der Tür ab, schlüpfe aus meinen Schuhen und bringe den Einkauf in die Küche. Ich brauche jetzt ganz dringend etwas Süßes. Aber erst muss ich unter die Dusche und mir all die Spuren dieses Tages abwaschen.

Achtlos lasse ich die Einkaufstüte auf dem Küchentresen liegen, gehe ins Badezimmer und schäle mich aus meinen Klamotten. Ich entspanne mich erst, als das warme Wasser meine Haut berührt, und ich die Augen schließe. Nach wie vor kann ich mein Gedankenkarussell nicht anhalten.

Kopfschüttelnd mache ich mich daran, meine Haare zu waschen. Wieso musste er sich in meinem Kopf so festsetzen? Ich kann es nicht verhindern, dass ich sofort seinen nackten Körper vor Augen habe, als meine Hände das Duschgel auf meiner Haut verteilen.

Genauso wenig schaffe ich es nicht, die Vorstellung, wie es wäre, ihn hier bei mir unter der Dusche zu haben, loszuwerden. Nur zu gut weiß ich, was seine Berührungen bei mir auslösen und wozu mich seine feurigen Küsse bringen. Ich vermisse dieses prickelnde Gefühl, wie sein Schwanz mich komplett ausfüllt. Wenn ich ehrlich zu mir selbst bin, muss ich einsehen, dass es eine lahme Ausrede von mir war, zu behaupten, dass ich einen schwachen Moment hatte.

Denn das stimmt nicht! Ich war maximal angeheitert und bin bewusst zu ihm gegangen, habe mich ihm bewusst hingegeben und fand es absolut scharf, dass er mich auf diese Art und Weise genommen hat. Eine gewisse Sehnsucht macht sich in mir breit und davor habe ich eine Heidenangst.

Wenn er mich nur nicht andauernd so auf die Palme bringen würde, dann würde es mir bestimmt leichter fallen. Jetzt habe ich auch noch einem zweiten Date mit Raphael zugestimmt, nur um ihm eins auszuwischen. Dabei habe ich absolut keine Lust auf eine Bootstour oder ein romantisches Picknick. Gott und vor Pferden habe ich eine Heidenangst. Niemals würde ich in eine Kutsche einsteigen. Verflucht nochmal!

Tief seufzend trockne ich mich ab, schlinge mir ein kleines Handtuch um meine Haare und schlüpfe in meinen flauschigen Bademantel.

Zurück in der Küche kümmere ich mich endlich darum, dass mein Körper den dringend benötigten Zucker bekommt. Und was wäre dafür besser geeignet als ein leckeres Himbeercrumble?

Cynthia, Amandas Mutter, hat uns das immer zubereitet, wenn es einer von uns schlecht ging. Schon witzig, dass ich bei Familie Johnson mehr zu Hause war, als bei meinen Pflegefamilien. Nur dort hatte ich einen Moment das Gefühl, zu jemandem zu gehören.

Während ich das zubereitete Crumble ins Backrohr schiebe, blicke ich Trübsal blasend auf mein Smartphone und bin hin und hergerissen. Soll ich Cassian schreiben? Nur was?

Das Klingeln meines Handys erschreckt mich so sehr, dass es mir fast aus der Hand fällt. Als mir der Name von Amandas Bruder angezeigt wird, nagt umgehend das schlechte Gewissen an mir. Seufzend hebe ich ab und wappne mich innerlich gegen eine Schimpftirade.

»Hi, Allen!«

Einen Moment ist es totenstill am anderen Ende der Leitung, doch dann höre ich, wie er tief Luft holt und beinahe explodiert.

»Du lebst also noch und dein Telefon funktioniert auch einwandfrei? Warum zum Teufel gehst du einfach, ohne dich zu verabschieden? Mum macht sich Sorgen um dich und ich hätte auch gerne gewusst, dass du nach London ziehst«, sprudelt es anklagend aus ihm heraus.

»Ich konnte einfach nicht mehr ...«, flüstere ich und fahre mir mit der freien Hand durchs Gesicht, »ich habe es in Manchester nicht mehr ausgehalten nach ... nach ...«

»Nach Amandas Tod«, sagt er und mich durchfährt ein stechender Schmerz, »du musst das Kind endlich beim Namen nennen, Sturkopf!«

Schweigend presse ich meine bebenden Lippen aufeinander und kneife meine Augen fest zusammen. Ja, er hat recht, aber ich kann nicht. Noch nicht. Um mich abzulenken, lege ich das Telefon auf den Esstisch, drücke den Lautsprecherbutton und hole das heiße Crumble aus dem Ofen.

»Reese? Hörst du mir überhaupt zu? Du bist nicht schuld daran«, sagt er nun deutlich sanfter.

»Ich höre dir zu«, erwidere ich, gehe aber nicht auf seine Worte ein, »wie geht es dir?«

Ein Brummen ist zu hören und dann einige Minuten lang nichts. Ich schnappe mir einen Löffel und setze mich mit der, noch sehr warmen, Süßspeise an den Tisch.

»Du weißt doch, Unkraut vergeht nicht. Der Alltag hat uns alle wieder und es ist ein wenig still geworden. Es sind Monate vergangen und das Leben geht weiter. Sie fehlt mir, genauso sehr wie dir. Aber du musst endlich nach vorne sehen und darfst dich nicht weiter quälen. Du hättest sie nicht retten ...«

»Allen, bitte hör auf«, gebe ich erstickt von mir, »ich hätte mehr tun können, hätte weiter um ihr Leben kämpfen müssen. Ich bin Ärztin, verdammt nochmal. Ich habe nicht genug getan.«

»Reese … du hast alles für sie gegeben«, sagt er, in dem Versuch mich zu trösten. Ich lasse den Löffel sinken und vergrabe meinen Kopf in meinen Händen. Ich will es nicht hören! Dieser unsagbare Schmerz und dieser Verlust haben ein tiefes Loch in mir hinterlassen.

Gegen meine Tränen ankämpfend, höre ich nicht mehr zu und versuche verbissen, nicht zu weinen. Das war der Grund, warum ich nicht mit Allen sprechen wollte, warum ich ihn ignoriert habe.

Amanda war der wichtigste Mensch in meinem Leben. Sie zu verlieren ist unmöglich zu verkraften, deshalb verdränge ich es.

»Reese?«Lautstark räuspere ich mich, wische mir die Tränen aus den Augenwinkeln und straffe meine Schultern.

»Wie geht's Heather? Ihr seid doch noch zusammen?«, frage ich ablenkend, nehme die Gabel und beginne damit, zu essen.

»Nein, wir sind nicht mehr zusammen. Es hat nicht funktioniert. Du bist echt unmöglich ...«, erwidert er und ich sehe ihn vor meinem geistigen Auge, wie er den Kopf schüttelt und mich dabei ermahnend mit seinen hübschen grünen Augen ansieht.

»Wieso bin ich unmöglich? Ich will eben wissen, wie es dir geht«, frage ich entrüstet nach.

»Ah ja? Du ignorierst mich«, höre ich ihn seufzen, »und du machst dicht, wie immer. Wann hörst du endlich auf, vor allem davon zu laufen?«

»Ich laufe nicht davon! Wieso sagt ihr mir das dauernd? Nur weil ich nicht über meine Gefühle oder darüber, wie es in meinem Kopf aussieht, reden möchte, heißt das noch lange nicht, dass ich flüchte!«, platzt es vorwurfsvoll aus mir heraus.

»Worüber sprechen wir hier gerade? Wer sagt das?«, will Allen von mir wissen.

»Cassian«, rutscht es über meine Lippen und ich beiße mir im selben Moment auf die Unterlippe. Verdammt, jetzt verplappere ich mich auch schon. So weit ist es also mit mir.

»Wer ist Cassian und weshalb sagt er das zu dir?«

»Ein blöder Kerl. Nicht so wichtig«, wiegle ich ab und versuche erneut, vom Thema abzulenken, »grüß deine Mum schön von mir, ich melde mich bald bei ihr.«

»Wag es jetzt ja nicht, aufzulegen, Kratzbürste, sonst schwöre ich dir, komme ich nach London und ziehe dir die Ohren lang«, droht er mir zischend.

»Also schön«, gebe ich grummelnd nach, denn ich weiß, dass er andernfalls seine Drohung wahr macht und das kann ich gerade gar nicht gebrauchen. Manchmal führt er sich echt auf, als wäre ich seine kleine Schwester.

»Cassian ist Arzt und arbeitet im selben Krankenhaus. Wir streiten uns dauernd. Er bringt mich, verflucht nochmal, zur Weißglut. Wir haben miteinander geschlafen, mehrmals und ich habe ihm gesagt, dass es ein Ausrutscher war und er behauptet frech, ich hätte Angst und würde dauernd flüchten. Gott, warum erzähle ich dir das überhaupt.«

»Weißt du, an was mich das erinnert? An Liam. Damals hast du dich genauso verhalten«, erwidert er amüsiert auf meine Worte.

»Was hat das denn jetzt mit Liam zu tun? Das war eine völlig andere Situation und ich habe mit ihm Schluss gemacht, weil es einfach nicht gepasst hat«, rede ich mich heraus und denke das erste Mal seit Jahren an meinen Ex-Freund.

»Du hast ihn abserviert, weil er dir gesagt hat, dass er dich liebt und er mehr wollte, als du bereit warst, ihm zu geben«, widerspricht mir Allen seufzend, »er ist mein bester Freund. Dachtest du echt, dass er mir so etwas nicht erzählt? Was hat also dieser Cassian gesagt, dass du sofort den Rückzug angetreten hast?«

»Das wir herausfinden sollten, was genau zwischen uns ist«, flüstere ich und schiebe nachdenklich das Telefon vor und zurück. Es nützt nichts, es abzustreiten, denn dafür kennt mich Allen zu gut. Und ja, ich war damals nicht bereit dazu, mich auf eine ernsthafte Beziehung einzulassen.

»Aha!«

»Was?«, gebe ich brummend von mir und will die Antwort darauf eigentlich gar nicht hören. »Schonend kann man dir sowas ja nicht beibringen. Seit wir Kinder sind, kennen wir uns nun schon und auch wenn ich nur der Bruder deiner besten Freundin bin, bist du für mich wie eine kleine Schwester. Ob du das glauben willst oder nicht. Amanda hat Jahre gebraucht, damit du dich ihr öffnest und ich weiß, sie war dir der wichtigste Mensch. Schon immer hast du sofort dicht gemacht oder bist davongelaufen, wenn du mit einer Situation überfordert warst. Du redest dir ein, dass dich nie jemand geliebt hat, aber es gibt tatsächlich Menschen die dich lieben oder gernhaben, Reese. Du hast so große Angst davor, deine Gefühle zuzulassen und verletzt zu werden, dass du sie lieber verdrängst.«

Nach Allens Worten entsteht eine Pause, in der keiner von uns etwas sagt und ich erstmal seine Worte auf mich wirken lassen muss. Nachdenklich nage ich an meiner Unterlippe und weiß nicht, was ich darauf erwidern soll.

»Ganz offensichtlich stehst du auf den Kerl«, fährt er schließlich fort, »sonst würdest du dich erstens, nicht mit ihm streiten, zweitens, nicht mit ihm im Bett landen und drittens, nicht über ihn nachdenken. Schalte deinen Kopf aus, gib ihm eine Chance und schau, wo es hinführt.«

»Das ist nicht so einfach!«

»Es könnte aber genau so einfach sein, Reese. Du stehst dir selbst im Weg und blockierst alle Annäherungsversuche«, sagt er und seufzt erneut tief aus, »ich muss los, Kleines. Versprich mir, dass du dich meldest!«

»Ich verspreche es dir«, versichere ich ihm und verabschiede mich im nächsten Atemzug von ihm. Als ich aufgelegt habe, starre ich auf mein Handy und weiß nicht so recht, was ich von all dem halten soll. Ich ergreife erneut den Löffel und esse einige Happen des Crumbles, ehe ich mein Handy ergreife und gedankenverloren den Chat mit Cassian öffne. Soll ich ihm schreiben? Wenn es so einfach wäre, wie Allen behauptet, wieso kann ich es dann nicht? Was soll ich ihm denn auch schreiben? Meine Finger schweben über den Buchstaben und ich schließe einfach meine Augen, schalte meinen Kopf ab und schaue, was dabei rauskommt.

Das gestern war wirklich
fies von dir.

Augenverdrehend starre ich auf meinen Satz und würde ihn am liebsten wieder löschen, doch dafür ist es zu spät. Seine Antwort kommt innerhalb weniger Sekunden und ich bin überrascht, was sich daraus entwickelt, wenn ich wirklich meinen Kopf außen vorlasse.

Du hast es nicht anders verdient, Ginger!! Obwohl du es mir ja ordentlich heimgezahlt hast.

Es tut mir leid!

Wer zum Teufel bist du und was hast du mit dem biestigen Rotschopf angestellt?

Sehr witzig!

Ich mein das ernst. Ist alles okay mit dir?

Ich will mich nur mit dir unterhalten.

Das ich das nochmal erlebe! Schieß los, Ginger. Ich bin neugierig.

Cassian

»Auf einen gelungenen Abend unter Männern«, sagt Samuel und hebt sein Glas in die Höhe. Schmunzelnd hebe ich mein Bier hoch und wir beide blicken auffordernd zu Luca, der seine Augen auf sein Telefon gerichtet hat. Augenverdrehend werfe ich Sam einen Blick zu, der genervt schnaubt, dann aber amüsiert den Kopf schüttelt.

»Du bist nur ein paar Stunden von Angela getrennt. Das wirst du doch jetzt wohl aushalten, ohne dauernd mit ihr zu schreiben«, sage ich brummend. Ein wenig kann ich ihn sogar verstehen, denn seit der knappen Stunde, in der wir hier sind, ist die Versuchung groß, auf mein eigenes Handy zu blicken.

Seit gestern Abend haben Reese und ich regen SMS-Kontakt und ich weiß noch nicht so recht, was ich davon halten soll. Ich war sehr überrascht, dass sie mir überhaupt geschrieben hat, und war noch überraschter, als sie sich mit mir unterhalten wollte. Und das tun wir seit knapp vierundzwanzig Stunden. Wir schreiben miteinander und ich muss zugeben, das funktioniert einwandfrei. Solange wir uns nicht von Angesicht zu Angesicht gegenüberstehen und Worte aus unserem Mund kommen, scheint es ganz so, als würden selbst wir das hinbekommen.

Endlich löst Luca seinen Blick von seinem Handy, lässt es in seiner Hosentasche verschwinden und ergreift seine Bierflasche. Klirrend stößt das Glas aneinander und wir alle nehmen erstmal einen großzügigen Schluck. Kurz schweift mein Blick durch den gut besuchten Pub und bleibt einen Augenblick an einer Gruppe junger Frauen hängen. Eine davon, eine hübsche Blondine wirft mir immer wieder einen Blick zu und ich nicke ihr lächelnd zu. Vielleicht später!

»Also, was gibt es Neues an der Redhead-Front?«, will Sam wissen und boxt mir grinsend gegen die Schulter, »oder für wen hast du dich so chic gemacht?«

»Alter! Das ist ein ganz normales, kurzärmeliges Hemd. Was ist daran chic?« »Dieser Blauton betont so schön deine strahlenden Augen«, witzelt Luca theatralisch und deutet dann mit dem Kinn auf die Frauengruppe, »brauchst du Bestätigung? Hat Reese dein Ego zerstört?«

»Als ob ich das nötig hätte«, murre ich, ehe ich noch einmal meine Flasche an meinen Lippen ansetze und einen Schluck nehme, »und nein, mein Ego ist immer noch intakt und so groß wie eh und je.«

»Was hast du eigentlich angestellt letzte Woche, als sie wie eine Furie unsere Wohnung verlassen hat? Und dann dein Sabotageversuch gestern? Alana hat mir erzählt, dass sie so viele Schichten übernimmt, als würde sie sich vor etwas verstecken wollen«, will Sam von mir wissen.

Ja, vor mir!

Erneut verdrehe ich meine Augen und blicke zwischen den beiden Männern hin und her. Schön, dass jeder so gut darüber informiert ist, was zwischen Reese und mir läuft.

»Hast du eigentlich keine anderen Themen mit deinem Betthäschen als mein Sexleben?«, stelle ich die Gegenfrage und ziehe dabei grinsend eine Augenbraue in die Höhe. Ertappt räuspert er sich und fährt sich mit der freien Hand durch das chaotisch gestylte braune Haar.

»Naja ... Alana wollte unbedingt wissen, was da zwischen euch läuft, und eventuell habe ich ein bisschen zu viel verraten«, beginnt er und zuckt entschuldigend mit den Schultern, »aber zu meiner Verteidigung muss ich anmerken, dass es ziemlich schwierig ist, sich zu konzentrieren, wenn man den heißesten Blowjob seit langem bekommt.«

»Ich kenn das. Angela ist auch hervorragend darin, mir Informationen zu entlocken, wenn es gerade zur Sache geht. Die wissen genau, was sie da tun und wir fallen darauf rein«, platzt es lachend aus Luca heraus.

»Das ist doch jetzt nicht euer Ernst! Habt ihr eure Triebe so wenig unter Kontrolle, dass ihr für ein bisschen Gefummel alles tut?«, erwidere ich und blicke genervt von einem zum anderen. Toll jetzt weiß ich auch, was Reese damit meinte, alle würden über uns Bescheid wissen.

»Nur, weil du nicht lange genug dieselbe Frau vögelst, um auch mal ein paar Wörter außerhalb des Schlafzimmers zu wechseln. Deine Ex mal ausgenommen«, stichelt Luca mit einem triumphierenden Grinsen auf den Lippen. Wie bitte? Nur, weil ich seit Joanne keine vernünftige Beziehung mehr geführt habe, heißt das noch lange nicht, dass ich nur von einem Bett ins andere hüpfe.

»So ein Schwachsinn!«

»Mich würde ja interessieren, wie du den Rotschopf erneut in dein Bett gebracht hast. Die Kommunikation zwischen euch ist ja schon ziemlich scheiße«, kontert Sam und sieht mich auffordernd an.

»Redeverbot«, sage ich und fahre mir grinsend mit der freien Hand über den gestutzten Bart.

»Und das hat geklappt?«, hakt Samuel lachend nach. Amüsiert schüttelt Luca den Kopf, dreht sich zum Tresen und bestellt uns eine neue Runde Bier. »Natürlich hat das geklappt. Wenn Reese erst mal die Klappe hält, dann mutiert sie zu einer heißen Wildkatze«, erwidere ich und habe sofort die Bilder vor meinem inneren Auge, wie sie sich mir willig hingab. Das war absolut heiß und ich hätte das durchaus wiederholen wollen, wenn sie nicht davongestürmt wäre. Wo wir wieder beim Thema wären! Warum flüchtet sie, tut es als erneuten Ausrutscher ab und sucht trotzdem Kontakt zu mir?

»Und wie geht's weiter?«, höre ich Luca fragen und zucke mit den Schultern. Wer weiß das schon! Reese ist unberechenbar und ihr Verhalten treibt mich zur Weißglut. Gleichzeitig aber verabschiedet sich mein Verstand von mir, sobald sie in meiner Nähe ist oder ich nur ihren Namen auf meinem Handy lese. Das ist zum Verrücktwerden!

»Und bei dir und Alana?« Luca wendet sich an Samuel, als ich nichts darauf erwidere und einen Moment mit meinen eigenen Gedanken beschäftigt bin.

»Keine Ahnung, Mann! Aber ich lasse diese Wahnsinnsfrau nicht so schnell wieder gehen«, sagt er breit grinsend, ehe er sein Glas hebt und zügig den Inhalt bis zur Hälfte austrinkt. Ich lasse das jetzt unkommentiert, denn ich kann noch immer nicht verstehen, was er an dieser Nervensäge findet. Ich krame mein Handy aus der Hosentasche und werfe einen Blick darauf. Meine letzte Frage an Reese war, wann sie Feierabend hat und was sie noch vorhat. Ich kann es nicht verhindern, wie ein Idiot zu grinsen, als ich Beasty auf dem Bildschirm lese. So habe ich Reese eingespeichert und ich amüsiere mich noch immer darüber.

Viel Spaß im Pub. Ich habe
jetzt endlich Feierabend,
zieh mir was Bequemes an
und mach es mir auf dem
Sofa gemütlich.

Was verstehst du unter bequem?

Ein sehr, sehr weites T-Shirt.

Und was trägst du drunter?

Himmel steh mir bei! Die wildesten Fantasien fluten gerade meinen Kopf und ich weiß nicht, ob ich die Antwort auf meine Frage lesen will. Nur am Rande lausche ich dem Gespräch meiner beiden Kumpels, wobei Sam noch immer von Alana schwärmt. Hat es ihn jetzt etwa total erwischt?

»Sie ist echt eine Hammerfrau und so verflucht gelenkig. Ihr könnt euch das nicht vorstellen, das eröffnet einem ganz neue Möglichkeiten beim Sex«, sagt er verträumt.

»Alter! Zu viele Infos …«, erwidere ich und werfe ihm einen Blick zu, ehe ich mein Gesicht zu einer Grimasse verziehe.

»Ja! Ja! Guck du lieber auf dein Handy und kümmere dich um den Rotschopf.«

Augenverdrehend tue ich genau das und nippe an meinem Bier, während ich ihre Antwort lese.

Nichts! Nur mein Shirt zum Schlafen.

Augenblicklich verschlucke ich mich an meinem Getränk und reiße geschockt die Augen auf. Verflucht! Hat sie jetzt den Dirty-Talk für sich entdeckt? Diese Frau raubt mir nochmal den letzten Nerv. Wie kann sie sowas jetzt einfach schreiben?

»Alles okay mit dir?«, fragt mich Luca und klopft mir lachend auf den Rücken. Mit hochgezogenen Augenbrauen beobachten mich die beiden. Ich nicke nur, klopfe mir mit der Faust gegen die Brust und muss mich erstmal wieder beruhigen. Diese sechs Worte reichen aus, um mein Blut in Wallung zu bringen, und ich merke ein verdächtiges Ziehen im Unterleib. Nicht gut!

Fuck! Das würde ich jetzt
gerne sehen, Ginger.

Einen kurzen Augenblick schließe ich die Augen, um die Bilder an eine halbnackte Reese wieder loszuwerden, ergreife mein Bier und exe es.

»Wollt ihr auch noch eins?«, frage ich und unterbreche damit die Schwärmerei von Sam, was jetzt auch nicht unbedingt schlimm ist.

»Eine Runde noch«, sagt Luca und fährt sich durch die blonden Haare, »dann mach ich mich langsam vom Acker.«

»Ich auch Mann«, kommt es frech grinsend von Sam. Ja, was die beiden noch vorhaben, kann ich mir nur zu gut vorstellen. Und ich?

»So! So«, erwidere ich nur kopfschüttelnd, wende mich zur Bar um und bestelle uns eine neue Runde. Während ich darauf warte, lasse ich meinen Blick noch einmal durch den Pub wandern und bleibe für einen Moment wieder an der Blondine hängen. Sie lächelt mir auffordernd zu und ich bin mir sicher, sie wartet nur darauf, dass ich zu ihr rüber gehe.

Sie ist ja ganz süß mit ihrer schlanken, weiblichen Figur, dem üppigen Vorbau und der langen blonden Mähne. Unter anderen Umständen wäre sie genau das, was ich mit nach Hause nehmen würde. Aber heute habe ich große Lust auf was Biestiges.

Wenn man vom Teufel denkt! Mein Telefon vibriert und ich werfe einen schnellen Blick darauf.

‚Dann komm es dir
ansehen!‘

Noch ganze drei Mal lese ich diese Worte, bis mein Hirn überhaupt realisiert, was da steht. Reese will, dass ich zu ihr komme? Irritiert darüber, lasse ich das Telefon sinken und fahre mir geistesabwesend durch den Bart. Sie will, dass ich zu ihr komme!

Ehe ich weiter darüber nachdenken kann, werde ich von dem

Barkeeper unterbrochen, der mir meine Bestellung in die Hand drückt. Räuspernd wende ich mich wieder meinen Kumpels zu, verteile die Getränke und nehme erstmal einen tiefen Schluck.

Oh ja, ich werde zu ihr gehen, aber ich werde ihr das nicht schreiben, denn dieses Mal lasse ich sie ein wenig schmoren. Ein klärendes Gespräch wäre dringend notwendig zwischen uns, ich bin mir aber bewusst, dass ich keine Ahnung habe, was auf mich zukommt, sollte sie überhaupt die Tür öffnen.

11.

Reese

Oh Gott, habe ich das gerade wirklich geschrieben? Geschlagene zehn Minuten starre ich schon auf meine Worte und nage nervös an meiner Unterlippe. Bisher habe ich keine Antwort von ihm bekommen, daher vermute ich, dass er sowieso nicht kommen wird. Einerseits erleichtert mich das, aber andererseits fühle ich eine kleine Enttäuschung darüber.

Nach dem Gespräch mit Allen wollte ich versuchen, Cassian besser kennenzulernen und gleichzeitig den Abstand zwischen uns zu wahren, damit ich nicht erneut in Versuchung komme. Ich wollte mir über meine Gefühle klar werden, denn ich weiß noch immer nicht, wie ich das alles einordnen soll. Ist es nur reine sexuelle Anziehungskraft oder könnte daraus womöglich mehr werden? Will er wirklich herausfinden, wohin das führt, oder sagt er das nur so? Kann ich das denn überhaupt?

Himmel, ich drehe mich im Kreis und ich glaube langsam, dass Allen recht hat. Ich stehe mir selbst im Weg.

Das Klingeln an der Tür reißt mich aus meinen Gedanken und ich reiße schockiert meine Augen auf. Verflucht, ist das Cassian? Auf meiner Unterlippe nagend stehe ich auf, fahre mir durch meine offenen Haare, um das Chaos ein wenig zu schlichten, und tapse in den Flur. Ich soll auf meinen Bauch hören? Fein, dann tue ich das jetzt und sehe, wo mich das hinbringt.

Ohne nachzufragen, wer mein Besucher ist, betätige ich den Summer und lasse denjenigen ins Gebäude. Mit wild pochendem Herzen öffne ich die Tür und spähe hinaus. Kurze Zeit später erblicke ich Cassian, der mit großen Schritten die Treppen hochkommt.

Als er vor mir zum Stehen kommt, wandert mein Blick über seine Erscheinung und ich schlucke schwer. Dieses blaue, kurzärmlige Hemd sitzt wie angegossen und spannt um seine muskulösen

Oberarme. Fuck, sieht er heiß aus!

»Du traust dich in London sowas zu tragen?«

Ich reiße meinen Blick von seiner Brust und sehe ihn fragend an. Was stimmt denn nicht mit meinem T-Shirt? Es ist von meinem Lieblingsfußballverein und ich liebe es. Amüsiert lässt Cassian seine Augen an mir auf- und abgleiten, ehe er mit einem lodernden Blick auf mich zukommt.

Instinktiv weiche ich zurück und beiße mir auf die Unterlippe, weil ich es mehr als nur genieße, wie er mich gerade ansieht. Mit dem Fuß stößt er die Tür hinter sich zu und überbrückt mühelos den Abstand zwischen.

»Manchester United«, sagt er kopfschüttelnd und umfasst den Saum des Shirts, »diesen Fetzen werde ich dir jetzt ausziehen!«

Ich weiche noch einen Schritt zurück, um ihm zu entkommen und seinem Griff auszuweichen, dabei sehe ich ihm unverwandt in die Augen und beobachte jede seiner Reaktionen. Ein breites Grinsen ziert seine verlockenden Lippen und er folgt mir. Das Herz schlägt mir bis zum Hals und ich spüre wieder dieses unverkennbare Kribbeln, welches bis jetzt nur er geschafft hat, in mir auszulösen.

»Wehe, du machst es mir kaputt ... Das ist mein Lieblingsshirt, von dem besten Fußballverein der Welt«, sage ich drohend und weiche weiter zurück, wobei ich sofort daran denken muss, was er mit meinem Höschen angestellt hat.

Plötzlich spüre ich den Türrahmen in meinem Rücken, dieser Verräter und das nutzt Cassian natürlich sofort aus.

»Was dann?«, hakt er nach und bleibt dicht vor mir stehen, »der beste Verein der Welt, ja? Das ich nicht lache.« Ich halte den Atem an, als sich sein Arm um mich legt und er den Abstand zwischen uns noch weiter minimiert. Ja, was dann?

»Dann kannst du was erleben«, sage ich herausfordernd, nicke gleichzeitig und lege meine Hände auf seine Brust. Ich kann seinen Herzschlag spüren und habe das Gefühl, in diesem intensiven Blau seiner Augen zu ertrinken. Egal, wie sehr ich mich dagegen wehre, sobald er bei mir ist, fühlt es sich richtig an.

»Das beeindruckt mich nicht, Ginger«, raunt er mir zu und im nächsten Moment spüre ich seine Lippen auf meinen. Es gleicht einer kleinen Explosion, die jede Faser meines Körpers zum Erzittern bringt. Ich erwidere seinen Kuss, schmiege mich enger an ihn und lasse mich auf diese unglaublichen Empfindungen ein, die er immer wieder in mir erweckt.

»Wir sollten uns endlich unterhalten«, murmelt er und wandert zärtlich küssend über meinen Hals. Ja, das sollten wir! Ein Seufzen entfährt mir, als er diesen gewissen Punkt unterhalb des Ohrs streift.

»Später …«, hauche ich atemlos, denn ich will nicht, dass er damit aufhört. Viel zu gut fühlt sich das an und wenn wir erst reden, dann zerstört das diesen Moment zwischen uns. Cassians Hände wandern meinen Rücken hinab, schlüpfen unter das T-Shirt und er zieht hörbar die Luft ein, als er auf meine nackte Haut trifft. Ich habe nicht gelogen, als ich ihm geschrieben habe, dass ich nichts weiter drunter trage.

»Später«, bestätigt er und ich kann mir ein Grinsen darüber nicht verkneifen. Er umfasst meinen Hintern, knetet ihn und schiebt mich durch den Flur. Sachte kralle ich meine Finger in den Kragen seines Hemdes, ziehe ihn zu mir und presse meine Lippen auf seine. Als unsere Zungen aufeinandertreffen und ein leidenschaftliches Spiel beginnen, habe ich jegliche Kontrolle über mich selbst verloren.

Ich will ihn so sehr!

Ganz deutlich kann ich seine wachsende Erregung spüren und stöhne leise in den Kuss hinein, als er sein Becken gegen meinen Unterbauch reibt. Unsere nonverbale Kommunikation funktioniert so erschreckend gut, dass es in solchen Momenten keiner Worte bedarf.

Mit dem Fuß stoße ich die Tür zu meinem Schlafzimmer auf, nestle an seinem Hemd herum, ohne mich von ihm zu lösen. Ich berühre seine warme Haut und streichle bedächtig über seine stählerne Brust. Das leichte Zucken seiner Muskeln verrät mir, dass ihm gefällt, was ich tue.

Für einen Augenblick trenne ich unsere Münder voneinander, schiebe den störenden Stoff von seinen Schultern und lege meine Lippen auf seine Brust. Mit den Fingerspitzen gleite ich über seinen

Bauch, streichle über die harten Muskeln und wandere zärtlich über seine weiche Haut.

»Wenn du wieder abhaust Reese, werde ich dir deinen Hintern versohlen«, raunt er mir zu, vergräbt die Finger seiner rechten Hand in meinen Haaren und zieht so meinen Kopf zurück, bis ich ihn ansehe.

»Ist das eine Drohung?«, frage ich herausfordernd nach. Gefährlich blitzen die blauen Augen auf, während er meinen Kopf weiter zurückzieht.

»Das ist ein Versprechen, Ginger«, erwidert er, »dieses Mal kommst du nicht so ohne Weiteres davon.«

»Versprochen!« Nein dieses Mal werde ich nicht flüchten und wir werden uns unterhalten. Ich werde mich meinem Gefühlschaos, vor allem aber diesem Mann, stellen.

Meine Fingernägel kratzen über die Haut knapp oberhalb seines Hosenbundes und ich sehe ihm weiterhin in die Augen. Er erschaudert und ich genieße es sehr, was meine Berührungen auslösen. Langsam öffne ich den Knopf seiner Hose, ziehe den Reißverschluss nach unten und schiebe sie über seine Hüfte nach unten.

Ich lege meine Hand auf seinen harten Schwanz, massiere ihn durch den Stoff der Shorts und beobachte jede seiner Regungen. Leise knurrt er auf, als er sich vorbeugt und meinen Mund mit seinem verschließt. Tief saugt er meine Unterlippe in seinen Mund und streichelt mit der freien Hand über meinen Schenkel, zwischen meine Beine.

Ein leises Stöhnen entweicht mir, als er durch meine Spalte gleitet und meine Nässe verteilt, dabei geschickt seine Fingerspitzen über meine empfindsame Knospe kreisen lässt. Ich lasse meine Hand in seine Shorts gleiten, umfasse sein bestes Stück fester und setze meine Bewegungen fort. Unser Kuss wird stürmischer und verlangender, während unser hitziges Treiben mich schnell an meine Grenzen bringt.

»Ich will dich, Ginger«, raunt er mir zu, »jetzt sofort.«

Cassian umfasst den Saum meines T-Shirts und zieht es mir in einer forschen Handbewegung über den Kopf. Seine Augen wandern über jeden Zentimeter meines nackten Körpers und es fühlt sich so an, als würde er mein Innerstes zum Kochen bringen. Er steigt aus seiner Hose, schiebt mich rückwärts zum Bett und ich lasse mich langsam darauf nieder. Jede seiner Bewegungen beobachte ich und als er endlich nackt vor mir steht, beiße ich mir auf die Unterlippe.

Er ist so verflucht heiß!

Was dieser Anblick bei mir auslöst, ist kaum zu beschreiben. Ich habe das Gefühl, vor Verlangen auszulaufen, und mein Herz schlägt in einem wilden Rhythmus gegen meine Brust, so sehr macht mich ein nackter Cassian an. Wie konnte ich mich nur so lange dagegen wehren?

»Lass mich nicht warten«, murmle ich. Er beugt sich hinab, fischt aus seiner Hose ein Kondom, welches er in aller Ruhe auspackt und über seinen steilaufragenden Schwanz rollt. Ich kann es kaum erwarten, bis er endlich in mir ist, mich ausfüllt und diese wundervollen Empfindungen in mir zum Leben erweckt.

Ganz offensichtlich genießt er es, mich auf diese Art und Weise zu ärgern, denn er lässt sich genauso viel Zeit zu mir aufs Bett zu steigen. Er bestraft mich, noch immer und ich muss zu meiner Schande gestehen, dass mich diese Hinhaltetaktik verrückt macht und ich mich noch mehr nach ihm verzehre. Mit schief gelegtem Kopf beobachte ich, wie er auf mich zukommt, geschmeidig wie ein Panther, der sich seiner Beute nähert. Cassian beugt sich über mich und schiebt sich dabei zwischen meine Schenkel. Sein Gesicht verharrt nur Millimeter über meinem und ich halte für einen Moment den Atem an, bei diesem hungrigen Blick, welcher in seinen Augen liegt.

Keine Sekunde löst er seinen Blick von mir, hält mich mit diesem intensiven Blau gefangen, während er seine rechte Hand zwischen unsere Körper schiebt, seinen Schwanz umfasst und ihn in Position bringt. Langsam, Stück für Stück, dringt er in mich ein und ich atme hörbar aus, als mich dieses Gefühl überkommt, nach welchem ich mich schon eine Woche lang sehne.

Er verharrt in mir, stützt sich auf seinem linken Ellbogen neben meinem Kopf ab und streichelt mit der rechten Hand über meinen Oberschenkel. Ich genieße unsere intime Verbindung, streichle über seine Oberarme und schließe die Augen, als er sich langsam zu bewegen beginnt.

»Sieh mich an, Ginger. Ich will dir in die Augen sehen, wenn ich dich zuerst langsam und dann immer härter ficke«, fordert er in diesem rauen, dominanten Ton, der mir jedes Mal eine unglaubliche Hitze durch den Körper jagt.

Ich tue, was er verlangt, und öffne meine Augen wieder. Cassian ergreift meine Hände, drückt sie oberhalb meines Kopfes in die Matratze und behält sie in einem festen Griff. Ich beiße mir auf die Unterlippe und stöhne leise auf, als Cassian sein Becken zurückzieht und sich mit einem sanften Stoß erneut in mir versenkt.

Er wiederholt das in einem stetig steigernden Rhythmus immer wieder, wobei es sich anfühlt, als würde er jedes Mal noch tiefer in mich eindringen. Sein hungriger Blick hält mich gefangen und seine sonst so hellen blauen Augen haben sich lustvoll verdunkelt.

Ungeduldig versuche ich, meine Hände zu befreien, will ihn anfassen, seine Muskeln fühlen. Doch er lässt mich nicht.

Leise keucht er auf, erhöht das Tempo und ich werfe laut aufstöhnend meinen Kopf in den Nacken, drücke dabei meinen Rücken durch und muss mich zusammenreißen, um meine angestaute Lust nicht laut hinauszuschreien.

»Fuck, Reese«, knurrt er, als ich meinen gesamten Körper anspanne. Ich kann deutlich spüren, wie sich meine inneren Muskeln um seinen prallen Schwanz schließen. »Wiederhol das.«

»Oh Gott«, keuche ich, als ich ihm den Gefallen tue und er noch fester in mich pumpt. Ich kneife meine Augen zusammen, winde mich und kann gar nicht genug davon bekommen.

Unser Keuchen und Stöhnen vermischen sich mit dem Geräusch aufeinanderprallender Becken und ich bin kurz davor, zu explodieren. Cassian schafft es immer wieder aufs Neue, mich ins Delirium zu vögeln.

Als sich mein Höhepunkt ankündigt, gebe ich diesen

berauschenden Empfindungen, ohne zu zögern, nach und stöhne seinen Namen lautstark durch mein Schlafzimmer.

Cassians Orgasmus folgt dem Meinen nur wenige Augenblicke später und er sinkt kraftlos auf mich, lässt endlich meine Hände los und lehnt seine Stirn schwer atmend gegen meine Schulter. Mit geschlossenen Augen genieße ich die Nachwirkungen und streichle ihm, während ich versuche, mich zu beruhigen, über den Rücken.

»Du machst mich fix und fertig«, murmelt er gegen meine Haut. Wie bitte?

»Du machst ja wohl eher mich fix und fertig.« Grinsend zwicke ich ihm in die Oberarme und er rollt sich lachend auf den Rücken.

»Dann gönne ich dir eine kurze Pause«, erwidert er, ehe er sich das Kondom abzieht, es verknotet und aus dem Bett steigt.

»Wie gnädig von dir«, erwidere ich, kuschle mich in mein Kissen und hefte meinen Blick auf seinen Knackarsch, während er ins Badezimmer verschwindet.

Ich glaube, es war eine gute Idee, auf meinen Bauch zu hören. Nur vor der Unterhaltung, die wir früher oder später führen sollten, graut es mir ein wenig.

Cassian

Zufrieden brumme ich, als ich Reese' Fingerspitzen spüre, die sanft über meinen Bauch wandern. Ich öffne meine Augen und kraule dem Rotschopf durch die Haare, während ich einen Blick aus dem Fenster in den Nachthimmel werfe.

Wie spät ist es? Ich muss eingeschlafen sein, nachdem sie sich so zahm an mich gekuschelt hat. Noch immer liegt sie an mich geschmiegt, hat ihren Kopf auf meiner Brust gebettet und den Blick zum Fenster gerichtet.

Dieser Umstand, dass Reese meine Nähe sucht, gefällt mir gerade ausgesprochen gut.

»Ich wollte dich nicht wecken«, flüstert sie, hebt ihren Kopf ein

Stück und dabei streift ihr Atem über meinen Hals. Eine feine Gänsehaut bildet sich und breitet sich über meinen gesamten Körper aus. Es ist unfassbar, was diese Frau für eine Wirkung auf mich hat.

»Wie spät ist es?«, frage ich leise nach und kann mir ein Gähnen nicht verkneifen, »dein Bett ist verdammt gemütlich.«

»Keine Ahnung. Nach Mitternacht auf jeden Fall. Bei dem Pub da hinten sind die Lichter aus«, erwidert sie, hebt ihre Hand und deutet auf einen dunklen Fleck in der Ferne. Schmunzelnd verkneife ich mir darüber jetzt einen Kommentar. Als wüsste ich jetzt, wo genau dieser Pub ist. Wie oft liegt sie wach in ihrem Bett und starrt aus dem Fenster, beobachtet das nächtliche London und kann dabei nicht schlafen? Da sie so genau weiß, was wo ist, liegt die Vermutung nahe, dass es oft der Fall ist.

»Warum schläfst du nicht?«, stelle ich die Frage, die mir eben noch durch den Kopf geisterte.

»Ich habe manchmal Probleme mit dem Einschlafen«, gesteht sie, legt ihren Kopf wieder auf meine Brust und fährt damit fort, über meinen Bauch und meine Brust zu streicheln.

»Die letzten beiden Male hast du friedlich geschlummert, wie ein Baby.« Oder aber, ich habe es nicht mitbekommen, denn mein Schlaf ist ziemlich tief und ich wache normalerweise nicht mitten in der Nacht auf.

»Das lag am Alkohol. Aber ich kann mich ja nicht jedes Mal betrinken, nur weil ich schlecht schlafe«, sagt sie. Da ist auch was dran.

»Erzählst du mir den Grund, warum du nicht schlafen kannst?«, frage ich vorsichtig nach.

»Vielleicht irgendwann einmal«, erwidert sie. Ich seufze nur, kraule ihr noch eine Weile durch die Haare und hake nicht weiter nach. Wenn ich eines gelernt habe dann, dass es keine gute Idee ist, sie zu irgendwas zu drängen. Dann macht sie sofort dicht und ergreift die Flucht. Ich muss mich wohl zusammenreißen und abwarten, obwohl Geduld nicht gerade meine Stärke ist. Zumindest hat sie nicht nein gesagt. Das ist doch schonmal ein Fortschritt.

»Das hier fühlt sich gut an«, murmelt sie so leise, dass ich Mühe habe, alles zu verstehen.

»Was fühlt sich gut an?«, hake ich nach, löse meine Hand von ihrem Kopf und schlüpfe unter die Decke, um über ihren Rücken streicheln zu können.

»Du weißt, was ich meine«, murrt sie.

»Ich will es aus deinem Mund hören. Rede endlich mit mir«, fordere ich, drehe meinen Kopf und sehe sie an. Dank der Straßenlaternen fällt ein wenig schummriges Licht herein und ich kann zumindest ein bisschen was erkennen. Reese kräuselt ihre Nase und ich befürchte schon das Schlimmste, als ein Seufzen zu hören ist und sie zu sprechen beginnt.

»Was willst du von mir hören, Cassian? Du weißt es doch«, flüstert sie und hält einen Moment inne, »dich hier bei mir zu haben, das fühlt sich gut an. Ich kann es nicht mehr leugnen. Ich kann dem nicht mehr widerstehen.«

Ein Grinsen schleicht sich auf meine Lippen. Sanft lasse ich meine Fingerspitzen über ihren Rücken wandern und lasse mir ihre Worte noch einmal durch den Kopf gehen.

»War das jetzt so schwer?«, frage ich leise und muss mir ein Grinsen über ihr erneutes Brummen verkneifen.

»Ich weiß nicht, was genau du von mir erwartest. Ich bin nicht gut in solchen Dingen«, fährt sie fort, senkt ihren Blick und vermeidet es, mir in die Augen zu sehen. Die Unsicherheit, die sie dabei empfindet, ist greifbar und ich frage mich erneut, wovor sie solche Angst hat.

»Ich erwarte nichts von dir, Reese. Alles was ich will, ist, dich besser kennenzulernen, ohne dass wir dauernd streiten«, murmle ich, lege ihr einen Finger unter das Kinn und zwinge sie, mich wieder anzusehen, »was spricht dagegen, herauszufinden, wohin das führt?«

»Eigentlich nichts«, antwortet sie tonlos. Ich umfasse ihr Kinn, ziehe sie näher an mich heran und verschließe ihren verlockenden Mund mit meinem. Das genügt mir als Antwort. Ein leises Aufseufzen entgleitet ihr und sie schmiegt sich enger an mich. Für den Anfang reicht es mir, dass sie sich nicht mehr dagegen wehrt.

Mit der Zungenspitze zeichne ich sanft die Konturen ihrer Lippen nach und nachdem sie ihren Mund ein Stück weit öffnet, schlüpfe ich hindurch und umspiele zärtlich ihre Zunge. Reese erwidert den Kuss mit einer verblüffenden Leidenschaft, legt eine Hand an meinen Hinterkopf und kratzt sachte über meine Kopfhaut. Himmel, wie ich es liebe! Nicht umsonst habe ich meine Haare immer kurz geschoren.

Meine Hände wandern über ihren Rücken und legen sich auf ihren knackigen Hintern, welchen ich sogleich sanft zu kneten beginne.

Wenn wir nicht gleich aufhören, dann war es das mit unserem Gespräch. Dabei habe ich doch den Plan, ihr ein wenig zu entlocken.

»Dann lass uns gleich damit beginnen, ehe ich erneut über dich herfalle«, flüstere ich an ihren Lippen, ehe ich mich wieder bequem auf den Rücken lege und Reese ihren Kopf zurück auf meine Brust legt.

»Okay.« Ihre Stimme ist leise und ich kann deutlich die Anspannung heraushören, auch wenn sie versucht, amüsiert zu klingen.

»Fangen wir mit etwas Einfachem an«, sage ich und streichle ihr beruhigend über den Rücken, »wie alt bist du eigentlich? Wo bist du aufgewachsen?«

»Ich bin in einem Waisenhaus und später in verschiedenen Pflegefamilien aufgewachsen. Das war nicht immer einfach und den größten Teil meines Lebens, war ich auf mich allein gestellt«, antwortet sie nach einer Weile leise und versteift sich sofort wieder.

»Ich bin dreißig«, fügt sie hinzu. Sanft spiele ich mit einer ihrer Haarsträhnen und lehne meinen Kopf gegen ihren. Ein Waisenkind und immer allein? Das erklärt einiges.

»Du bist zwei Jahre älter als ich«, flüstere ich ihr zu, um die Anspannung aufzulockern, »ich wollte immer schon mal eine Ältere im Bett haben.«

Reese hebt ihren Kopf, sieht mich ungläubig an und beginnt dann zu lachen, als ich sie breit angrinse.

»Du bist in meinem Bett und da du jünger bist, bist du mein Toyboy. Hatte ich so auch noch nicht«, kontert sie frech. Lachend kneife ich ihr in die Pobacke, was sie mit einem Zischen quittiert, und tippe ihr mit dem Finger der freien Hand auf die Nasenspitze.

»Ich fühle mich geehrt, Miss King«, erwidere ich schmunzelnd.

»Wie war deine Kindheit?«, will sie wissen, dreht sich auf den Bauch und stützt sich auf ihren Ellbogen ab. Ich nehme mir einen Augenblick Zeit, streiche ihr eine ihrer wirren Haarsträhnen aus dem Gesicht und muss schmunzeln, über den neugierigen Ausdruck in ihrem Gesicht.

»Ich hatte eine gute Kindheit. Meine Mutter hat mich sehr verhätschelt, das muss ich zugeben. Da ich bis zur Geburt von Elias ein Einzelkind war, hatte ich die volle Aufmerksamkeit meiner Eltern«, beginne ich zu erzählen und muss bei der Erinnerung an meine Kindheit lächeln. Ja, ich wuchs sehr behütet auf und diesen Umstand habe ich das ein oder andere Mal ausgenutzt. Ich konnte praktisch tun und lassen, was ich wollte, es gab nur sehr selten ernsthafte Konsequenzen.

»Wie kommt es, dass dein Bruder mit dem Down-Syndrom geboren wurde?«, hakt sie weiter nach.

»Für meine Eltern war es schwierig, Kinder zu bekommen. Ich war wohl ein Glückstreffer und nach mir hat es eine lange Zeit nicht mehr geklappt. Bei Elias Geburt war meine Mom bereits Neununddreißig, da war das Risiko hoch und es war auch schnell klar, dass das Baby mit einer Behinderung zur Welt kommen würde.«

»Es ist schön, dass sie sich trotzdem für ihn entschieden haben. Du machst zusammen mit ihm Sport?« Neugierig sieht sie mich an, während ihre Fingerspitzen über meinen Arm streicheln. Wer hätte gedacht, dass wir uns so gut unterhalten können? Ich jedenfalls nicht. Dennoch genieße ich das gerade sehr.

»Ja. Sam und ich trainieren ein paar Kids. Sporttherapie ist sehr förderlich für solch besondere Kinder. Elias ist auch wahnsinnig begabt in Sachen Musik. Er spielt mehrere Instrumente und kann jeden Song, den er einmal gehört hat, mitsingen«, erkläre ich lächelnd weiter.

»Besondere Kinder haben meistens ganz besondere Fähigkeiten«, murmelt sie und sieht mich dann ernst an, »wir hatten einen Autisten im Waisenhaus, Miles war sein Name. Er konnte in Windeseile ein Puzzle zusammensetzen, dabei musste er es aber auf die Rückseite drehen. Miles hat nie ein Wort gesprochen, deswegen war er bei den anderen Kindern nicht gerade sehr beliebt. Mir aber war er einer der Liebsten. Er war ruhig, ließ mich manchmal bei seinem Puzzle helfen und wenn nicht, dann saß ich nur daneben und hab gelesen.«

Schmunzelnd lausche ich ihren Worten und kann mir bildlich vorstellen, wie Klein- Reese neben dem Autisten sitzt, ihre Nase in ein Buch steckt und dabei nicht angesprochen werden möchte.

Eine ganze Weile unterhalten wir uns noch über unsere Kindheit, die nicht unterschiedlicher hätte sein können. Mit jedem Wort fasziniert es mich noch mehr, dass aus ihr eine so starke Frau geworden ist. Und das, obwohl sich nie wirklich jemand um sie gekümmert hat. So langsam verstehe ich, warum es ihr so schwerfällt, sich auf jemanden einzulassen.

Vielleicht kann ich sie nach und nach davon überzeugen, denn ich bin nicht gewillt, sie so schnell wieder gehen zu lassen. Viel zu sehr gefällt mir, was sie in mir auslöst.

12.

Reese

Ein lautes Gähnen entfährt mir und ich trotte langsam in mein kleines Badezimmer, um mich um meine Morgentoilette zu kümmern. Cassian schläft noch und ich nutze die Gelegenheit, um meine Gedanken ein wenig zu sortieren und mich zu duschen. Genüsslich schließe ich die Augen, strecke meinen Kopf ein wenig in die Höhe und lasse mir das heiße Wasser über den Körper rinnen. Was für eine Wohltat nach einer anstrengenden Nacht!

Nachdem ich ohnehin die halbe Nacht wachgelegen bin und wir uns noch eine ganze Weile unterhalten haben, hat mich Cassian erneut in den siebten Himmel gebracht. Es ist unglaublich, was dieser Mann in mir auslöst.

Der Umstand, dass er einfach nicht genug von mir bekommen kann, gefällt mir, auch wenn er mich gleichzeitig ein wenig nervös macht. Ich werde versuchen, mich darauf einzulassen. Im Nachhinein bin ich froh, dass er hergekommen ist und wir unsere erste richtige Unterhaltung geführt haben.

Wenn ich so darüber nachdenke, dann haben wir gestern Nacht mehr Worte miteinander gewechselt als in all den Tagen, die ich bisher hier bin. Ich muss zugeben, dass mir das sehr gefallen hat. Es hat sich gut angefühlt, nicht alleine zu sein. Das war schön!

Als sich plötzlich Arme um mich schlingen, entfährt mir ein erschrockener Laut und ich zucke heftig zusammen.

»Sorry, Ginger!«, raunt mir diese tiefe, sexy Stimme ins Ohr und das jagt mir augenblicklich einen Schauer durch den Körper. Cassians Hände streicheln meine Arme entlang nach unten, über meinen Bauch wieder hoch und umschließen meine Brüste. Gleichzeitig küsst er meinen Hals und schmiegt sich enger an mich.

»Ich konnte nicht widerstehen, als ich dich gesehen habe, und dachte mir, ich leiste dir Gesellschaft«, flüstert er gegen meine Haut und knabbert dann zärtlich an der dünnen Haut. Mir entweicht ein leises Aufstöhnen und mein Körper reagiert wie von alleine auf ihn. Eine Gänsehaut breitet sich aus und als er mit seinen Fingerspitzen meine Brustwarzen reizt, ziehen sie sich zusammen und drücken sich ihm freudig entgegen.

»Wie sieht denn deine Art der Gesellschaft aus?«, frage ich herausfordernd nach und beiße mir auf die Unterlippe, um mich an weiteren Lauten zu hindern.

Gott! Ich kann deutlich spüren, wie mir seine harte Männlichkeit gegen den Oberschenkel drückt. Dieser Mann kriegt nie genug. Stört mich das? Auf gar keinen Fall. Werde ich mich ihm hingeben? Natürlich, denn ich habe das Gefühl, nach ihm süchtig zu sein. Eine einzige Berührung reicht aus, meinen Körper in Brand zu stecken.

»Du stehst drauf, wenn ich dir sage, was ich mit dir anstelle, hm?«, fragt er leise und reibt sein Becken in kreisenden Bewegungen gegen meinen Hintern.

Darauf braucht es keine Antwort und ich verkneife mir jeglichen Kommentar, denn ich mag es genauso sehr, ihn zu reizen. Ein sanfter Biss folgt und ich ziehe scharf die Luft ein.

»Okay, Ginger … dann hör mir gut zu«, flüstert er aufreizend in mein Ohr, »ich werde es dir jetzt mit meinen Fingern besorgen. Aber ich werde gnädig sein und dich nicht quälen, denn du warst ein braves Mädchen.«

»Wie freundlich von dir!« Erstickt stöhne ich auf, als er seine Hand zwischen meine Beine schiebt und über meine hochsensible Mitte reibt.

»So bin ich«, kommt es selbstgefällig über seine Lippen.

Eine Stunde später ist unsere wohltuende Dusche beendet und da wir scheinbar beide keine großen Frühstücker sind, begnügen wir uns mit einem Muntermacher.

Ich grinse in mich hinein, als ich mit meiner Kaffeetasse in der Küche stehe und mich gegen die Theke lehne. Cassians Blick wandert ungläubig über mich und er schüttelt heftig den Kopf.

Er hat sich, im Gegensatz zu mir, bereits komplett angezogen.

Nach unserer überaus befriedigenden Dusche habe ich noch ein wenig getrödelt und wollte ihn noch einmal ärgern.

»Du provozierst mich extra«, sagt er grummelnd, nippt an seinem Kaffee und hat dieses herausfordernde Funkeln in den Augen, als unsere Blicke sich wieder treffen.

»Wie kommst du darauf?«, frage ich unschuldig nach und zupfe an meinem roten Manchester United Shirt. Natürlich tue ich das!

»Ich kann es einfach nicht fassen, dass du das anhast und damit vor meiner Nase herumtanzt«, sagt er ernst, »ich schwör dir, Ginger, ich werde es irgendwann zerreißen, wenn du das nochmal in meiner Anwesenheit anziehst.«

Ein Lachen entfährt mir und ich zwinkere ihm amüsiert über den Rand der Tasse hinweg zu. Das glaube ich ihm aufs Wort, aber ich hoffe, ich kann das verhindern.

»Warum irgendwann?«, frage ich neugierig nach. Ich sollte es wirklich nicht so herausfordern, aber das macht mir gerade einen Heidenspaß.

»Nennen wir es Schonfrist! Die ausgiebige und sehr befriedigende Dusche von eben, stimmt mich milde«, erwidert er, während er sich zufrieden übers Kinn reibt.

Gut zu wissen! Wenn ich mich also eingehend um ihn kümmere, dann kann ich ihn noch weiter provozieren? Das werde ich noch herausfinden, wie weit er das zulässt.

Irgendwann! Als dieses Wörtchen in mein Bewusstsein vordringt, muss ich schwer schlucken. Sofort habe ich wieder das Gefühl, als müsste ich mich zurückziehen. Wieso mache ich es mir nur selbst immer so schwer?

»Welchem Verein gehört denn dein Herz?«, will ich wissen, um mich selbst abzulenken.

»The Blues«, erwidert er stolz. »Chelsea, ja? Die sind auch nicht so schlecht«, sage ich lächelnd.

»Nicht schlecht? Nicht schlecht?«, wiederholt er ungläubig meine Worte, »wo ist denn Manchester United in der Tabelle, Ginger?«

Ich lache auf, stelle meine leere Tasse zurück in das Waschbecken und gebe mich ahnungslos. Natürlich weiß ich, dass diese Saison nicht so rund läuft für meinen Lieblingsverein, aber das ist ja kein Grund, um aufzugeben.

»Auf dem sechsten Platz und wir liegen auf Platz drei, also erzähl mir hier nichts von, nicht schlecht«, fährt er fort und kratzt sich brummend übers Kinn.

»Es ist süß, wenn du dich aufregst«, sage ich grinsend, gehe auf ihn zu und streichle ihm kurz über die Brust, ehe ich mich auf den Weg ins Bad mache, um mich endlich anzuziehen.

Ein paar Minuten für mich alleine, können auch nicht schaden. Ich bin froh, dass wir gleich ins Krankenhaus müssen und ich mich auf die Arbeit konzentrieren kann.

So sehr mir das mit Cassian auch gefällt und ich seine Nähe genieße, die Zweifel sind dennoch noch immer da und ich werde mich dem nur langsam öffnen können. Vielleicht schaffe ich es irgendwann sogar, mich ihm anzuvertrauen.

Ob er mir die benötigte Zeit gibt? Was, wenn ich vorher wieder das Handtuch schmeiße?

Da wären wir wieder in der Grübelei und den Selbstzweifeln gefangen, dabei hat er mir gar keinen Grund gegeben, zu zweifeln.

Tief durchatmen, Reese!

Seufzend schlüpfe ich aus meinem T-Shirt, ziehe mir meine Unterwäsche an und laufe ins Schlafzimmer. Nachdem ich mir eine Jeans und ein schlichtes, dunkelgraues T-Shirt angezogen habe, führt mich mein Weg noch einmal ins Badezimmer.

Als ich meine Haare geföhnt und das wirre Chaos zu einem halbwegs ordentlichen Dutt frisiert habe, trete ich in den Flur und bin überrascht, dass Cassian bereits auf mich wartet.

»Willst du bei mir mitfahren?«, fragt mich Cassian und beobachtet mich, während er gegen den Türrahmen lehnt.

»Ich ... weiß nicht«, sage ich nachdenklich und schlüpfe in meine bequemen, weißen Sneakers.

»Du willst nicht, dass man uns gemeinsam sieht?«, hakt er weiter nach. Ich kann deutlich die Belustigung in seiner Stimme heraushören. Mit zusammengekniffenen Lippen blicke ich zu ihm hoch und kann nicht anders, als ihn herausfordernd anzufunkeln.

»Darum geht es doch gar nicht. Wie du weißt, wissen ohnehin schon alle Bescheid«, sage ich, während ich nach meiner Handtasche greife, »normalerweise laufe ich ins Krankenhaus. Das ist so eine Art Frühsport, Gott, ich war schon viel zu lange nicht mehr im Boxstudio.«

»Du redest dich gerade raus, Ginger«, erwidert er amüsiert auf meine Worte, löst sich vom Türrahmen und schlingt einen Arm um meine Taille. »Fahr bei mir mit, dann kann ich noch ein wenig mit dir fummeln.«

»Fummeln, hm?«

Einen Moment sehen wir uns tief in die Augen und ich verliere mich in diesem strahlenden Blau. Gott im Himmel, wie kann man nur so schöne Augen haben?

»Oh ja fummeln«, bestätigt er, zieht mich näher an sich und presst seine weichen Lippen auf meine.

»Ich kann gar nicht genug davon bekommen«, raunt er an meinen Lippen, ehe er meine Unterlippe tief in seinen Mund zieht. Ich grinse in mich hinein, denn seine Worte gehen runter wie Öl.

»Wir kommen noch zu spät«, murmle ich, während ich mich gegen die Empfindungen zu wehren versuche, »ich muss heute die Visite mit den Anfängern machen.« In seiner Nähe kann ich einfach keinen klaren Gedanken fassen. Das finde ich erschreckend.

»Wie spannend«, sagt er amüsiert und lässt schließlich doch von mir ab. »Ich steh heute den ganzen Tag im OP.«

Ein wenig neidisch ziehen sich meine Augenbrauen zusammen und ich neige meinen Kopf. Ich wäre auch lieber im Operationssaal. Zum Glück, ist morgen mein langer OP-Tag. Während wir darüber diskutieren, wer jetzt das bessere Los gezogen hat, machen wir uns auf den Weg zum Auto.

Sind wir jetzt eigentlich ein Paar? Führen wir eine Beziehung? Vielleicht hätten wir darüber reden sollen, anstatt über unsere Kindheit. Bin ich bereit dazu, mich einem Mann soweit zu öffnen und zu vertrauen? Bin ich bereit auf etwas Gemeinsames?

Ehe ich zu hyperventilieren beginne, da mich meine eigenen Gedanken in panische Angst versetzen, atme ich tief durch, schließe einen Moment meine Augen und denke an mein Mantra. Einatmen! Ausatmen! Alles Unnötige um mich herum ausblenden!

Ich muss mich einfach entspannen und es auf mich zukommen lassen. Das kann ja nicht so schwer sein!

Cassian

Schwer atmend, aber sichtlich gut gelaunt erreiche ich das Krankenhaus. Ich ziehe die Ohrstöpsel aus den Ohren, durchquere die Eingangshalle und mache mich auf den Weg in die Notaufnahme.

Wie sehr ich doch diese Schichten hasse!

Das einzig Gute an dieser Nachtschicht ist, dass ich sie zusammen mit Reese verbringe. Oh, und es ist Sonntag, da ist normalerweise nicht sehr viel los.

Die letzten paar Tage waren fast zu schön, um wahr zu sein. Jede freie Minute habe ich mit meinem Rotschopf verbracht und es gab kein einziges Mal Streit. Bleibt es so oder ist das die Ruhe vor dem Sturm?

Ich war fast nur bei Reese und nur einmal kurz zuhause, wo mich die Jungs gleich fragten, ob ich schon ausgezogen wäre. Ich vermute mal, dass Reese ihnen nicht unbedingt über den Weg laufen will. Vor allem nicht, wenn Alana und Angela auch da sind.

So weit sind wir noch nicht!

Ich betrete die Umkleide und mein Blick fällt sofort auf Reese, die sich bereits umgezogen hat. Wie schade!

Als sie mich sieht, lächelt sie, schließt ihren Spind und hängt sich das Stethoskop um den Hals.

»Hey, na wie war dein Tag?«, will sie wissen. Lächelnd gehe ich zu ihr, um mir einen Kuss abzuholen. Die wilde Mähne hat sie zu einem Zopf gebunden und ich ziehe kurz neckend daran. Ich steh drauf, wenn sie ihre Haare zusammengebunden hat. Dann kann so schön dran ziehen, obwohl ich es genauso gerne habe, durch ihre offenen Haare zu wühlen.

»Nachdem du so früh aus meinem Bett verschwunden bist, musste ich ja aufstehen«, sage ich schmunzelnd und tippe ihr auf die Nasenspitze, »ich war bei meinen Eltern zum Essen und hab den Nachmittag mit Elias verbracht. Was hast du denn getrieben?«

Reese lehnt sich mit dem Rücken gegen den Spind und blickt schmunzelnd zu mir hoch. Ich überbrücke den entstandenen Abstand zwischen uns, lege eine Hand auf ihre Hüfte und nähere mich ihrem Gesicht.

»Nichts Besonderes. Ich habe meine Wohnung geputzt und war bei Sadie«, erwidert sie leise.

»Weil deine Wohnung ja so unordentlich ist«, erwidere ich amüsiert, denn ihr Ordnungstick ist nicht zu übersehen. Sie hat sogar mein Zimmer aufgeräumt, weil sie das Chaos nicht mehr ausgehalten hat. Ich habe ihr nur grinsend dabei zugesehen, denn zu meiner Freude war sie dabei halbnackt.

»Für dich muss es bei mir ja wie in einem Reinraum sein«, erwidert sie amüsiert. Ihre grünen Augen funkeln mir belustigt entgegen und ich schüttle schmunzelnd den Kopf.

»Sind wir heute frech, Dr. King?«, frage ich sie leise, während ich meine Nase über ihre gleiten lasse und sie gleichzeitig noch ein Stückchen näher ziehe, bis ihr Körper den meinen berührt.

»Vielleicht« erwidert sie, ehe sie den letzten Abstand zwischen uns minimiert und ihre weichen Lippen auf meinen landen. Ihre Fingerspitzen krallen sich in meinem T-Shirt fest und sie zieht mich näher an sich.

Sei ruhig frech, Baby, dann werde ich dir das spätestens, wenn du in meinem Bett liegst, heimzahlen.

»Eure Schicht hat vor zwei Minuten angefangen. Ihr werdet nicht fürs Knutschen bezahlt!«

War ja klar, dass genau sie jetzt reinkommt. Brummend lasse ich von Reese ab und werfe Alana einen genervten Blick zu. Diese Frau hat ein unschlagbares Timing.

»Und du nicht fürs Stalken«, gebe ich zurück.

Reese räuspert sich, stößt sich vom Spind ab und folgt Alana, ohne ein weiteres Wort zu sagen. Murrend tausche ich meine

Kleidung gegen die Krankenhausklamotten, schlüpfe in meinen Kittel und greife nach dem Stethoskop.

Beim Betreten der Notaufnahme lasse ich erstmal meinen Blick umherwandern. Wie ich dachte, ist nicht viel los. Nur wenige Patienten werden gerade von einigen Anfängern betreut, während Alana und Reese ihnen über die Schultern sehen.

Angela und drei weitere Schwestern kümmern sich um die Patienten, die in den paar Betten liegen.

Genervt brumme ich, als mein Blick auf Dr. Charming fällt. Was will der denn hier? Muss der jetzt ernsthaft die gleiche Schicht haben?

Ich schlendere hinüber zu Angela, die bei unserer Kommandozentrale – so nennen wir den Schwesternbereich – steht und lasse mich auf einen Stuhl fallen.

»Hast du nichts zu tun?«, fragt sie und wirft mir einen kurzen Blick zu, ehe sie sich wieder der Patientenakte widmet.

»Ich sehe dabei zu, wie die Notaufnahme überrannt wird«, gebe ich scherzend von mir. Sofort wirft sie mir einen argwöhnischen Blick zu und hebt missbilligend eine Augenbraue.

»Darüber macht man keine Scherze, Cas. Das passiert schneller, als einem lieb ist.«

»Jetzt mal doch nicht den Teufel an die Wand. Wird schon ruhig bleiben«, erwidere ich und grinse sie breit an. Angela brummt mir etwas Unverständliches entgegen, konzentriert sich wieder auf ihre Arbeit und ignoriert mich. Sie ist also abergläubisch? Gut zu wissen!

»Warst du die letzten Tage bei Reese?«, fragt sie mich neugierig, schließt die Patientenakte und mustert mich eingehend mit ihren dunklen Augen. Ich schmunzle, werfe einen kurzen Blick hinüber zu besagter Person und nicke dann.

»Und ihr lebt beide noch!«, stellt sie amüsiert fest, »scheint also zu funktionieren zwischen euch.«

Sehr witzig!

»Ja es läuft ziemlich gut«, gebe ich von mir und erhebe mich schließlich wieder.

Noch, zumindest!

Als auch ich endlich mal einen Patienten abbekomme, dem ich eine fette Eiterbeule am Hinterkopf behandeln darf, mache ich mich vergnügt ans Werk. Ja, das ist ein wenig ekelhaft, aber das kommt davon, wenn man bis zuletzt wartet und nicht vorher schon zu einem Arzt geht.

Mit so einem Gehirnabszess ist echt nicht zu spaßen, denn wenn der Eiter ausläuft und in die Gehirn- oder Rückenmarksflüssigkeit gelangt, kann es zu einer akuten Meningitis kommen.

Der Mann Mitte Vierzig, der die Beule nicht weiter beachtete, da sie ihm kaum Schmerzen bereitete und er auch sonst keine Beeinträchtigung dadurch hatte, kam nur in die Notaufnahme, weil seine Frau ihn dazu zwang.

»Oh mein Gott, ist das groß«, murmelt plötzlich Reese hinter mir und beugt sich ein wenig näher, um einen besseren Blick darauf zu haben. Ihre Augen leuchten auf, als sie die Beule näher betrachtet.

Ihr betörender Duft nach Karamell umfängt mich und bringt mich für den Bruchteil einer Sekunde aus dem
Konzept.

»Wie lange haben Sie diese Beule schon? Verspüren Sie keine Übelkeit oder Kopfschmerzen?«, will sie neugierig wissen, »kein Fieber, keine Benommenheit? Ich meine, dieses Ding ist so groß, dass Sie nicht im Koma liegen, ist echt ein Wunder.«

Charmant, Beasty!

Wo sie nicht ganz unrecht hat, denn solch ein Abszess kann den Druck im Hirn steigern und häufig verlieren die Patienten irgendwann das Bewusstsein. Aber Reese muss ihm das ja nicht unter die Nase reiben.

»Was??« Der Mann sieht Reese mit großen Augen an und sie hebt sofort entschuldigend ihre Hände, als ihr klar wird, was sie gerade getan hat. Also das mit der Empathie müssen wir eindeutig noch ein wenig üben.

»Keine Sorge, wir machen jetzt erstmal ein MRT und eine Biopsie, dann sehen wir weiter«, erwidere ich beruhigend und übergebe einem Anfänger die Aufgabe, den Patienten in die

Radiologie zu bringen. Da das immer eine Zeit dauert, kann ich mich noch um ein paar weitere Patienten kümmern.

»Du musst echt an deinem Mitgefühl arbeiten, Ginger«, raune ich ihr zu, als ich mich von meinem Stuhl erhebe.

»Ja, ich weiß, entschuldige. Das war nur so faszinierend«, murmelt sie und zuckt mit den Schultern, »ein Hirnabszess ist nicht gerade alltäglich. Ich bin gerade echt neidisch, dass es dein Patient ist.«

Frech grinse ich sie an, denn der Neid steht ihr buchstäblich ins Gesicht geschrieben. Das findet sie jetzt bestimmt scheiße, da ich ja nur der Kinderchirurg bin.

Tja, Baby, Pech gehabt!

»Habe ich gerade richtig gehört? Ein Hirnabszess?«, fragt Raphael und bleibt neben Reese stehen. Viel zu dicht, meiner Meinung nach.

»Ja! Mein Patient«, erwidere ich und werfe ihm einen genervten Blick zu.

Seine Augenbrauen wandern argwöhnisch in die Höhe. »Ich nehme ihn dir schon nicht weg.«

Ohne mich eines weiteren Blickes zu würdigen, wendet er sich Reese zu und auf seinem Gesicht bildet sich dieses schleimige Lächeln, welches ich ihm nur zu gerne aus dem Gesicht schlagen möchte.

»Hast du schon über unser Date nachgedacht? Ich hätte Morgen oder am Samstag Zeit«, sagt er. Reese wirft mir einen kurzen Blick zu und nagt auf ihrer Unterlippe herum.

»Dr. Davies, die Radiologie will, dass sie hochkommen.«

Oh, ich werde überhaupt nirgendwo hingehen!

»Ich komme gleich«, sage ich zu dem Assistenten und wende mich wieder den beiden zu, verschränke meine Arme vor der Brust und will jetzt ebenfalls die Antwort von Reese hören.

Sie räuspert sich und nimmt ihren Zopf zwischen ihre Finger, um zur Ablenkung damit zu spielen.

»Wie soll ich das sagen«, beginnt sie und blickt noch einmal zu mir. Ist sie etwa damit überfordert, einfach nein zu sagen? Oder will sie ihm nicht sagen, dass sie mit mir zusammen ist? Sind wir das überhaupt?

»Ich habe schon was vor«, murmelt sie. Wie bitte? Argwöhnisch ziehen sich meine Augenbrauen zusammen und ein lautes Grummeln entfährt mir.

»An beiden Tagen?«, fragt Raphael hoffnungsvoll. Jetzt reicht es aber, wenn sie ihm keinen Korb geben kann, dann übernehme ich das jetzt eben.

»Ja«, mische ich mich knurrend ein, »sie ist beschäftigt, und zwar mit mir.«

»Was?« Verblüfft sieht Raphael zwischen Reese und mir hin und her, ehe er verbissen die Lippen aufeinanderpresst. »Die Gerüchte sind also wahr?«

»Sind sie«, erwidert Reese, die scheinbar ihre Stimme wiedergefunden hat, »wenn ihr mich entschuldigt, da warten Patienten.«

Klar, lass mich ruhig mit diesem Schleimer allein!

»Du hast sie nicht verdient.« Raphael wirft mir noch einen miesepetrigen Blick zu, ehe auch er sich umwendet und zurück an die Arbeit geht.

Mit einem lauten Schnauben laufe ich aus der Notaufnahme und motze leise vor mich hin, während ich mich auf den Weg hoch in die Radiologie mache. Was bildet sich dieser Schmierlappen eigentlich ein?

13.

Reese

Gott im Himmel bin ich froh, dass die Schicht endlich zu Ende ist. Cassians Laune sank nach dem Gespräch mit Raphael so tief in den Keller, dass er dort unten wahrscheinlich sogar das Ungeziefer verschreckt hat. Ich glaube, er ist beleidigt oder wenigstens sauer wegen der Tatsache, dass ich Raphael nicht klipp und klar gesagt habe, was Sache ist. Ich kann das durchaus verstehen, aber er muss auch mich verstehen. So einfach ist das nicht für mich.

Mit einem Seufzen betrete ich die Umkleide, öffne meinen Spind und kann mir ein leises Gähnen nicht verkneifen. Es ist anstrengend, zwei Männern zur gleichen Zeit aus dem Weg zu gehen.

Gerade als ich mir den Kasack über den Kopf ziehe, fühle ich zwei warme Hände an meiner Hüfte. Wieder bin ich es, die erschrocken zusammenzuckt. Macht er das absichtlich?

»Schleich dich doch nicht immer so an mich ran«, murre ich und werfe ihm einen Blick über meine Schulter zu.

»Damit werde ich niemals aufhören«, antwortet Cassian und presst sich an mich, »das gefällt mir viel zu gut.«

Das kann ich mehr als nur deutlich spüren. Ein Schmunzeln ziert meine Lippen und ich genieße es, als er damit beginnt, meinen Hals zu küssen.

»Lass uns schnell von hier verschwinden«, flüstert er ungeduldig, nahe an meinem Ohr.

»Hm… und wohin?«, frage ich herausfordernd nach und drehe mich langsam zu ihm um.

Sein Blick verrät mir eigentlich schon alles, was ich wissen muss. Sofort fühle ich dieses Kribbeln, welches in einem lustvollen Ziehen in meinem Unterleib endet.

Cassian schlingt eine Hand um meine Taille, zieht mich an sich und presst forsch seine Lippen auf meine. Er zeigt mir auf sehr anschauliche Weise, was er will. Ein Seufzen entfährt mir, ich kralle meine Finger in seinen Kasack und erwidere seinen leidenschaftlichen Kuss.

Ein Räuspern hinter uns lässt uns auseinanderfahren. Cassian murrt auf, als er Alana sieht und fährt sich genervt über das bärtige Kinn.

»Was willst du denn schon wieder?«

»Angela und ich wollen frühstücken gehen. Kommst du mit?«, fragt sie und verschränkt die Arme vor der Brust.

»Bestimmt nicht«, antwortet er ihr und tritt einen Schritt zur Seite.

»Wir wollen ja auch nicht mit dir frühstücken gehen, sondern mit Reese. Was sagst du?«

»Ähm… okay«, erwidere ich perplex und nicke dann aber. Ja, wieso eigentlich nicht?

»Ernsthaft?«, will Cassian wissen und verdreht sofort die Augen. Ich muss grinsen über seinen Gesichtsausdruck und nicke noch einmal, zur Bestätigung. Ich weiß, er hat was anderes im Sinn, aber ich könnte gerade ein klitzekleines bisschen Abstand gebrauchen.

»Schön, wir warten draußen«, höre ich Alana vergnügt sagen, ehe sie sich umwendet und die Umkleide schnellen Schrittes verlässt. Mein Blick gleitet zu Cassian, der mich mit gerunzelter Stirn ansieht.

»Du willst also keinen heißen Sex«, stellt er fest und presst schmollend die Lippen aufeinander. Nur mit Mühe verkneife ich mir ein Lachen, stelle mich auf die Zehenspitzen und drücke ihm einen Kuss aufs Kinn.

»Doch ... später«, erwidere ich leise, streiche über sein Kinn und löse mich von ihm, »...ihr wollt doch alle von mir, dass ich aus mir herauskomme, also gehe ich jetzt frühstücken und lerne Alana und Angela besser kennen.«

Er murrt leise, nickt dann aber, weil auch er selbst gesagt hat, ich solle mich mehr öffnen.

Nachdem ich meine Krankenhauskleidung gegen eine helle Jeans und eine luftige, weiße Bluse getauscht habe, verabschiede ich mich mit einem letzten Kuss von ihm und trete in den Flur hinaus.

Alana und Angela warten bereits etwas abseits auf mich und sind in ein Gespräch vertieft. Ich beeile mich und gehe mit raschen Schritten auf sie zu.

»Ah ... konntest du dich endlich von dem Sonnenschein lösen?«, fragt mich Alana und verdreht schmunzelnd ihre Augen. Angela kichert, streicht sich die langen, schwarzen Haare hinters Ohr und lässt ihren Blick dann amüsiert an mir vorbei in Richtung Umkleide wandern.

»Ja, wir können los«, sage ich und schenke den beiden ein Lächeln. Ich werde darauf jetzt nichts erwidern, denn ich weiß noch nicht so recht, wie ich Alana und Cassian zueinander einordnen soll. Er zumindest, macht keinen Hehl daraus, dass er sie nicht so wirklich leiden kann. Und Alana gibt ihm auch ordentlich spitze Konter.

Da stellt sich mir die Frage, mögen sie sich nun oder können sie sich absolut nicht ausstehen?

»Wollen wir zu Sadie in den Coffeeshop oder woanders hin?«, fragt Angela, als wir uns auf den Ausgang des Krankenhauses zubewegen. Mit einem freundlichen Nicken verabschieden wir uns von dem Portier und treten in die kühle Morgenluft hinaus.

»Ich hätte Lust auf einen Schokobrownie und Sadie macht die besten, die ich bisher probiert habe«, gestehe ich.

»Na dann los«, erwidert Alana. Mit schnellen Schritten verlassen wir den Empfangsbereich und bleiben eigentlich auch sofort wieder stehen, denn im Gegensatz zu meinem vorherigen Krankenhaus stehen wir hier gleich an einer viel befahrenen Straße. Daran muss ich mich echt gewöhnen!

Auch den wunderschönen Garten vor meinem alten Arbeitsplatz werde ich noch eine Zeitlang vermissen. Er war ein wunderbarer Rückzugsort, wenn man seine Pausen im Freien verbringen wollte.

Miteinander schwatzend eilen wir in einem günstigen Moment über die Straße und Alana ist die Erste, die den kleinen, gemütlichen Coffeeshop erreicht.

Beim Betreten des Ladens umfängt mich sofort der himmlische Duft von frisch gemahlenem Kaffee, Schokolade und den verschiedensten Süßigkeiten. Wie ich diesen Geruch liebe!

»Hallo Ladies«, begrüßt uns meine Nachbarin mit einem strahlenden Lächeln, »ihr seht aus, als hättet ihr eine anstrengende Schicht hinter euch.«

»War ganz okay«, erwidere ich abwinkend und trete näher an den Tresen heran, um mir das heutige Angebot an Leckereien ansehen zu können.

»Sucht euch was aus und setzt euch. Ich bringe es euch ausnahmsweise an den Tisch.« Sadie zwinkert uns freundlich zu und blickt uns dann der Reihe nach an.

»Ich möchte einen Cappuccino und zwei Blaubeermuffin«, sagt Alana und tippt sich mit den Fingerspitzen gegen die Lippen.

»Und ich nehme einen großen Karamell Latte Macchiato und ein Stück von dieser sündhaft guten Himbeer-Sahne-Torte. Ich gönne mir das jetzt einfach zum Frühstück.« Angela kichert vergnügt über ihre eigenen Worte und ich beobachte sie schmunzelnd.

»Für mich auch einen Cappuccino und ein Stück Schokobrownie«, erwidere ich als letzte und folge den beiden zu einem freien Tisch.

»Wie läufts denn bei dir und Cassian«, will Angela wissen, kaum habe ich mich gesetzt. Ich stelle meine Tasche zu meinen Füßen und runzle die Stirn, ehe ich die beiden eingehend mustere. »Er war die letzten Tage ziemlich wenig in der WG.«

»Ähm, ja ...«, beginne ich und räuspere mich, »soweit ganz gut, denke ich.«

»Was findest du nur an ihm?«, fragt mich Alana und fährt sich mit der linken Hand durch die braunen Locken. Muss ich das jetzt wirklich beantworten?

»Oh ja, das würde mich auch interessieren. Was reizt dich denn an diesem Womanizer?«, will Angela wissen. Zu meinem Glück unterbricht uns Sadie, die unsere Bestellung vor uns auf dem Tisch abstellt.

Ja, was reizt mich an ihm? Das ist eine gute Frage.

»Ich kann es nicht erklären«, beginne ich schließlich ehrlich, »er ist ganz anders, als ich zu Beginn noch dachte. Jedes Mal, wenn ich mir ein Urteil über ihn gebildet habe, hat er es einfach wieder revidiert. Es steckt mehr hinter seiner Fassade und das gefällt mir.«

»Er kann ja ganz charmant sein, wenn er will«, wirft Alana ein und klingt dabei nicht gerade sehr überzeugt.

»Ach, wenn man ihn erstmal besser kennt und hinter sein selbstgefälliges Ego blickt, dann ist er schwer in Ordnung«, sagt Angela, lächelt mir aufmunternd zu und ergreift dann die Gabel, um sich ein Stück des Kuchens in den Mund zu schieben.

»Warum könnt ihr beide euch nicht leiden?«, frage ich Alana und ziehe skeptisch meine Augenbrauen zusammen. Langsam hebe ich die Tasse an meine Lippen und nippe kurz an meinem Cappuccino.

»Das ist schnell erklärt. Vor etwa vier Jahren ging er eine Beziehung mit Joanne ein. Sie ist eine sehr gute Freundin von mir und sie waren drei Jahre lang glücklich. Dachten wir zumindest!«

Alana macht eine kurze Pause, beißt in einen ihrer Blaubeermuffins und scheint über ihre nächsten Worte nachzudenken.

»Joanne arbeitete in der Pädiatrie«, informiert mich Angela, »sie waren das Traumpaar schlechthin.«

Das wollte ich jetzt garantiert hören!

Neugierig wandert mein Blick zwischen den beiden Frauen hin und her. Wenn sie so ein Traumpaar waren, warum haben sie Schluss gemacht? Und wo ist diese Joanne nun?

»Sie bekam ein Jobangebot in Liverpool und die einmalige Chance, eine Ausbildung in der Perinatologie zu machen. Cassian hat sie, ohne mit der Wimper zu zucken, gehen lassen, weil ihm alles andere wichtiger war.«

Der Vorwurf in ihrer Stimme ist kaum zu überhören. Mit hochgezogener Augenbraue betrachte ich die Dunkelhaarige mir gegenüber. Was will sie mir damit denn sagen?

»Meiner Meinung nach, hat er sie einfach abserviert und das macht ihn mir unsympathisch«, fährt sie fort.

»Und er kann dich nicht leiden, weil du ihm das dauernd vorhältst, so neugierig bist und immer über jeden alles wissen willst«, mischt sich Angela lächelnd ein, »damit du der Fairness halber beide Seiten kennst.«

Die beiden lassen mich gar nicht erst zu Wort kommen. Was mich auch nicht sonderlich stört, denn ich weiß ohnehin nicht, was ich darauf erwidern soll.

»Ich sage dir nur ganz ehrlich, warum ich ihn nicht mehr leiden kann. Es war auch mal anders und ich will ihn dir nicht ausreden. Schließlich sind wir erwachsen und jeder ist seines Glückes eigener Schmied«, verteidigt sie sich und schüttelt dann den Kopf.

Ich lasse mir ihre Worte noch einmal durch den Kopf gehen.

»Ehrlich gesagt, weiß ich nicht, was ich davon jetzt halten soll«, sage ich und stochere nachdenklich in meinem Brownie herum.

»Das ist jetzt über ein Jahr her, Reese. Wenn dich das beruhigt, kann ich dir zumindest versichern, dass Cas niemals eine Frau verarschen würde.« Angela wirft Alana einen kurzen, aber überaus argwöhnischen Blick zu. »Außerdem kennen wir seine Sichtweise dazu nicht, sondern in dem Fall nur die von Joanne.«

Soll mich das jetzt beruhigen?

»Es tut mir leid, ich wollte keine Zweifel wecken. Ich habe nicht nachgedacht und meinem Frust auf Cassian freien Lauf gelassen«, kommt es kleinlaut von Alana.

»Eigentlich sollte das hier anders ablaufen. Wir wollen dich besser kennenlernen«, erwidert Angela seufzend. Na, das hat ja nur bedingt geklappt!

Eine ganze Weile ist es still zwischen uns und jeder ist mit seinen eigenen Gedanken und seiner Süßigkeit beschäftigt. Mein Blick wandert immer wieder durch den Coffeeshop und bleibt schließlich an Sadie hängen, die mich mit hochgezogenen Augenbrauen mustert.

Als wüsste sie, dass gerade eine seltsame Stimmung zwischen uns herrscht, kommt sie, mit ihrem freudestrahlenden Lächeln auf den Lippen, auf uns zu und setzt sich neben mich.

»Habe ich dir schon erzählt, dass ich deinen halbnackten Hot-Doc gesehen habe«, sagt sie vergnügt und wackelt dabei dümmlich mit ihren Augenbrauen. Sofort bringt sie mich und die anderen damit zum Lachen.

»Ich wollte nur kurz Hallo sagen, weil ich ein Geräusch auf deinem Balkon gehört habe. Dann lehn ich mich rüber und tada ... da steht er in seiner halbnackten Pracht vor mir. Gott sei Dank hatte er Shorts an!« Sadie verdreht ihre Augen, während sie ihren mitleidigen Blick zur Schau stellt.

Diese Frau schickt der Himmel!

Erneut kann ich mir ein Lachen nicht verkneifen. Ich kann mir diese kurze Begegnung bildlich vorstellen. Fröhlich beginnt sie uns, bis ins Detail zu erzählen, wie das ablief und wie Cassian darauf reagierte.

Sadies Frohnatur sorgt dafür, dass wir ausgelassenere Gespräche führen und ich mich tatsächlich wohlfühle in dieser Frauenrunde. Ich muss mich wirklich dringend öfter mit dieser wunderbaren Frau treffen.

Cassian

Kaum betrete ich an diesem Donnerstagabend das Boxstudio, gleitet mein Blick bereits suchend durch den Raum. Meine Unaufmerksamkeit führt dazu, dass ich zu spät bemerke, wie mich Hank begrüßen will und er mir mit voller Wucht auf die Schulter schlägt.

Zischend ziehe ich die Luft ein und reibe mir über die schmerzende Stelle. Elias lässt meine Hand los und fällt dem Leiter der Boxschule kichernd um den Hals.

»Wo bist du denn mit deinen Gedanken?«, will Hank wissen, geht in die Hocke und schlingt die Arme fest um meinen kleinen Bruder, um ihn dann in die Luft zu heben.

»Ich wollte nur mal sehen, wer alles schon da ist«, gebe ich murrend zurück und kreise mit der Schulter, um sie ein wenig zu lockern. Himmel, hat der Kerl noch immer Kraft!

»Falls du Sam und die Kinder meinst, die sind schon da. Falls du aber deinen Rotschopf meinst, nein, sie ist nicht da«, erwidert er amüsiert.

Woher weiß er denn das schon wieder?

»Meinst du, ich bekomme nix mit?«

»Ich habe doch gar nichts gesagt«, widerspreche ich und reibe mir grinsend über den Nacken.

»Das musst du auch nicht. Dein Gesicht verrät eindeutig alles, was man wissen muss«, erwidert er schmunzelnd auf meine Worte, »das ist also was Ernstes?«

»Schon, ja«, erwidere ich und sehe amüsiert dabei zu, wie Hank Elias einmal herumwirbelt, ehe er den Kleinen wieder auf die Füße absetzt.

»Schön«, erwidert der rüstige Boxrentner nur und kratzt sich über das stoppelige Kinn. Er ist nicht immer der redseligste, daher belasse ich es einfach dabei. Schmunzelnd ergreife ich Elias Hand, nicke Hank nochmal zu und mache mich auf den Weg in die Umkleiden.

Eine halbe Stunde später habe ich es geschafft, meinen Kopf frei zu bekommen, und lege mein ganzes Augenmerk auf die Kinder vor mir. Die Kleinen sind jedes Mal mit so viel Begeisterung dabei, dass es einem leicht fällt, sich nur auf sie zu konzentrieren.

Gerade als wir eine kurze Pause machen, damit die Kinder ein wenig verschnaufen können und ich mich mit Sam über ihre Fortschritte unterhalte, sehe ich aus den Augenwinkeln meinen unverkennbaren Rotschopf.

»Gibst du mir ein paar Minuten? Ich habe noch was zu klären«, sage ich zu Sam und beobachte Reese, die mir nur einen flüchtigen Blick zuwirft und sich aufwärmt.

Samuel nickt mir zu, wobei er amüsiert den Kopf schüttelt, als er selbst einen Blick zu Reese wirft.

»Ärger im Paradies?«, will er wissen, greift nach einem Handtuch und reibt sich durchs Gesicht.

»Keine Ahnung«, erwidere ich ehrlich und zucke mit den Schultern.

Ich setze mich in Bewegung und je näher ich meinem Ziel komme, umso eingehender mustere ich das Objekt meiner Begierde. Reese trägt eine enge, schwarze Leggings und wieder diesen verflucht sexy, dunkelroten Sport BH.

»Ignorierst du mich mal wieder?«, frage ich einen ticken zu amüsiert und bleibe vor Reese stehen. Mit hochgezogenen Augenbrauen blicke ich auf den Rotschopf hinab, der mir angriffslustig entgegenblickt.

Seit sie mit Alana und Angela frühstücken war, ist sie wieder deutlich reservierter. In den zwei Tagen habe ich sie mal wieder kaum zu Gesicht bekommen. Irgendwas ist passiert und sie geht mir eindeutig schon wieder aus dem Weg.

»Nein. Ich trainiere und du bist doch mit den Kids beschäftigt«, erwidert sie und wirft einen Blick an mir vorbei zu Sam und den Kindern. Sie wendet sich ab und läuft schnurstracks auf einen freigewordenen Sandsack zu. Ja, klar, du bist gar nicht sauer!

Ich folge ihr, bleibe neben dem Sack stehen und beobachte mit verschränkten Armen, wie sie damit beginnt, auf diesen einzuschlagen.

»Warum bist du so genervt, Ginger? Was habe ich denn diesmal angestellt?«

»Es ist nichts ...« Ohne mich eines Blickes zu würdigen, drischt sie weiter auf den Sandsack ein und jeder ihrer Schläge wird härter und präziser.

Ja genau, das sieht nach nichts aus!

In einem günstigen Moment gehe ich einen Schritt vor, packe sie an den Schultern und wirble sie zu mir herum. Ein lautes Schnauben kommt über ihre Lippen, während sich ihr Brustkorb schneller als normal, hebt und senkt.

»Rede mit mir«, fordere ich sie auf und kneife meine Augen zusammen, über den mürrischen Blick, mit dem sie mich ansieht.

Doch anstatt etwas zu sagen, trifft mich ihre behandschuhte Faust direkt in den Magen. Auf einen Schlag entweicht mir die komplette Luft aus den Lungen und ich gebe ein lautes Keuchen von mir.

Spinnt sie jetzt komplett!

»Was soll das denn?«

»Du willst ja nicht hören. Wenn ich sage, es ist nichts, dann ist nichts«, widerspricht sie mir und windet sich aus meinem Griff.

Doch bevor sie sich wieder herumdrehen kann, ergreife ich ihre Handgelenke und halte sie auf.

»Und ich bin der Weihnachtsmann«, brumme ich.

»Lass mich los.« Mit zusammengekniffenen Augen versucht sie, meinem Griff zu entkommen. Meine Hände schließen sich fester um ihre Handgelenke und ich halte sie mühelos an Ort und Stelle.

»Erst wenn du mir sagst, was mit dir los ist!«

Reese verengt ihre Augen zu klitzekleinen Schlitzen und im nächsten Moment trifft mich ihr Fuß mit Schmackes am Oberschenkel. Erneut ziehe ich scharf die Luft ein, als sich ein Brennen im Muskel bemerkbar macht.

Himmel, wie kann so viel Kraft in einer so kleinen Person stecken?

»Hör auf damit«, sage ich deutlich genervter.

»Dann lass mich los ...!«

Mir entfährt ein Brummen, ehe ich ihr den Gefallen tue und sie loslasse. Angriffslustig schlägt sie die beiden Handschuhe gegeneinander und lässt mich keine Sekunde aus den Augen.

Wehe!!

»Wenn du noch einmal nach mir schlägst, Ginger, dann landest du auf der Matte. Das schwöre ich dir!«

»Ach ja?«, will sie herausfordernd wissen und im Bruchteil einer Sekunde schleicht sich ein teuflisches Lächeln auf ihre Lippen.

»Oh ja, und zwar unsanft ...«, prophezeie ich ihr.

Sie beißt sich auf die Unterlippe und scheint sich meine Worte durch den Kopf gehen zu lassen. Ich will schon zufrieden nachsetzen, da schnellt sie plötzlich einen Schritt vor und lässt ihre Fäuste gegen meinen Oberkörper regnen.

Dieses verfluchte Weib!

Dank meiner langsamen Reaktion trifft sie mich zweimal mit voller Wucht auf der Brust. Mit einem lauten Knurren wehre ich ihre letzten Schläge ab, trete einen Schritt zur Seite und bringe sie zu Fall, als ich einen Fuß hinter ihr platziere und sie zurück schubse.

Reese fällt, wie ich es ihr bereits vorhergesagt habe, unsanft auf die Matte und blickt mich fluchend an. Schnell setze ich mich rittlings auf ihre Körpermitte, ergreife ihre Hände und drücke sie ihr oberhalb des Kopfes gegen den Boden.

»Sagst du mir jetzt endlich, warum du dich so aufführst?«, frage ich sie noch einmal und beuge mich ein Stück weit zu ihr hinab. Das Unbehagen ist ihr deutlich ins Gesicht geschrieben, dennoch ist sie noch immer so stur und will nicht klein beigeben.

Frustriert schnaubt sie, versucht vehement, ihre Arme zu befreien und mich gleichzeitig abzuschütteln. Keine Chance, Baby!

»Ich bin sauer … auf mich selbst«, gibt sie gepresst von sich, ehe sie resigniert aufseufzt, und aufhört sich gegen mich zu wehren.

»Und wieso lässt du das an mir aus?«, hake ich nach, lockere jedoch nicht meinen Griff um ihre Unterarme. Man weiß ja nie! »Hat es etwas mit Alana und Angela zu tun?«

Reese nagt unsicher auf ihrer Unterlippe und schließt für einige Sekunden die Augen, ehe sie noch einmal seufzt und mich dann wieder ansieht.

»Ja … sie haben mir von Joanne erzählt und das beschäftigt mich mehr, als ich möchte. Ich weiß nicht, was ich davon halten soll.«, gesteht sie.

Sie haben was? Oh, Alana!

»Wieso fragst du mich dann nicht einfach?«, will ich wissen. Wieso zur Hölle reden sie auch ausgerechnet mit Reese über meine Ex-Freundin? Was hat das denn mit besser kennenlernen zu tun?

»Ich habe mich nicht so richtig getraut«, flüstert sie und weicht meinem Blick aus, »Cassian, ich ... alles was dich betrifft verunsichert mich.«

»Alana hat dir also erzählt, dass ich ihrer Meinung nach Joanne einfach hab gehen lassen und mir die Beziehung nicht wichtig genug war«, stelle ich fest und Reese nickt kaum merklich. Langsam lockere ich meinen Griff um ihre Hände, rutsche ein Stück zurück und ziehe sie schließlich hoch, in eine sitzende Position.

»Warum gibst du drei Jahre Beziehung einfach auf?«, will sie wissen und zieht sich umständlich die Boxhandschuhe von den Händen.

»Das habe ich nicht. Joanne hat mir keine andere Wahl gelassen.

Es stand gar nicht erst zur Debatte, dass sie eine Fernbeziehung in Erwägung zog. Sie verlangte von mir in London alles aufzugeben und ihr nach Liverpool zu folgen«, erkläre ich ihr, hebe meine Hand und lasse meine Fingerspitzen über ihre Wange gleiten. Sanft streichle ich über die Sommersprossen und beobachte aufmerksam ihre Reaktionen.

Reese nagt erneut auf ihrer Unterlippe, schweigt jedoch und scheint über meine Worte erst einmal nachdenken zu müssen.

»Reese, wenn dich solche Sachen so sehr verunsichern, dann rede doch mit mir«, sage ich, ehe ich ihr Gesicht mit beiden Händen umfasse und mich ihr nähere, »hör endlich auf, vor mir wegzulaufen. Ich werde dich nicht anlügen und habe dir auch noch nie einen Grund gegeben, mir zu misstrauen. Das tust du von ganz allein.«

»Ich versuche es ...«, murmelt sie, ehe sie sich vorbeugt und ihre weichen Lippen auf meine legt. Ich habe schon festgestellt, dass das ihre Art zu sagen ist, wenn ein Thema für sie erledigt ist.

Kaum merklich verstärkt sich mein Griff und ich streiche ihr mit den Daumen über ihre zarte Haut, ehe ich den Kuss um einiges intensiver werden lasse. Mir scheiß egal wo wir gerade sind und wer uns dabei alles zusehen könnte.

»Hey!! Ihr könnt euch später so viel schlagen und knutschen wie ihr wollt, aber wir haben hier ein paar Kinder, die auf dich warten«, höre ich Samuel rufen.

Nur widerwillig löse ich mich von Reese und werfe ihm einen genervten Blick zu. Als ich aber auf Elias verblüfften Blick treffe, muss ich schmunzeln, erhebe mich rasch und ziehe meinen Rotschopf auf die Beine.

»Merk dir, wo wir waren, Ginger ...«, raune ich ihr zu und gebe ihr einen sanften Klaps auf den Hintern, »...genau da machen wir weiter.«

Sie schmunzelt nur kopfschüttelnd und ich laufe rasch zurück zu Sam und den Kindern, um das Training mit ihnen zu beenden.

Als die Eltern ihre Kinder wieder abgeholt haben, stehen Sam, Elias und ich, bereits umgezogen, bei Hank und unterhalten uns.

Reese müsste auch jeden Moment fertig sein, sie wollte noch duschen und ich würde sie zu gerne fragen, ob sie heute bei mir bleibt.

»Wollen wir uns das Match heute Abend zusammen ansehen oder hast du andere Pläne?«, will Samuel wissen und verschränkt die Arme vor der Brust.

»Ich weiß noch nicht«, gestehe ich ehrlich und verbeiße mir ein Lachen über sein lautstarkes ‚Aha'.

»Dann frage ich eben Reese«, erwidert er vergnügt.

»Was fragst du mich?«, ertönt die sanfte Stimme, die mir jedes Mal wieder eine Gänsehaut beschert, hinter mir.

»Ob du mit uns Fußball gucken willst«, wiederholt mein Kumpel die Frage nun direkt an sie gerichtet.

»Klar, wieso nicht! Ich muss doch dabei zusehen, wie Chelsea verliert«, sagt sie frech und blickt dabei zu mir. Schmunzelnd lege ich meinen Arm um ihre Schulter und ziehe sie an mich.

Plötzlich zieht Elias an Reese Hand und sie beugt sich mit einem fragenden Gesichtsausdruck zu ihm hinab. Freundlich lächelt sie ihn an und ich ziehe überrascht meine Augenbraue in die Höhe. Was wird denn das jetzt?

»Du musst besser trainieren«, sagt der Kleine überzeugt und nähert sich ihr noch ein Stück, »sonst haut dich Cas wieder um. Das macht er immer.«

Sie schmunzelt und nickt dann über seine ernsten Worte. »Da hast du wohl recht, das muss ich.«

»Du darfst nächstes Mal bei uns mitmachen«, schlägt er vor und grinst dann breit, »und ich helfe dir.«

Elias scheint sie zu mögen, denn er redet normalerweise nicht einfach so mit einer fremden Person. Ich hätte es ja auch nicht für möglich gehalten, dass Reese so nett zu einem Kind sein kann.

Welch ein Wunder!

»Das ist aber lieb von dir«, erwidert sie lächelnd.

»Kommt schon, lasst uns gehen!« Ich nicke Sam zu, strecke Elias die Hand entgegen und gemeinsam machen wir uns auf den Weg aus dem Studio.

14.

Reese

Eine erfrischende Dusche ist jetzt genau das, was ich brauche, nach einer langen, anstrengenden Schicht. Ich strecke meinen Rücken durch und betrachte mich selbst in dem großen Spiegel über den beiden Waschbecken in unserem Ärztewaschraum.

Ein Operationsmarathon liegt hinter mir und ich freue mich sehr, dass ich morgen endlich mal einen Tag Urlaub habe. Vielleicht hat ja Sadie Zeit und möchte mit mir ein wenig durch London spazieren. Ich habe wirklich noch nicht viel von dieser Stadt gesehen.stehen und liegen zu lassen und die Flucht zu ergreifen. Ich hole tief Luft und versuche, mich zu beruhigen.

Das hat er bestimmt nicht ernst gemeint!

Ehe ich noch einmal nachhaken kann, umfassen seine großen Hände grob meine Brüste und er nimmt forsch meinen Mund in Besitz. Er lässt mir keine Wahl mehr, als einfach nur zu reagieren.

Ich schiebe meine Hand in seine Shorts, umfasse ihn und setze meine Massage intensiver fort. Ein kehliger Laut entfährt ihm und er schiebt stürmisch seine Zunge zwischen meinen Lippen hindurch, um auch jeden Winkel meiner Mundhöhle erkunden zu können.

Mit einem kurzen Griff in meinen Rücken schnappt der BH auf und er zieht ihn mir eilig über die Schultern. Dann schiebt er mir hastig das Höschen nach unten und ich kann gerade noch heraussteigen, ehe er mich einfach hochhebt.

Erschrocken drehe ich mich zur Tür um und rolle mit den Augen, als Cassian eintritt. Wer auch sonst? Muss er mich denn immer erschrecken?

»Was machst du hier?«, will ich wissen und verschränke die Arme vor der Brust. Wir haben uns doch erst für später verabredet. Ich will mich ja nur schnell duschen und umziehen. Mein Blick wandert über seine Erscheinung und ich nage auf meiner Unterlippe. Er sieht wahrlich zum Anbeißen aus, in dieser tiefsitzenden löchrigen Jeans und dem weißen T-Shirt, welches sich um seinen muskulösen Oberkörper schmiegt, wie eine zweite Haut.

Habe ich schonmal erwähnt, wie heiß er ist? Ich stehe auf seine dunkle Haut und noch viel mehr stehe ich darauf, ihn in weißen Klamotten zu sehen. Dieser helle Kontrast zu seiner Haut, ist so unfassbar anturnend.

»Ich wollte nur mal sehen, ob du schon fertig bist.« Breit grinst er mich an, schließt rasch die Tür und dreht den Schlüssel im Schloss. Was hat er denn nun vor?

»Ich bin doch gerade erst zur Tür rein«, antworte ich ihm und verkneife mir ein Grinsen. Ich musste noch kurz mit Angela den Plan für Übermorgen durchgehen und wir haben dabei vielleicht ein wenig die Zeit vertrödelt.

»Dann gehe ich dir zur Hand«, sagt er und kommt langsam auf mich zu. Bei jedem Schritt, den er sich mir nähert, habe ich erneut das Gefühl, seine Beute zu sein. Dieses lodernde Feuer in seinen Augen lässt mich erschauern und ich presse ungeduldig meine Schenkel zusammen. Geschmeidig, wie eine Raubkatze, umrundet er mich und streift mir dabei den weißen Kittel von den Schultern. Achtlos fällt das Stück Stoff zu Boden und Cassian bleibt dicht vor mir stehen.

»Wie willst du mir denn zur Hand gehen?«, hake ich mit einem verführerischen Ton in der Stimme nach.

»Zuallererst helfe ich dir aus deiner Kleidung«, murmelt er und lässt seine Fingerspitzen meine Arme hochgleiten. Mir entweicht ein Seufzen über diese federleichte Berührung, die sofort einen erneuten Schauer durch meinen Körper jagt.

»Danach«, fährt er fort, umfasst mein Kinn und lässt seinen Daumen über meine Unterlippe gleiten, »vögle ich dich auf diesem Waschbecken.«

Verheißungsvoll funkeln seine blauen Augen bei seinen Worten und das verführerische Lächeln auf seinen Lippen lässt mich augenblicklich dahinschmelzen. Auch wenn ich wollen würde, ich kann mich gegen diese Anziehungskraft, die er auf mich ausübt, nicht mehr wehren. Er ist zu verlockend, als das ich darauf noch länger verzichten möchte.

»Und dann helfe ich dir unter der Dusche. Irgendjemand muss dir ja den Rücken waschen und da ich so ein selbstloser Mensch bin, ist es ja nur logisch, dass ich das auch noch übernehme.«

Natürlich, ganz selbstlos von ihm!

Cassian wartet keinerlei Worte von mir ab, denn im nächsten Moment presst er seine Lippen auf meine und lässt mich alles um mich herum vergessen. Als wäre mein Kopf leergefegt und ausschließlich er spielt in diesem Moment eine Rolle. Das ist aufregend und beängstigend zugleich.

Während ich seinen Kuss hungrig erwidere, da mich seine Leidenschaft zu verschlingen droht, kralle ich meine Finger in sein T-Shirt und ziehe ihn noch enger an mich.

Unsere Zungen umspielen einander. Cassian schiebt seine Hände unter meinen Kasack, berührt meine Haut und streichelt hoch zu meinen Brüsten.

Neckend gleiten seine Fingerspitzen über den Rand des zarten Stoffes und berühren nur federleicht meine Haut. Meine Brustwarzen ziehen sich zusammen und die harten Spitzen versuchen sich durch den Stoff hindurchzubohren.

Cassian löst sich von mir, umfasst den Saum und zieht mir das Oberteil in einer raschen Bewegung über den Kopf. Ohne Umschweife folgt meine Hose und als ich nur noch in Unterwäsche vor ihm stehe, nehme ich mir die Zeit ihn zu entkleiden.

Nachdem auch er endlich nur noch in Boxershorts vor mir steht, lasse ich meine Hände über seinen trainierten Oberkörper gleiten. Fühle das Zucken seiner Muskeln, spüre die warme, weiche Haut und genieße es, wie sehr ihm das gefällt.

Mein Blick fällt auf seinen Schritt, wo sich bereits sein Schwanz hart gegen den Stoff drückt. Ich nage auf meiner Unterlippe und versuche, der aufkeimenden Erregung irgendwie Herr zu werden. Es ist erschreckend, wie willenlos ich ihm ausgeliefert bin, sobald er mich nur berührt. Er nimmt meine Hand und legt sie gegen seine

Erektion.

»Spürst du, was du mit mir machst?«, raunt er mir fragend ins Ohr und leckt dann mit der Zungenspitze über meine Ohrmuschel, »ich muss dich nur ansehen oder an dich denken und er steht stramm wie eine Eins.«

Ich muss hart schlucken und beginne gleichzeitig zu grinsen. Diese beachtliche Beule kann man kaum ignorieren. Das heftige Kribbeln zwischen meinen Schenkel und die Tatsache, dass ich mit jeder Minute feuchter werde, lässt mein Herz nur noch schneller schlagen. Mit sanftem Druck beginne ich ihn durch den Stoff der Shorts hindurch zu massieren. Cassian gibt den Takt an und ich lasse ihn, wie immer, gewähren und füge mich seinem Willen.

»Vor dir hat es keine einzige Frau geschafft, dass ich meine Selbstbeherrschung verliere«, fährt er leise fort und zieht eine feuchte Spur über meinen Hals. »Du schaffst es, mich zur Weißglut zu treiben. Du schaffst es, dass ich mich vor Verlangen nach dir verzehre. Du schaffst es, dass ich mich wie ein verliebter Teenager fühle.«

Meine Augen weiten sich bei seinen Worten und ich blinzle irritiert. Hat er gerade gesagt, er wäre verliebt oder habe ich mich getäuscht? Sofort kriecht dieses leidige Gefühl in mir hoch, alles stehen und liegen zu lassen und die Flucht zu ergreifen. Ich hole tief Luft und versuche, mich zu beruhigen.

Das hat er bestimmt nicht ernst gemeint!

Ehe ich noch einmal nachhaken kann, umfassen seine großen Hände grob meine Brüste und er nimmt forsch meinen Mund in Besitz. Er lässt mir keine Wahl mehr, als einfach nur zu reagieren.

Ich schiebe meine Hand in seine Shorts, umfasse ihn und setze meine Massage intensiver fort. Ein kehliger Laut entfährt ihm und er schiebt stürmisch seine Zunge zwischen meinen Lippen hindurch, um auch jeden Winkel meiner Mundhöhle erkunden zu können.

Mit einem kurzen Griff in meinen Rücken schnappt der BH auf und er zieht ihn mir eilig über die Schultern. Dann schiebt er mir hastig das Höschen nach unten und ich kann gerade noch heraussteigen, ehe er mich einfach hochhebt.

Überrascht lasse ich von seinem Schwanz wieder ab, klammere mich an seinen Oberarmen fest und schlinge meine Beine um seine Hüfte. Er dreht sich mit mir, geht zwei Schritte und setzt mich auf der Ablage zwischen den beiden Waschbecken wieder ab.

Einen Augenblick lässt er von mir ab, aber nur, um sich eilig der Boxershorts zu entledigen und im gleichen Zuge das Portemonnaie aus der Hosentasche zu fischen. Mit seinem Fuß schiebt er seine Kleidung beiseite, nimmt ein Kondom aus der Geldbörse und lässt sie achtlos zu Boden fallen.

Ich beobachte ihn in seinem Tun und beiße mir auf die Unterlippe, als er seinen steilaufragenden Schwanz endlich verpackt hat.

»Na, gefällt dir, was du siehst?«, fragt er mich frech, als er meinen Blick bemerkt.

»Vielleicht«, antworte ich neckend und zwinkere ihm zu. Cassian zieht herausfordernd seine linke Augenbraue in die Höhe und umfasst mit einem festen Griff meine Schenkel, ehe er sich dazwischen schiebt und sich gegen meinen Körper presst.

Ich stöhne auf, als er sich dabei ein Stück weit in mich drängt und plötzlich reglos verharrt.

»Sag mir, wie sehr du ihn willst«, fordert er in diesem dominanten Ton, der mir jedes Mal eine Gänsehaut beschert. Ich zögere eine Antwort hinaus, indem ich meine

Hände an seine Wangen und meine Lippen auf seine lege. Mit meinem Becken versuche ich nach vorne zu rutschen, möchte ihn tiefer in mir spüren, doch Cassian hindert mich daran.

»Sag es«, raunt er, während er grob an meiner Unterlippe knabbert und seine Fingerspitzen in mein weiches Fleisch bohrt. Lustvoll keuche ich auf und lasse meine Hände hochwandern, wo ich mit den Fingernägeln über seine Kopfhaut kratze.

»So sehr, dass es mich verrückt macht«, murmle ich.

Ich bin verrückt nach ihm!

Für den Bruchteil einer Sekunde lockert sich sein Griff um mich und ich befürchte schon, dass er von mir ablässt, um mich weiter zu strafen, als er mit einem kräftigen Stoß, bis zum Anschlag, in mich eindringt.

Mit zusammengekniffenen Augen gebe ich ein lautes, erleichtertes Stöhnen von mir. Verdammt, ich bin Wachs in seinen Händen und das nutzt er aus.

»Mhm …«, gibt er genießend von sich, zieht sich ein Stück zurück und schiebt sich erneut tiefer in mich. Er vögelt mich in einem langsamen, stetig steigernden Rhythmus um den Verstand, während seine Lippen meine finden.

Nach Atem ringend löse ich meine Lippen von seinen, kratze mit meinen Fingern über seine Haut an den Oberarmen und dränge mein Becken enger gegen seines. Fest schlingen sich meine Beine um seine Hüfte und ich lege meinen Kopf in den Nacken, gebe mich meiner Lust hin und genieße jede einzelne Sekunde davon.

Cassians Lippen schließen sich um meinen linken Nippel, er zieht daran und bringt mich noch lauter zum Stöhnen. Er malträtiert gekonnt abwechselnd meine hochsensiblen Knospen mit seinen Zähnen, seiner Zunge und seinen Lippen.

Seine Stöße werden härter, fordernder und ich habe das Gefühl, jeden Augenblick in tausend Stücke zu zerbersten.

»Oh Gott …«, stöhne ich lauthals durch den Waschraum, grabe meine Fingernägel tiefer in Cassians Haut und ernte dafür einen groben Biss in die weiche Haut an meinem Brustansatz. Jede Faser meines Körpers, jeder Muskel und jeder Nerv ist zum Bersten angespannt, während Cassian unermüdlich in mich pumpt.

Der Höhepunkt trifft mich mit solch einer Wucht, dass ich ihn nicht einmal mehr ankündigen kann. Laut keuchend werfe ich meinen Kopf in den Nacken, mein Körper erzittert heftig und mein Herzschlag beschleunigt sich so sehr, dass ich das Gefühl habe, zu schweben.

Nur am Rande bekomme ich Cassians Orgasmus überhaupt mit, aber auch nur, weil er mir grob in den Hintern zwickt. Viel zu sehr bin ich mit dem Rausch meiner eigenen Empfindungen beschäftigt.

Das gerade war der absolute Wahnsinn! Ich kann mich beim besten Willen nicht daran erinnern, jemals solch unglaublichen Sex gehabt zu haben. Was auch immer Cassian mit mir macht, ich bin danach süchtig.

Nur langsam kommen wir beide zu Atem und die Nachwirkungen dieses Höhepunktes lassen mich zufrieden schnurren.

Sanft legen sich seine Lippen auf meine Wange und er beginnt damit, mein Gesicht mit federleichten Küssen zu bedecken.

Unser intimer Moment wird jäh zerstört, als es heftig gegen die Tür klopft. »Wenn ihr dann fertig seid, dass ganze Krankenhaus an eurem Sexleben teilhaben zu lassen, dann würde ich gerne endlich unter die Dusche.«

Meine Augen weiten sich und Cassian brummt genervt, als wir Alanas aufgebrachte Stimme hören.

»Dieses Weib und ihr Timing«, motzt er direkt los und löst sich von mir. Ich rutsche hastig, mit glühenden Wangen von der Ablage und beeile mich unter die Dusche.

»Zehn Minuten«, ruft er in Richtung Tür, entsorgt das Kondom im Müll und folgt mir. Peinlich berührt vermeide ich es, ihn anzusehen, und beginne sogleich, mir die Haare zu waschen.

Ich würde gerade am liebsten im Boden versinken!

Cassian

Beim Betreten der WG steigt mir sofort der Geruch meiner Leibspeise in die Nase. Chicken Tikka Masala. Sofort beginnt mein Magen zu knurren und Reese stupst mich grinsend an, damit ich weiter in den Flur gehe.

»Das riecht köstlich. Wer kann denn hier so gut kochen?«, will sie wissen, schließt die Tür hinter sich und schlüpft aus ihren Schuhen.

»Luca ist der begnadete Koch unter uns«, gestehe ich und tue es ihr gleich, ehe ich ihre Hand nehme und langsam mit ihr durch den Flur in den offenen Ess- und Wohnbereich gehe.

»Kannst du kochen?«, fragt sie weiter und blickt mich neugierig von der Seite an.

Heute ist sie aber wissbegierig!

»Nicht besonders«, gestehe ich und zucke mit den Schultern,

»aber ein paar einfache Sachen bekomme ich hin.«

Den Weg vom Krankenhaus hier her hat sie mich fast nur angeschwiegen. Noch immer ist es ihr peinlich, dass Alana uns im Waschraum gestört hat. Reese wollte erst gar nicht mit herkommen und nur mit viel gutem Zureden konnte ich sie schließlich doch noch überreden.

»Da seid ihr ja endlich! Das Essen ist gleich fertig«, sagt Luca und wirft einen Blick über seine Schulter. Schmunzelnd mustert er uns einen Augenblick, ehe er sich wieder umwendet und geschäftig in den Töpfen hantiert. Was sollte das denn jetzt für ein Blick sein?

»Die Anderen sind schon oben. Wir wollen draußen essen«, fährt er fort.

»Sag Bescheid, falls du Hilfe brauchst«, sage ich, doch erwarte gar keine Antwort von ihm und ziehe Reese weiter in Richtung Treppe. Luca kann es nicht leiden, wenn man ihm reinpfuscht und außer Angela darf auch nur selten jemand helfen.

Meine Hände legen sich auf Reese kleinen Knackpo, als ich sie vor mir her, die Stufen hochdirigiere.

»Kannst du denn kochen?«, frage ich und greife das Thema von vorhin auf. Ich muss es doch ausnutzen, wenn sie schon so bereitwillig das Kennenlernen vorantreibt.

»Ja kann ich, aber ich backe lieber!«

»Ich habe schon gemerkt, dass du sehr auf Süßkram stehst«, erwidere ich und folge ihr, oben angekommen, durch den Flur und betrete nach ihr die Dachterrasse.

»Hey«, grüßt uns Sam erfreut und grinst breit, »ich hatte schon die Befürchtung, dass ihr nicht auftaucht.«

Reese lächelt verlegen, als ihr Blick über Sam und Alana gleitet. Ich spüre deutlich, wie unangenehm ihr ihr diese Situation ist, und lege meinen Arm beruhigend um sie.

»Mein Lieblingsessen lasse ich mir doch nicht entgehen«, erwidere ich und führe Reese zum Tisch.

»Schön, dass du auch mitgekommen bist«, sagt Angela lächelnd, ergreift Reese Hand und zieht sie neben sich auf den Stuhl.

»Ich wurde dazu überredet«, erwidert sie und wirft mir einen kurzen Blick zu. Grinsend lasse ich mich neben ihr auf den Stuhl fallen, lege meinen Arm hinter ihr auf der Stuhllehne ab und lehne mich zurück.

»Wie kommt es, dass ihr später ankommt als ich, obwohl ihr vor mir das Krankenhaus verlassen habt«, will Alana wissen und streicht sich eine ihrer Locken aus dem Gesicht.

»Ich musste noch kurz nach Hause«, sagt Reese, während sie auf ihrer Unterlippe nagt. Ein untrügliches Zeichen, dass sie darauf eigentlich keine Antwort geben will. Was ich verstehen kann, denn Alana muss nicht wissen, dass wir noch ein wenig gefummelt haben.

»Wie läufts im Zoo?«, frage ich an Samuel gewandt, um das Thema zu wechseln. Er schmunzelt und runzelt einen Moment die Stirn, ehe er nickt und zu meinem Glück auf meinen Wechsel eingeht.

»Gut soweit. Nur Emma bereitet mir ein wenig Sorgen. Sie frisst seit ein paar Tagen nicht regelmäßig und hat sich in ihre Höhle zurückgezogen.«

Der besorgte Ausdruck auf Samuels Gesicht spricht Bände. Er ist ein fantastischer Tierarzt und jedes einzelne Tier im hiesigen Zoo liegt ihm am Herzen. Egal ob es ein Affe, ein niedliches Erdmännchen oder ein ausgewachsener Löwe ist. Mittlerweile kennen Luca und ich die meisten Tiere auch schon beim Namen.

»Wer ist Emma?«, fragt Angela neugierig nach, wobei sie leicht die Stirn runzelt. Sobald es um Tiere geht, sind die meisten Frauen sofort mit Begeisterung und Neugierde dabei.

»Was hat sie denn?«, schiebt Alana gleich hinterher, ehe Sam antworten kann. Er lächelt und streicht ihr sanft über den Unterarm.

»Unsere Eisbärdame. Ach, Baby, wenn ich das wüsste. Ich werde sie wohl einige Tage beobachten und sollte sich ihr Zustand nicht bessern, muss ich sie wohl unter Narkose untersuchen.« Er seufzt laut auf und lässt seine rechte Hand durch sein braunes Haar gleiten. Alana legt liebevoll ihre Hand auf seinen Oberschenkel und lächelt ihn aufmunternd an.

Was auch immer er an ihr findet, aber es sieht ganz danach aus, als würde sie meinen besten Freund glücklich machen und das zumindest freut mich.

»Oh das klingt ja spannend« erwidert Reese. Angela erhebt sich, um nach Luca und dem Essen zu sehen, und ich frage Reese nach ihrem Getränkewunsch. Dann stehe auch ich auf, laufe die paar Schritte über den Holzboden zu unserer Outdoorküche und hole zwei Bierflaschen heraus.

Gerade als ich mich wieder neben Reese setze, kommen auch schon Luca und Angela mit dem Essen. Die Töpfe stellen sie ganz unkompliziert in die Mitte des Tisches und jeder kann sich selbst bedienen.

Während ich mir eine große Portion Reis auf den Teller häufe und mindestens genauso viel vom Chicken Tikka Masala, blicke ich wieder zu Sam, um das Thema fortzuführen.

»Lässt du uns zusehen?«, frage ich nach und grinse ihn dann breit an. Das ein oder andere Mal durfte ich schon dabei sein, wenn nicht viel los war und er gerade ein Tier untersuchte. Vielleicht macht er ja auch für Reese eine Ausnahme.

Reese Augen leuchten auf, als sie meine Worte hört, schiebt sich einen Löffel voll Hühnchen in den Mund und sieht hoffnungsvoll zu Sam.

»Uns alle?«, mischt sich Alana ein und lächelt ihren Freund zuckersüß an. Bei diesem Welpenblick und diesem Lächeln kann er wohl nicht widerstehen.

»Na, von mir aus«, erwidert er und reibt sich grinsend über den Nacken. Wusste ich es doch!

»Wahnsinn. Ich wollte immer schon mal bei einer Tieruntersuchung dabei sein. Wenn du jetzt noch operieren müsstest, dann wäre ich im siebten Himmel«, schwärmt Reese und lächelt selig vor sich hin.

»Ich dachte ja, ich bringe dich regelmäßig in den siebten Himmel«, flüstere ich ihr neckend zu und zwinkere dann frech, als sich ihre Augen weiten. Grinsend beißt sie sich auf die Unterlippe und das verlangende Funkeln in ihren Augen, ist mir bereits mehr als genug Antwort.

»Das ist eine andere Art des siebten Himmels«, flüstert sie zurück.

Schmunzelnd beuge ich mich zu ihr und drücke ihr einen Kuss auf die Wange, ehe ich mich wieder dem Essen und dem Tischgespräch widme.

»Mir würde es gefallen, wenn du ein Tierbaby behandeln müsstest.« Alana sieht Sam mit einem strahlenden Lächeln und ebenso funkelnden Blick an.

»Da kann ich dich schon mal mitnehmen, Baby. Die Löwen und die Giraffen haben gerade Junge bekommen. Und die Elefantenkinder sind auch ziemlich süß.«

»Awww ... Giraffenbabys?«, hakt Alana schwärmend nach. Bei Babys, egal ob menschlich oder im Tierreich, werden alle Frauen innerhalb von Sekunden weich wie Butter.

»Wie süß. Löwenbabys sind doch purer Zucker«, wirft Angela ein und selbst Reese nickt zur Bestätigung.

»Bei der Erwähnung von Tierbabys kommen euch drei beinahe die Herzen aus den Augen heraus«, sagt Luca und schüttelt lachend den Kopf. Meine Rede!

Nach dem herrlichen Essen und unseren durchaus netten Gesprächsthemen, die sich neben dem Zoo auch noch um alltägliche Dinge drehen, helfe ich Reese den Tisch abzuräumen. Netterweise hat sie sich sofort dafür angeboten, aber auch nur wegen ihres Ordnungsticks.

»Worüber denkst du nach?«, will ich wissen, als sie sich schweigend daran macht den Geschirrspüler einzuräumen.

»Darüber, dass dieser Abend einen netteren Ausgang als Beginn hat«, antwortet sie mir. Nach und nach reiche ich ihr die Teller, die ich kurz unter fließendem Wasser abgespült habe und sie räumt sie akkurat in die Maschine. Selbst dabei scheint sie eine Art System zu verwenden.

»Du meinst Alana?«, hake ich nach, als sie nicht weiterspricht. »Ja, wieso hat sie nur immer so ein unfassbar unpassendes Timing?«

»Ich weiß es nicht, aber das hat sie schon, seit ich sie kenne. Sie hat wohl einen sechsten Sinn dafür und da sie jetzt mit Sam anbandelt, muss ich sie leider wieder öfter ertragen«, erkläre ich ihr und reiche ihr zum Abschluss noch das benutzte Besteck. Reese stellt die Maschine an, wäscht sich die Hände und putzt im gleichen Zug das Waschbecken.

»Ich weiß ehrlich gesagt nicht, wie ich damit umgehen soll. Ich kann sie echt leiden, aber manchmal macht sie es einem schon schwer«, gesteht sie mir, lehnt sich gegen die Küchentheke und sieht mich ratlos an.

»Willst du nochmal hochgehen zu den Anderen oder lieber mit mir alleine sein«, frage ich sie, nähere mich ihr und stütze meine Hände links und rechts neben ihr auf der Küchentheke ab.

»Mir gefällt ja Option Nummer Zwei sehr viel besser«, fahre ich hastig fort und wackle anzüglich mit den Augenbrauen.

»Hm …«, brummt sie und blickt grinsend zu mir hoch. Ihre Hände legen sich auf meine Brust, sie streckt sich ein wenig und legt ihre Lippen auf mein Kinn.

»Hm … was?«, hake ich nach.

Reese nimmt sich noch einen Moment Zeit, mich auf die Folter zu spannen und bedeckt währenddessen sanft mein Kinn mit Küssen.

»Ehrlich gesagt, bin ich auch für Option Zwei. Das waren heute genug Menschen um mich herum«, gesteht sie leise. Nickend verschließe ich ihren Mund mit meinem, lege meine Hände an ihre Hüfte und ziehe sie näher an mich. Ich muss sagen, dass sie heute ziemlich locker und offener, als ich gedacht hätte, war.

»Dann lass uns in mein Zimmer gehen und ich helfe dir, dich wieder zu entspannen«, raune ich an ihren Lippen.

»Das hört sich sehr verlockend an.«

Grinsend löse ich mich von ihr, umschließe ihre Hand und ziehe sie mit mir, führe sie die Treppe hoch und bringe sie eilig in mein Zimmer. Seit das Türschloss hinter uns eingerastet ist, kann von mir aus die Welt untergehen und es würde mich nicht stören, solange sie bei mir ist.

15.

Reese

Während ich in eine bequeme, schwarze Leggings schlüpfe und ein einfaches, dunkelblaues Shirt überstreife, werfe ich noch einmal einen Blick in den großen Spiegel in meinem kleinen Badezimmer. Die Zeit reicht gerade noch dafür, mir die Haare zu kämmen und eine kurze Katzenwäsche. Sadie möchte mir heute London zeigen und ich muss zugeben, dass ich mich bereits sehr darauf freue. Das Wetter ist geradezu prädestiniert dafür, denn es herrscht ungetrübter Sonnenschein und die sommerlichen Temperaturen locken an diesem Nachmittag ins Freie. Lächelnd vor mich hinpfeifend gehe ich in den Flur, um mir meine Schuhe anzuziehen, greife nach meiner Tasche und verstaue mein Smartphone und die Geldbörse darin, ehe ich mir den Schlüssel schnappe und in den Hausflur trete. Eine Tür weiter, drücke ich die Klingel und keine Minute später wird diese geöffnet und eine strahlend lächelnde Sadie blickt mir entgegen.

»Du siehst ja total tiefenentspannt aus«, witzelt Sadie bei meinem Anblick und verkneift sich nur mit Mühe ein breites Grinsen. Steht mir etwa auf der Stirn geschrieben, dass ich mich im Moment richtig gut fühle? »Bin ich auch«, gebe ich zu und reibe mir verlegen über den linken Arm. Sie lacht fröhlich auf und ich sehe ihr dabei zu, wie sie sich fertig macht.

»Bist du bereit für das volle Touristenprogramm?«, will Sadie wissen und schlüpft in ihre weißen Sneakers. Oh, das sieht ganz danach aus, als hätte diese Frau für heute viel mit mir geplant.

»Ja«, kommt es mir ein wenig skeptisch über die Lippen, »gerne. Ich hoffe, ich bereue das nicht.«

»Auf keinen Fall«, erwidert sie entschlossen und lacht dann herzlich auf. »Du wirst schon sehen, London hat für jeden etwas zu bieten«, fährt sie fort, schnappt ihre Tasche und schließt die Tür hinter uns. Gemeinsam steigen wir die Treppen hinunter und verlassen den Wohnblock. Sadie hakt sich bei mir unter und führt uns dann nach rechts, in Richtung Themse. Das ist auch der Weg, den ich täglich zum Krankenhaus zurücklege, da es nur etwa zehn Minuten von meiner Wohnung entfernt ist. Der Bezirk Southwark hat deutlich mehr zu bieten, wie ich gerade feststellen muss. Wir passieren das Krankenhaus und mein Blick gleitet staunend an einem riesigen Wolkenkratzer hoch. The Shard, welcher, wie der Name schon sagt, das Aussehen einer Scherbe hat, ragt in den Himmel hinauf.

»Wow«, kommt es mir ehrfürchtig über die Lippen und ich beobachte, wie die Glasfassade im Sonnenlicht zu glitzern beginnt.

»Ich bin auch jedes Mal beeindruckt«, sagt Sadie und folgt meinem Blick, »es wundert mich, dass du ihn noch nicht eher entdeckt hast.«

»Ich war noch nie auf der anderen Seite des Krankenhauses«, gestehe ich und bisher hatte ich auch kein Interesse daran, aus dem Fenster zu sehen. Was ich zukünftig auf jeden Fall ändern werde.

Sadie lässt mich noch ein paar Minuten staunen, ehe sie mich weiter zieht. Nach wenigen Gehminuten erreichen wir einen Markt. Gemütlich schlendern wir zwischen den ganzen Ständen hindurch und ich sauge all die Eindrücke und Gerüche in mich auf, wie ein Schwamm. Natürlich gibt es in Manchester auch Märkte, aber die sind bei weitem kleiner, geradezu familiär.

Nach dem Markt spazieren wir gemütlich an der Themse entlang. Wie konnte ich nur Wochen hier wohnen und diesen wundervollen Ort nicht entdecken? Es gibt so viel zu bestaunen. Unter anderem passieren wir das Shakespeares Globe, wo William Shakespeare seine Werke aufführte, das Tate Modern, eines der größten Museen für moderne und zeitgenössische Kunst weltweit, die berühmte Millennium Bridge, die einen wunderbaren Ausblick auf die St. Pauls Cathedral freigibt. Wir schlendern am National Theatre vorbei und halten schlussendlich beim London Eye, dem berühmten Riesenrad direkt an der Themse.

»Hast du Höhenangst?«, will Sadie wissen, als mein Blick an dem stählernen Monstrum hinauf gleitet. Mit einer Höhe von 135 Metern ist es das größte Riesenrad Europas und ist eines der Wahrzeichen der Stadt.

»Nein, wieso?«, frage ich verwundert und lenke meine Aufmerksamkeit auf die Blondine neben mir.

»Dann lass uns eine Runde mit dem Riesenrad drehen. Die Aussicht ist fantastisch. Nur noch The Shard toppt das«, schlägt Sadie vor und lächelt breit.

»Okay. Los!«

Mit einem Grinsen auf den Lippen reihen wir uns in die Schlange ein, um ein Ticket zu ergattern, und wenige Minuten später steigen wir in eine der Gondeln ein. Wir haben Glück und sind allein mit einem älteren Ehepaar. Sofort gehe ich nach vorne, stütze meine Ellbogen auf dem Geländer ab und schaue hinaus. Die Fahrt dauert eine halbe Stunde und ich bin schon mehr als gespannt, wie die Aussicht ganz oben sein wird.

»Jetzt sag schon. Wie gefällt dir London?«, will Sadie von mir wissen. Sie steht neben mir, hat den Blick auf mich gerichtet und kräuselt dabei neugierig ihre Nase. Das sieht richtig süß aus und lässt sie so unschuldig wirken. Dennoch bin ich mir sicher, dass die lebensfrohe Blondine es faustdick hinter den Ohren hat.

»Ganz gut, so viel habe ich ja noch nicht gesehen«, erwidere ich flüchtig. Sadie beginnt ungläubig zu lachen und schüttelt den blonden Kopf, wobei ihr immer wieder ein paar Strähnen ins Gesicht fallen.

»Nur gut?«, hakt sie nach und ich kann mir ein dümmliches Grinsen nicht mehr verkneifen. Wieso fragt sie denn, wenn sie die Antwort doch eh schon kennt?

»Okay. Ja, mir gefällt es sehr gut in London, denn du meinst ja ganz offensichtlich nicht die Stadt«, sage ich.

Bei meiner Feststellung kichert sie vergnügt und wirft einen kurzen Blick über ihre Schulter, zu dem älteren Ehepaar. Dann beugt sie sich weiter zu mir, ganz so, als würde sie mir ein Geheimnis anvertrauen wollen.

»Nein, ich rede von deinem sexy Hot-Doc. Habe ich dir nicht anfangs gesagt, dass da viel mehr als ein One-Night-Stand dahintersteckt?«

Amüsiert schüttle ich den Kopf und blicke in ihre strahlenden, blauen Augen, die deutlich den Ernst hinter dem Schalk ausdrücken. Ja, ja, sie hatte recht!

»Willst du jetzt hören, dass ich dir recht gebe? Ich hätte nicht gedacht, dass es sich so entwickeln könnte, denn ich wollte zu Beginn wirklich nicht mehr als diese eine Nacht. Cassian war für mich all das, was ich niemals in meinem Leben wollte und jetzt möchte ich jede freie Minute mit ihm verbringen.« Das ist immer noch verrückt, denn ich habe mich noch nie in meinem Leben so sehr zu einem Mann hingezogen gefühlt.

»Du bist verliebt in ihn«, stellt sie fest und ich reiße sofort geschockt meine Augen auf.

»Ich ... weiß nicht«, murmle ich und nage sofort auf meiner Unterlippe. Die Unsicherheit ergreift erneut von mir Besitz und ich kann diese Zweifel einfach nicht abstellen. Sobald ich darüber nachdenke, oder jemand, wie jetzt, mit mir darüber spricht, schleichen sich immer wieder negative Gedanken in mein Bewusstsein.

»Cassian hat letztens gesagt, dass er sich in meiner Gegenwart wie ein verliebter Teenager fühlt«, flüstere ich. Wieder nage ich auf meiner Unterlippe, denn ich weiß noch immer nicht, was ich davon halten soll. Hat er das nur gesagt, weil er scharf auf mich war, oder steckt mehr dahinter?

»Das ist doch schön. Ich denke, er ist genauso verliebt in dich, wie du in ihn!« Sadie streicht mir freundschaftlich über den Unterarm und lächelt aufmunternd. Ich erwidere das Lächeln, nehme ihre Hand in meine und drücke sie kurz. Es ist schön, mit ihr Zeit zu verbringen, denn in ihrer Nähe habe ich immer das Gefühl, ich könne ich selbst sein.

»Wovor hast du denn solche Angst?«, will meine Freundin wissen und blickt mich dabei sanft an. »Cassian ist verrückt nach dir, das sieht selbst ein Blinder. Aber du verschließt dich vor allen, die dir näherkommen wollen.« Ich seufze tief auf und streiche mir unsicher eine rote Haarsträhne aus dem Gesicht. Mein Blick wandert über das London zu meinen Füßen und ich lächle über diese wundervolle Aussicht. Von hier oben kann man fast die ganze Stadt überblicken. Bisher gab es nur eine Person in meinem Leben, die über meine ganze Vergangenheit im Bilde war und ich weiß nicht, ob ich bereit bin, dies noch einmal jemandem anzuvertrauen.

»Ich rede nicht gerne über meine Vergangenheit als Waisenkind.

Ich möchte nicht, dass die Menschen mit mir Mitleid haben, weil ich nie in den Genuss einer wohlbehüteten Familie kam. Ich gehöre wohl eher auch zu den Einzelgänger-Typen und daher ist es für mich eventuell schwieriger, auf andere zuzugehen.« Ich weiche Sadies Blicken aus, denn auch wenn meine Worte mehr als wage sind, ertrage ich diese mitleidigen Blicke der Menschen nicht.

»Das kann ich verstehen«, sagt sie verständnisvoll und streicht mir erneut über den Unterarm, »aber ich hoffe, du merkst, dass du mir vertrauen kannst und ich immer für dich da bin, egal was geschieht. Ich bin ehrlich froh, dass wir uns kennengelernt haben, denn du bist ein wundervoller Mensch, Reese«, sagt sie. Ihr sanftes und gleichzeitig herzliches Lächeln geht mir unter die Haut. Ich lege meine Hand erneut auf ihre und erwidere das Lächeln.

»Das bedeutet mir viel, glaub mir«, murmle ich.

Nach der Fahrt mit dem Riesenrad laufen wir weiter, bestaunen das berühmte Gebäude der Regierung und den Big Ben, umrunden auch ihn und sehen uns noch die Westminster Abbey von außen an. Von dort aus laufen wir weiter in Richtung St. James Park. Neugierig werfe ich einen Blick durch die Absperrung zu der berühmten Straße des Premierministers und bin direkt enttäuscht, dass man nicht einmal seine Haustür sehen kann. In den Filmen wird das immer ganz anders dargestellt. Wir durchqueren den Park und steuern direkt den Buckingham Palace an. Ich muss ja zugeben, ich bin ein großer Fan der Queen und der Königsfamilie.

»Ich würde echt gerne Mal einen Tag lang Mäuschen in diesem Palast spielen«, sage ich, als wir vor dem großen Zaun stehen, um einen guten Blick auf den Palast zu haben.

»Und der Queen bei ihren Teepartys und öden Terminen zusehen?«, fragt Sadie lachend. Ja, träumen wird man doch noch dürfen. Ich stelle mir vor, wie ich mit Elizabeth II. an der langen Tafel sitze, Tee trinke und mich mit ihr über Staatsangelegenheiten unterhalten.

»Ist doch bestimmt interessant, wenn sie sich zum Beispiel mit dem Premier Minister trifft. Selbst bei einem simplen Abendessen mit der Familie würde ich ihr neugierig zusehen wollen«, widerspreche ich und zucke mit den Schultern.

»Ich kann mich ausschließlich für Kate begeistern. Das ist eine bemerkenswerte und wunderschöne Frau.«

Oh, schwärmt da jemand etwa für einen Royal?

»So so! Die Duchesse of Cambridge ist also dein Typ?«, hake ich grinsend nach und stupse sie mit meiner Schulter an.

»Oh ja. Große, schlanke Brünetten sind voll mein Typ«, erwidert Sadie auf meine Worte und zwinkert mir frech zu. Lachend hake ich mich bei ihr unter und sie zieht mich mit sich. Die Tour ist noch nicht vorbei. Vom Buckingham Palace aus laufen wir in Richtung Trafalgar Square und von dort dann weiter zum Piccadilly Circus und schlussendlich landen wir auf der Oxford Street. Hätte ich vorher gewusst, was für ein Shopaholic sich in dieser Blondine versteckt, hätte ich niemals zu einem Stopp auf der Einkaufsstraße zugestimmt.

Als wir spät abends zuhause ankommen, voll beladen mit den verschiedensten Tüten, vollgestopft mit Kleidung, lasse ich alles einfach im Flur stehen und liegen, laufe ins Schlafzimmer und lasse mich erschöpft aufs Bett fallen. Das war ein wundervoller Tag, aber jetzt bin ich fix und fertig.

Cassian

Ungeduldig drücke ich die Klingel, wieder und wieder und ziehe meine Augenbrauen brummend zusammen. Was treibt sie denn? Wir haben doch ausgemacht, dass ich abends bei ihr vorbeikomme. Erst beim gefühlt dreißigsten Mal ertönt ein Summen und ich drücke die Tür auf. Mit großen Schritten eile ich durch den Flur, die

Treppen in den dritten Stock hoch und bleibe überrascht stehen, als ich Reese in der offenen Tür erblicke.

»Wie siehst du denn aus?«, frage ich und unterdrücke ein Lachen. Die roten Haare stehen ihr wirr in alle Richtungen vom Kopf ab und ich erkenne deutlich einen Abdruck auf ihrer linken Wange. Hat sie etwa geschlafen?

»Was denn?«, hakt sie verwundert nach und streicht sich das zerknitterte, schwarze T-Shirt glatt. »Ich bin eingeschlafen und du hast mich mal wieder erschreckt.«

Mit meinen Augen folge ich ihrer Handbewegung und lasse meinen Blick dann über die blauen Stoffshorts gleiten, die nackten Beine hinunter, bis zu ihren Zehen. Sofort erscheinen die wildesten Fantasien in meinem Kopf und ich beiße mir grinsend auf die Unterlippe.

Diese Frau wird noch einmal mein Untergang sein!

Kaum bin ich in ihrer Nähe, würde ich sie am liebsten an Ort und Stelle um den Verstand vögeln. Alles andere wäre mir dabei völlig egal.

»Erschreckt, ja?«, hake ich schmunzelnd nach und überbrücke den Abstand zwischen uns. Sie nickt, wobei sie mich keinen Augenblick aus den Augen lässt. Noch immer haftet ein schläfriger Glanz in ihren hübschen grünen Augen.

Amüsiert grinsend beuge ich mich zu ihr, lege meinen Mund auf ihren und ziehe sie in meine Arme. Ich muss einfach ihre weichen Lippen spüren, sie schmecken und ihren sexy Körper berühren.

Reese schmiegt sich enger an mich, legt ihre Arme um meine Hüfte und erwidert zärtlich meinen Kuss. Noch immer stehen wir zwischen Tür und Angel, aber wen stört das schon?

Mich garantiert nicht!

Eine ganze Weile stehen wir so da, verlieren uns ineinander und keiner von uns ist gewillt, sich von dem anderen zu lösen. Ein leises Seufzen entweicht Reese und ich nutze die Gelegenheit, gleite mit meiner Zunge tiefer in ihren Mund und erkunde sie.

Reese löst sich von mir, lächelt und streicht mir kurz über die Brust. Als sie zur Seite tritt, um mich reinzulassen, gähnt sie herzhaft und fährt sich mit der linken Hand durch die Haare. Das rettet das Chaos auf ihrem Kopf jetzt aber auch nicht.

»War deine Sightseeingtour so anstrengend?« Mein Blick fällt auf die unzähligen Tüten, die im Flur verteilt stehen und darauf warten, ausgeräumt zu werden. Haben sie die Oxford Street leer gekauft?

»Du hast ja keine Ahnung«, murmelt sie und läuft zurück ins Wohnzimmer, »Ich dachte, Sadie lässt mich nie wieder nach Hause gehen.«

»Hat es dir wenigstens gefallen?«, frage ich nach und setze mich neben sie auf das Sofa. Reese zieht die dünne Decke bis zum Kinn hoch, gähnt erneut und lehnt dann ihren Kopf gegen meine Schulter. Schmunzelnd drücke ich ihr einen Kuss auf ihren Scheitel und lenke dann meinen Blick auf den Fernseher. »Friedhof der Kuscheltiere?«

»Ja es war ein sehr schöner Tag. London gefällt mir richtig gut«, antwortet sie und blickt mich dann lächelnd an, »Ich liebe Stephen Kings Werke. Aber die Neuverfilmung finde ich nicht so gut.«

»Ich habe noch nie eine Frau kennengelernt, die bei einem Horrorfilm einschläft«, sage ich, rutsche ein Stück weiter nach hinten und lege meinen Arm um sie.

»Ich kenne die Filme und Bücher in- und auswendig«, gesteht sie leise, »was siehst du dir denn gerne an?«

»Ich liebe Dokumentationen, ganz egal über was«, erwidere ich und lasse meine Hand über ihren Rücken wandern. Reese rutscht ein Stück näher an mich heran, macht es sich gemütlich und legt ihre Hand auf meinen Bauch.

»Du kannst gerne umschalten, wenn du möchtest«, sagt sie, »bei Dokus kann man noch besser schlafen.«

Amüsiert über ihre Worte schnappe ich mir die Fernbedienung und zappe durch die Kanäle. Wenn sie schlafen möchte, dann soll sie schlafen. Ich begnüge mich auch damit, sie einfach nur im Arm zu halten. Schließlich bleibe ich bei einer Folge ‚Die härtesten Gefängnisse der Welt' hängen und verfolge fasziniert, wie elend die Verhältnisse auf den Philippinen sind.

Ich weiß nicht, wie viel Zeit vergangen ist, aber Reese schläft tief und fest, wobei sie sich noch enger in meine Arme gekuschelt hat. Die ganze Zeit über habe ich mich kaum gerührt und mittlerweile ist mein Fuß eingeschlafen. Das kommt davon, wenn man es zu sehr genießt, wie sich die Frau seiner Begierde an einen schmiegt.

Vorsichtig hebe ich sie ein Stück weit an, rutsche zur Seite und lege sie auf dem Sofa ab. Mit einem leisen Seufzen stehe ich auf und strecke mir erst einmal ordentlich die Glieder durch. Das nächste Mal muss ich zusehen, dass ich auch bequem liege, sonst wird das mit dem Kuscheln echt nichts.

Mein erster Weg führt mich die paar Schritte in die Küche und ich hole mir aus dem Kühlschrank eine Flasche Wasser. Nachdem ich ein paar tiefe Schlucke getrunken habe, beschließe ich, die unbequeme Jeans loszuwerden. Auf dem Weg ins Badezimmer werfe ich einen Blick aufs Handy. Es ist kurz vor acht und ich überlege, Reese zu wecken, damit wir einfach ins Bett gehen können. Zumindest ist es dort bequemer als auf ihrem kleinen Sofa.

Danach laufe ich weiter ins Schlafzimmer und tausche meine Jeans gegen eine Jogginghose, die ich letztens hier liegen gelassen habe. Ja, so ist es deutlich gemütlicher.

Mein Blick fällt auf das kleine Regal, über dem Bett und bisher hatte ich noch nicht die Gelegenheit, es mir genauer anzusehen. Ich nähere mich und sehe mir die Dinge, die darauf stehen, neugierig an. Neben einem kleinen Windlicht und einem großen Bild, mit der Aufschrift *Memories never die*, stehen fünf Fotos in verschiedenen Bilderrahmen.

Gleich bei dem ersten Bild verziehe ich mein Gesicht zu einer Grimasse. Es zeigt Reese und eine hübsche Brünette und einem dunkelhaarigen Mann, die beide die Arme um meinen Rotschopf geschlungen haben. Sie sind unverkennbar im Fußballstadion und tragen die roten T-Shirts ihres Lieblingsvereins.

Die nächsten beiden Bilder zeigen die beiden Mädels auf einem Konzert. Lachend umarmen sie sich und bei genauerem Betrachten erkenne ich, dass im Hintergrund auf der Bühne ein rothaariger Sänger steht. Ich vermute, es handelt sich um Ed Sheeran.

Auf dem dritten Bild sind die beiden deutlich jünger, lächeln aber genauso strahlend in die Kamera. Sie sitzen an einem großen Tisch, vor sich haben sie beide je ein großes Stück Kuchen und im Hintergrund kann ich noch einige Personen erkennen. Scheint ein Geburtstag zu sein.

Das letzte Bild ist eine Einzelaufnahme der hübschen Brünetten. Diese Frau muss Reese eine Menge bedeuten. Wer ist sie? Da sie ein Waisenkind ist, vermute ich, es handelt sich hierbei um eine Freundin. Aber wieso hat sie sie bisher noch mit keinem Wort erwähnt?

Nachdenklich mache ich mich auf den Weg zurück ins Wohnzimmer. Eigentlich weiß ich so gut wie gar nichts über sie. Ich weiß nichts über ihre Freunde, nichts über etwaige Pflegefamilien, die ihr vielleicht noch immer etwas bedeuten und nichts darüber, wo sie eigentlich herkommt. Nur die paar Häppchen, die Reese bereit war, mir zu servieren, kenne ich.

Als ich mich neben Reese auf dem Sofa niederlasse, wobei sie mir jetzt noch weniger Platz gelassen hat, weil sie alle Vier von sich streckt, beginnt sie ganz plötzlich unruhig vor sich hin zu murmeln. Immer wieder fällt der Name Amanda, aber ansonsten kann ich kein Wort von ihrem Gemurmel verstehen.

Plötzlich schreckt sie hoch und sieht sich panisch um. In ihren Augen kann ich ganz klar diesen traurigen Schimmer erkennen, den sie so oft vor mir zu verbergen versucht.

»Alles okay, Ginger?«, will ich wissen und rutsche näher an sie heran. Reese setzt sich auf, zieht ihre Beine an und weicht meinen Berührungen sofort wieder aus.

»Ich habe nur schlecht geträumt«, erwidert sie, schlingt die Arme um ihre Knie und richtet ihren Blick auf den Fernseher. Innerlich stöhne ich auf, denn so weit waren wir schon zigmal.

Ihre offensichtliche Abwehrhaltung ignorierend, ergreife ich ihre Hände und ziehe sie einfach in meine Arme. Widerwillig lässt sie es geschehen, vermeidet es jedoch, mich anzusehen.

»Wer ist Amanda?«, frage ich leise, lege meine Lippen gegen ihre Schläfe und streiche mit den Fingerspitzen beruhigend ihren Arm entlang, »diesen Namen hast du gerade immer wieder vor dich hingemurmelt.«

Ein tiefes Seufzen ist zu hören und ihr ganzer Körper spannt sich an. Ich kann regelrecht fühlen, wie sich alles in ihr gegen diese Frage sträubt.

»Amanda ist ...«, beginnt sie, bricht jedoch wieder ab und räuspert sich, ehe sie fortfährt, »...Amanda war ... meine beste Freundin.«

Abwartend streiche ich weiterhin sanft ihren Arm und hoffe darauf, dass sie mir noch mehr darüber erzählt. Dann ist die Frau auf den Bildern also Amanda. Was ist passiert? Es muss etwas sehr Schreckliches vorgefallen sein, wenn Reese nicht von selbst darüber sprechen kann.

»Sie ist tot ...«, flüstert sie kaum hörbar.

»Das tut mir leid, Reese«, erwidere ich leise und drücke sie sanft an mich. Sie lässt es geschehen, wobei sie erneut leise aufseufzt und ihren Kopf schließlich an meiner Halsbeuge vergräbt.

Ein kleines Bisschen hat ihre Anspannung nachgelassen und ich weiß bereits, ohne nachzufragen, dass sie mir nicht mehr viel dazu preisgeben wird. Es ist eindeutig, dass Amandas Tod tiefe Wunden bei Reese hinterlassen hat. Die Frage ist nur, warum?

»Was ist passiert?«, frage ich dennoch nach, in der Hoffnung, dass sie sich ein Stück weit öffnet und mir erzählt, was sie so sehr belastet.

»Amanda war meine erste und einzige richtige Freundin«, beginnt sie leise zu erzählen, »ich erinnere mich noch daran, wie ich an meinem ersten Tag in einer neuen Schule ins Klassenzimmer kam und angestarrt wurde, als wäre ich ein Außerirdischer. Als Neue hat man es in der ersten Zeit nie leicht, aber mir war das auch egal, denn ich kam so oft in andere Pflegefamilien und neue Schulen, dass man sich irgendwann daran gewöhnt. Amanda hat sofort angeboten, dass ich neben ihr sitzen kann und seit diesem Tag waren wir unzertrennlich, obwohl ich ihr gegenüber sehr lange brauchte, um mich zu öffnen.«

Ich lausche ihren Worten und lehne meinen Kopf gegen ihren. Das ist zwar nicht die Antwort auf meine Frage, dennoch ist es mehr, als ich überhaupt erwartet habe. Ich lasse meine Finger durch ihre roten

Haare gleiten und warte darauf, ob sie mir noch etwas erzählt.

Reese hebt ihren Kopf, sieht mir einen Augenblick lang in die Augen, beugt sich dann vor und legt ihre Lippen auf meine. Überrascht erwidere ich ihren Kuss und seufze leise gegen ihre Lippen.

Das war‘s dann!

Der Kuss entwickelt sich in einer rasenden Geschwindigkeit zu einer leidenschaftlichen Knutscherei, die eindeutig von ihr ausgeht. Reese schiebt sich, ohne sich von mir zu lösen, die Decke vom Körper, klettert auf meinen Schoß und schmiegt sich an mich.

Ich bin nur noch in der Lage zu reagieren, denn sie hat sofort den Hunger nach ihr in mir entfacht. Meine Hände wandern ihren Rücken auf und ab, legen sich dann auf ihren sexy Knackpo und ich drücke sie eng an mich, damit sie merkt, was sie schon wieder mit mir macht. Ich stehe darauf, wie ich diesen süßen, festen Po mit meinen großen Händen umfassen, ihn kneten und ihr die verführerischsten Töne entlocken kann. Es ist, als wäre er eigens für mich erschaffen worden.

Ein leises Aufseufzen gleitet über ihre sündhaften Lippen, als sie meine wachsende Erektion spüren kann, die gegen ihre bedeckte Mitte drückt. Sie zieht meine Unterlippe in
ihren Mund und beginnt daran zu knabbern. Oh, ich liebe es, wenn sie das tut.

Sie lässt ihre Hände zwischen uns gleiten, zieht an meinem T-Shirt und löst sich einen Moment von mir, um es mir harsch über den Kopf zu ziehen. Das satte Grün in ihren Augen funkelt mir lustvoll entgegen, ehe sie ihren Kopf senkt und ihre Lippen auf meinen Hals legt.

Mit meinen Fingern wühle ich durch ihr feuerrotes Haar, schließe meine Augen und genieße es, wie sie sich einen Weg über meinen Hals küsst. Sanft knabbert sie an meinem Schlüsselbein, was mir eine Gänsehaut verschafft und verteilt dann federleichte Küsse auf meiner Brust. Sie weiß nur zu gut, was sie machen muss, damit ich abgelenkt bin und nicht einmal mehr einen Gedanken an irgendein eben noch geführtes Gespräch verschwende.

Ein Schauer durchfährt mich und ich keuche leise auf, als ihre Zungenspitze erst um meinen Nippel kreist und sie dann Muskel für Muskel tiefer gleitet. Reese rutscht von meinem Schoß, sinkt vor mir auf die Knie und zieht mir grob die Jogginghose, samt Boxershorts, von der Hüfte.

»Ginger …«, bringe ich gerade noch heraus, als sie mir einen kurzen Blick zuwirft und mir verführerisch zulächelt. Ich weiß gar nicht wie mir geschieht, vergrabe meine Finger erneut in ihrer weichen Mähne und genieße es, wie sich ihre sündhaften Lippen fest um meinen steinharten Schwanz schließen.

Himmel, diese Frau wird noch einmal mein Verderben sein!

16.

Reese

Seit meiner Ankunft hier in London, sind nun schon einige Wochen vergangen und ich denke, dass ich mich mittlerweile sehr gut eingelebt habe. Im Krankenhaus hat sich eine Routine eingestellt und ich glaube, ohne jetzt arrogant zu klingen, dass ich eine Bereicherung für die Unfallchirurgie und die Notaufnahme bin. Auch wenn ich vielleicht nicht immer die Redseligste, oder gar ein wenig unzugänglich bin, denke ich doch, dass ich mich gut in mein Team eingefügt habe.

Tief in Gedanken versunken, wasche und desinfiziere ich mir meine Hände und lasse noch einmal die eben beendete, mehrstündige Operation durch den Kopf gehen.

Mein Chef, Dr. Chou, ist echt ein Ass auf seinem Gebiet und es war mir eine Freude, gemeinsam mit ihm im OP zu stehen und sogar noch von ihm zu lernen.

Mit einem gut gelaunten Lächeln auf den Lippen trete ich in den Flur hinaus und laufe auf den Aufzug zu. Jetzt muss ich erstmal was Essen und am Nachmittag habe ich dann eine Reihe einfacher Eingriffe.

Im Fahrstuhl lehne ich mich gegen die Wand und ziehe mein Handy aus der Kitteltasche heraus. Ich checke kurz meine Nachrichten und muss schmunzeln, als ich die kurze Nachricht von Allen lese, in der er sich nach meinem Wohlbefinden erkundet. Seit unserem letzten Telefonat bemühe ich mich sehr, dass unser Kontakt nicht wieder so einseitig wird oder gar abbricht. Ich habe eingesehen, dass ich mich ihm gegenüber mies verhalten habe. Ich tippe rasch eine Antwort und blicke hoch, als sich die Türen des Aufzuges nochmal öffnen.

»Hey«, begrüßt mich ein gut gelaunter Raphael und lächelt mich charmant an. Ich erwidere das Lächeln und nicke ihm freundlich zu, ehe ich mein Handy zurück in die Kitteltasche gleiten lasse.

»Wie geht es dir?«, will er wissen und hat noch immer dieses freundliche Lächeln auf den Lippen, jedoch kneift er ganz leicht seine Augen zusammen. Ist er etwa immer noch beleidigt, dass ich dieses blöde zweite Date nicht gleich abgesagt habe und ihn vielleicht ein klitzekleines Bisschen benutzt habe, um Cassian zu ärgern?

»Gut soweit und dir«, erwidere ich und verschränke meine Arme vor der Brust. Mir ist bewusst, dass er nur Smalltalk betreiben will, doch an einem Augenrollen kann ich mich nicht hindern.

»Auch gut. Bist du auf dem Weg in die Cafeteria?«

»Ja.«

»Wollen wir zusammen essen?«

Ein wenig überfordert nicke ich und klatsche mir innerlich gegen die Stirn. Verdammt, ich darf mich nicht immer so überrumpeln lassen. Das endet immer wieder total langweilig für mich und mit einem Essen, welches einfach für mich bestellt wird. Aber ich kann einfach nicht anders, Raphael ist viel zu nett. Bei Cassian wäre ich schon längst wieder auf hundertachtzig.

»Schön, denn ich mag nach wie vor deine Gesellschaft«, sagt er und lächelt mir erfreut entgegen.

Toll!

In diesem Moment öffnen sich die Türen des Fahrstuhles und ich folge Raphael, der schnurstracks die Cafeteria ansteuert. Na schön, die kurze Pause werde ich auch in seiner Gesellschaft überleben. Wir reihen uns gemeinsam in die kurze Schlange an der Theke ein und ich studiere aufmerksam das Angebot.

Ich habe Bärenhunger, weiß aber nicht so recht, auf was ich Lust habe.

»Willst du auch einen Kaffee?«, fragt mich Raphael und reißt mich aus meinen Überlegungen.

»Bloß nicht«, sage ich rasch und schüttle vehement meinen Kopf, »ich nehme nur einen Orangensaft.«

»Hast du endlich eingesehen, dass der Kaffee scheußlich ist?«, ertönt die amüsierte Stimme von Luca hinter uns. Ich werfe ihm einen Blick über die Schulter zu und grinse ihn frech an.

Oh ja, und wie ich das habe!

»Der Kaffee ist doch nicht scheußlich«, widerspricht Raphael und blickt verwundert zu Luca, »gewöhnungsbedürftig, aber durchaus akzeptabel.«

»Ist das dein Ernst?«, hakt Luca nach und schüttelt amüsiert seinen Kopf. Ich selbst blicke verwundert zu Raphael und ziehe meine linke Augenbraue in die Höhe. Meint er das gerade wirklich ernst? Wie kann man sich mit etwas zufriedengeben, dass man eigentlich doch nicht mag?

»Gibst du dich bei allem mit gewöhnungsbedürftig, aber durchaus akzeptabel zufrieden? Ich sage ja immer, dass du langweilig bist«, mischt sich plötzlich Cassian ein, dessen tiefe, rauchige Stimme mir sofort durch den Körper geht.

»Hi Ginger«, flüstert er in mein Ohr und zwinkert mir dann zu.

»Cas«, sage ich mahnend und verkneife mir ein Grinsen.

Raphael verdreht seine Augen und wirft Cassian einen genervten Blick zu. Wortlos wendet er sich wieder um, bestellt sich seinen Kaffee, meinen Orangensaft und wählt dann die Fish and Chips aus den verschiedenen Menüs.

»Ich suche schonmal einen Platz«, informiert er mich und ich nicke lediglich, denn ich kann ja schlecht nein sagen. Ich spüre die verwunderten Blicke von Cassian und Luca auf mir und zucke mit den Schultern, ehe ich mir eine Lasagne bestelle.

»Du isst zusammen mit ihm?«, fragt mich Cassian und zieht seine Augenbrauen zusammen.

»Ja«, erwidere ich und ergreife mein Tablett.

»Na dann gesellen wir uns zu euch«, schlägt Luca vor und ich nicke zustimmend. Wieso nicht? Dann ist meine kurze Pause vielleicht nicht ganz so eintönig.

»Ich habe keinen Bock auf seine Gesellschaft«, murrt Cassian und reibt sich genervt über das bärtige Kinn.

»Du kannst ja auch alleine essen«, sage ich herausfordernd und zwinkere ihm zu. Einen Moment verengen sich seine Augen zu kleinen Schlitzen und ich habe schon die Befürchtung, dass das Ganze im Streit endet. Doch dann gibt er nach und brummt mir etwas Unverständliches entgegen.

Lächelnd mache ich mich auf den Weg zu Raphael und setze mich ihm gegenüber an den Tisch. Er wirft einen Blick an mir vorbei und runzelt die Stirn, als wenige Minuten später Cassian und Luca auf uns zukommen. »Die essen mit uns?«

»Ja«, erwidere ich und schnappe mir meinen Orangensaft von seinem Tablett, »hast du was dagegen?«

Ehe er antworten kann, setzen sich die beiden zu uns, wobei sich Cassian natürlich neben mich setzt und mir demonstrativ einen Kuss auf die Lippen drückt. Dann wendet er sich seinem Hühnchen zu und grinst in sich hinein. Er hat ganz eindeutig zu viel Spaß daran, Raphael zu provozieren.

Kopfschüttelnd nehme ich meine Gabel und widme mich meiner Lasagne. Zumindest das Essen, ist genießbar, auch wenn es keinem Sternemenü gleicht.

»Stehst du heute den ganzen Tag im OP?«, fragt mich Luca neugierig und schiebt sich eine Gabel voller Lasagne in den Mund.

»Ja. Am Nachmittag habe ich noch ein paar Kleinigkeiten auf dem Plan stehen, unter anderem eine Meniskusresektion und eine Kreuzbandplastik«, erwidere ich und sehe kurz auf, um Luca anzusehen, »bist du nicht dabei, heute?«

Immerhin war er bisher immer in meinem Ärzteteam, wenn ich im Operationssaal stand.

»Er ist heute mein Anästhesist«, mischt sich Cassian ein und grinst mich frech an. Ich schmunzle über seine Worte, denn das hört sich gerade an, als würden wir um den Narkosearzt feilschen.

»Was hast du denn zu operieren?«, frage ich nach.

»Eine Nierenbeckenplastik«, antwortet er mir, ehe er sich erneut einen Happen Hühnchen in den Mund steckt.

»Interessant. Vielleicht werde ich dir zusehen, wenn ich zwischendurch Pause habe«, erwidere ich und lächle ihm zu.

»Ich habe ein Aortenaneurysma«, platzt es aus Raphael heraus und ich sehe ihn mit großen Augen an, »also falls dich das interessieren würde.«

Macht er Witze?

»Da komm ich auch mal vorbei«, erwidere ich lächelnd. Raphael grinst triumphierend, während Cassian ein leises Schnauben von sich gibt.

»Versucht ihr euch grade mit OP's zu übertrumpfen?« Amüsiert blickt Luca zwischen den beiden Männern hin und her und schüttelt dabei so stark seinen Kopf, dass seine blonden Locken hin und her wippen.

»Ich muss niemanden übertrumpfen«, knurrt Cassian und sieht dabei Raphael mit einem eisigen Blick an.

»Ich hab nur gesagt, was auf meinem OP-Plan steht«, erwidert dieser unschuldig und schenkt Cassian ein falsches Lächeln.

Bevor das hier eskaliert, lege ich Cassian besänftigend meine Hand auf den Unterarm und widme mich schweigend meinem Essen. Es war keine gute Idee, beide an einem Tisch zu haben.

»Oh Scheiße«, murmelt plötzlich Luca und ich folge seinem Blick. Mit hochgezogenen Augenbrauen wandert eben dieser zur Tür, wo gerade Alana mit einer bildschönen Blondine die Cafeteria betritt. Wer ist das?

Diese Frau ist eine Schönheit, anders kann man sie gar nicht beschreiben. Das lange, blonde Haar fällt ihr wie ein seidiger Vorhang über die Schultern und die blauen Augen strahlen fast so hell wie die von Cassian. Ihr schlanker, weiblicher Körper steckt in einem roten Kleid, welches sich wie eine zweite Haut um sie schmiegt. Sofort macht sich ein ungutes Gefühl in mir breit.

Wer zur Hölle ist das?

Plötzlich vernehme ich ein Husten neben mir und ich sehe zu Cassian, der sich an einem Bissen seines Essens verschluckt hat und hastig einen Schluck von meinem Orangensaft trinkt. Sein Blick ist starr auf die beiden Frauen gerichtet und ich kann deutlich die Ablehnung in seinem Blick sehen.

»Alles okay?«, frage ich nach, doch er reagiert nicht auf meine Worte. Wieder lasse ich meinen Blick zurück zur Tür schweifen. Alana unterhält sich angeregt mit der blonden Frau und als diese ihren Blick durch den Raum schweifen lässt, trifft er auf unseren Tisch. Genauer gesagt direkt auf Cassian.

Ihre geschwungenen Lippen bewegen sich, als sie etwas zu Alana sagt und dann richtet sich auch ihre Aufmerksamkeit auf uns. Kurz streift Alanas Blick den meinen, ehe sie unsicher auf ihrer Unterlippe nagt. Die beiden Frauen setzen sich in Bewegung und kommen zielsicher auf uns zu.

Cassian versteift sich neben mir und auch sonst sagt keiner ein Wort, wobei ich nur irritiert zwischen den Anwesenden hin und her blicke. Dieses ungute Gefühl in mir verstärkt sich, denn scheinbar hat er ganz eindeutig etwas dagegen, dass diese Frau zu uns kommt.

»Cassian! Wie schön dich zu sehen«, sagt die Blondine, bleibt vor unserem Tisch stehen und schenkt dem Angesprochenen ein strahlendes Lächeln. Diese Frau weiß definitiv um ihre Wirkung auf Männer, denn dieses Lächeln lässt bestimmt so manchen dahinschmelzen.

»Joanne …«, erwidert er nur.

Mein Kopf fährt herum und ich starre die Blondine mit großen Augen an. Auch sie blickt zu mir, wohingegen sie nur leicht eine Augenbraue nach oben gezogen hat und mich mit einem abschätzigen Blick einen Augenblick lang mustert, ehe sie sich wieder ganz auf Cassian konzentriert.

Das ist seine verdammte Ex-Freundin!

Was sucht sie hier?

Cassian

»Joanne…«

Verfluchte Scheiße!

Was zur Hölle will sie hier?

Mein Blick wandert über sie und ich muss kräftig schlucken. Ich würde lügen, wenn ich behaupten würde, dass mir nicht gefällt, was ich sehe. Denn das entspricht nicht der Wahrheit. Joanne ist eine wunderschöne Frau und wir waren drei Jahre liiert. Und das wären wir noch immer, wenn sie nicht einfach nach Liverpool gegangen wäre.

Wie ich schon mal erwähnte, mochte ich ihre weibliche Figur, ihren großen Vorbau und die Tatsache, dass sie mir – im Gegensatz zu Reese – nicht wirklich widersprach. Alles in allem war unsere Beziehung sehr harmonisch, vielleicht in manchen Dingen sogar ein wenig langweilig, denn mir fehlte manchmal das Feuer.

Doch das spielt keine Rolle mehr, denn ich werde den Teufel tun und meinen Rotschopf nicht aufgeben. Reese ist alles, was ich will. Diese Erkenntnis trifft mich gerade wie ein Schlag ins Gesicht. Es sind nicht nur diese anfänglichen Gefühle einer Schwärmerei, nein, ich will diese Frau an meiner Seite haben, mit allem, was dazugehört. Ich bin hoffnungslos verliebt.

Joanne Foster ist Vergangenheit!

Ihre blauen Augen funkeln auf diese besondere Art und Weise, wenn sie sich freut und skeptisch zugleich ist. Ungeniert mustert sie mich und ich bemerke aus den Augenwinkeln, wie sich Reese anspannt. Scheiße, das ist gar nicht gut.

»Wie geht's dir denn?«, will sie wissen und setzt sich, ohne nachzufragen, neben mich.

»Gut«, antworte ich knapp und blicke sie mit hochgezogenen Augenbrauen an, »was willst du hier?«

»Direkt, wie immer«, sagt sie vergnügt und streicht sich eine Strähne ihres langen blonden Haares hinters Ohr. Alana lässt sich auf den letzten freien Stuhl, zwischen Luca und Reese nieder, nagt auf ihrer Unterlippe und lässt mich keinen Augenblick aus den Augen.

»Es ist schön, euch zu sehen. Wie geht es euch denn? Luca? Raphael?«

»Gut«, erwidern beide synchron, halten sich aber ansonsten aus dem Gespräch heraus.

Gespannt warte ich auf eine Antwort und denke nicht daran, ihr auch nur ein freundliches Wort entgegenzubringen. Immerhin war nicht ich es, der einfach alles hat stehen und liegen lassen. Gut, ich kann nachvollziehen, dass dieser Job in Liverpool eine große Chance für sie war. Dennoch war sie es, die die Beziehung komplett beendet hat. Ich wäre durchaus dazu bereit gewesen, eine

Fernbeziehung auszuprobieren.

»Ich habe ein paar Tage Urlaub und besuche meine Eltern. Und da dachte ich, ich komm mal vorbei, um zu sehen, wie es dir geht«, erwidert sie lächelnd.

Ihr Blick wandert an mir vorbei zu Reese und sie hebt kaum merklich eine ihrer perfekt gezupften Augenbrauen.

»Willst du mich nicht vorstellen?«, fragt Joanne in diesem missbilligenden Ton, der mir sofort die Nackenhaare zu Berge stehen lässt. Auch wenn sie mir immer die perfekte Freundin war, behandelte sie andere immer schon von oben herab.

Nein, eigentlich nicht!

»Mein Name ist Dr. Reese King«, höre ich Reese sagen und ein Blick in ihr Gesicht zeigt mir eindeutig, dass sie nicht gerade erpicht darauf ist, so angesprochen zu werden.

Verständlich!

»Oh, eine neue Ärztin. Wie schön«, säuselt Joanne.

»Reese ist eine wundervolle Verstärkung für unser Team auf der Unfallstation und in der Notaufnahme«, mischt sich Alana ein und lächelt Reese vorsichtig zu. Diese erwidert es skeptisch, lässt Joanne jedoch nicht eine Sekunde aus den Augen.

»Ich werde dir wohl glauben müssen«, erwidert Joanne kühl, wirft sich das blonde Haar in den Nacken und lenkt ihre Aufmerksamkeit wieder auf mich. Das ist ihre Art zu sagen, dass es sie absolut nicht interessiert. Ich verdrehe meine Augen und kann es einfach nicht fassen, dass sie ausgerechnet jetzt hier ist.

Karma is a bitch! Wobei ich gerade nicht weiß, womit ich das verdient habe.

»Und Sie sind?«, will Reese wissen und hat dabei wieder diesen arroganten Ausdruck im Gesicht, den ich nur zu gut kenne. Der mir anfangs noch das Leben schwer gemacht hat, ich aber mittlerweile weiß, dass es eine Art Selbstschutz von ihr ist.

»Mein Name ist Dr. Joanne Foster, ich bin Cassians Freundin«, erklärt sie selbstsicher und mir klappt augenblicklich die Kinnlade nach unten. Hat sie jetzt komplett den Verstand verloren? Nach all diesen Monaten taucht sie plötzlich in London auf und behauptet frech, meine Freundin zu sein.

Reese reißt bei diesen Worten ihre wunderschönen, grünen Augen auf, ehe sie sie zu kleinen Schlitzen verengt. Die aufkeimende Wut in ihr, ist förmlich greifbar.

»Ex-Freundin«, korrigiere ich sie in scharfem Ton. Am gesamten Tisch ist es mucksmäuschenstill und ich komme mir gerade vor, wie in einer dieser Girliesoap-Folgen, die sich Angela in unserer WG dauernd reinzieht. Fehlt eigentlich nur noch die dramatische Hintergrundmusik.

»Vielleicht sollten wir das nochmal überdenken«, kommt es entschlossen über Joannes Lippen. Ihre Aufmerksamkeit richtet sich auf Reese, als diese ein Schnauben von sich gibt. Wäre diese ganze Situation nicht so irrwitzig, würde ich ja fragen, ob sie gerade eifersüchtig ist. Aber ich hüte mich lieber, ehe sie zornig davonrennt.

»Hast du etwa ein Problem, Missy? Misch dich nicht in Dinge ein, die dich nichts angehen. Nur weil du neu hier bist und die anderen nett zu dir sind, heißt das noch lange nichts. Also halt mal schön die Füße still«, faucht Joanne ihr entgegen.

»Wie nennst du mich?«, platzt es erbost aus Reese heraus und sie springt förmlich von ihrem Platz auf.

Oh oh!

»Soll ich es dir buchstabieren? Oder ist dir das auch zu hoch?«, höhnt Joanne und lächelt Reese zuckersüß an, »warte mal ... oh! Jetzt verstehe ich es.«

Joanne macht eine Pause und deutet zwischen Reese und mir hin und her.

»Du hast die neue Ärztin flachgelegt und jetzt denkt sie, du hättest Gefühle für sie. Wie niedlich.«

Die Anwesenden zischen leise und erneut entgleitet Reese ein wütendes Schnauben. Ein Blick in ihr Gesicht verrät mir, dass sie gleich explodieren wird. Die verdächtigen, roten Flecken überziehen ihre Sommersprossen und bringen ihr Gesicht zornig zum Leuchten. Ich beuge mich vor und sehe Joanne mit einem eisigen Blick an und will gerade etwas sagen, da platzt Reese der

Kragen.

»Jetzt hör mir mal zu, Püppchen. Es geht dich einen Scheißdreck an, was ich tue. Ich muss mich nicht vor jemandem rechtfertigen, der sein Leben in London aufgibt und diesem im nächsten Moment hinterhertrauert. Nur weil du denkst, du kannst hier angekrochen kommen und alle tanzen nach deiner Pfeife, gilt das mit Sicherheit nicht für mich. Ich gebe dir also einen gut gemeinten Rat – komm mir ja nicht in die Quere.«

Mit diesen Worten umfasst Reese ihr Tablett, wendet sich um und stolziert erhobenen Hauptes davon. Das rote Haar weht wild durcheinander, da sie mit solch energischen Schritten die Cafeteria durchquert, dass einem allein beim Zusehen angst und bange wird.

»Jetzt gehst du aber zu weit«, höre ich Alana aufgebracht sagen, während ich immer noch perplex Reese hinterherschaue, die gerade in Richtung Flur läuft. Das ist deutlich aus dem Ruder gelaufen.

Verdammte Scheiße!

»Reese ist ein ganz wundervoller Mensch und du hast kein Recht, sie so anzugehen«, fährt Alana fort und sofort stimmen die anderen ihr zu.

Joannes Lachen reißt mich aus meiner Starre. Mein angepisster Blick liegt auf ihr und ich gebe ein zorniges Knurren von mir, wobei sich meine Augen gefährlich verengen. Augenblicklich bleibt ihr das Lachen im Halse stecken und sie schluckt, ehe sie sich räuspert und mir vorsichtig entgegen lächelt.

»Du willst mir doch jetzt nicht sagen, dass du sie magst. Ich bitte dich, Cas. Wir waren perfekt füreinander und wir können es wieder sein«, murmelt sie kleinlaut und wickelt sich nervös eine der langen, blonden Strähnen um ihren linken Zeigefinger.

»Du hörst mir jetzt ganz genau zu, Joanne, denn ich werde dir das nur ein einziges Mal sagen«, beginne ich mit leiser, ruhiger Stimme, doch in meinem Inneren brodelt es so heftig, dass ich Mühe habe, meine Wut nicht auf sie loszulassen.

»Du wirst sofort zurück nach Liverpool verschwinden und denk ja nicht daran, mir erneut unter die Augen zu treten. Ich habe mit dir abgeschlossen und werde den Teufel tun, dir auch nur den Hauch einer zweiten Chance zu geben. Was denkst du eigentlich, wer du bist? Hier aufzukreuzen mit der Erwartung, dass ich dich mit Handkuss wieder zurücknehme? Du warst es, die alles hingeschmissen und beendet hat und jetzt soll ich nach deiner Pfeife tanzen?«

Mit jedem Wort werde ich lauter und zum Ende brülle ich ihr meinen Frust entgegen. Ich fasse es einfach nicht, dass sie wirklich denkt, dass sie sich so aufspielen kann.

»Wenn ich dich noch einmal in der Nähe von Reese sehe, dann kannst du was erleben«, fahre ich knurrend fort und erhebe mich, »und du weißt, dass ich in solchen Dingen nicht scherze.«

Joanne blickt mich mit großen Augen an und nagt verunsichert auf ihrer Unterlippe. Ich kann deutlich in ihren Augen sehen, wie sehr meine Worte sie getroffen haben, doch das interessiert mich kein Stück. Mit großen Schritten verlasse ich die Cafeteria, um nach Reese zu suchen.

Schnell durchquere ich den Flur und halte Ausschau nach ihr, wahrscheinlich wird sie schon in den Operationssälen sein. Wenn ich mich beeile, habe ich vielleicht die Möglichkeit, noch bevor sie anfängt zu operieren, mit ihr zu reden.

Während ich mit dem Aufzug hochfahre, nage ich auf meiner Unterlippe und überlege mir, was ich überhaupt sagen soll. Immerhin kann ich auch nichts dafür, dass Joanne hier einfach auftaucht und verbal um sich schlägt wie eine Furie. Ungeduldig wippe ich mit dem Fuß und reibe mir frustriert über den gestutzten Bart. Ich werde Joanne den Hals umdrehen, wenn Reese jetzt ihretwegen wieder komplett dicht macht.

Als sich die Türen des Fahrstuhls öffnen, fliege ich förmlich hinaus und laufe mit großen Schritten auf das Schwesternzimmer zu, um in Erfahrung zu bringen, in welchem Operationssaal Reese zugange ist. Die Schwester teilt mir mit, dass sie in OP Eins ist und der Patient bereits vorbereitet wird.

Verflucht, heute habe ich aber auch kein Glück!

Schnell laufe ich auf besagten OP zu, reiße die Tür auf und atme erleichtert aus, als ich Reese erblicke, die sich gerade die Hände desinfiziert. Erschrocken blickt sie hoch und sofort verengen sich ihre Augen und sie stößt ein leises Schnauben aus.

»Können wir reden?«, frage ich, schließe die Tür hinter mir und nähere mich ihr vorsichtig.

»Nein!«

»Reese, bitte ...«

»Nein, Cassian ...«, unterbricht sie mich harsch und funkelt mich zornig an, »ich habe absolut keinen Bock, jetzt darüber zu reden. Ich muss operieren und sollte dafür einen klaren Kopf haben.«

»Ich will es dir erklären«, fahre ich unbeirrt fort und verschränke schnaubend die Arme vor der Brust. Ich werde hier nicht weggehen, ehe das nicht geklärt ist. Reese schüttelt nur den Kopf, widmet sich wieder dem großen Waschbecken vor sich und ignoriert mich einfach, was wiederum mich auf hundertachtzig bringt.

»Glaubst du ihr etwa?«, entfährt es mir erbost.

»Ich weiß gerade nicht, was ich überhaupt noch glauben soll«, gesteht sie zickig und wirft mir einen kurzen Blick über die Schulter zu.

»Das ist ja wieder typisch für dich. Du gibst mir nicht einmal die Chance, mich zu rechtfertigen«, sage ich. Reese schnaubt genervt, hält die Hände hoch und geht auf die Verbindungstür zum OP-Saal zu. Kurz davor stoppt sie und dreht sich noch einmal zu mir um.

»Für sie scheint eure Beziehung nicht erledigt zu sein und ich habe deine Blicke gesehen. Vielleicht solltest du die ganze Sache nochmal überdenken, denn so habe ich darauf keine Lust.«

»Das ist doch jetzt nicht dein Ernst?«, will ich wissen und gehe einen Schritt auf sie zu. Mir egal, wenn sie sich dann erneut desinfizieren muss.

»Cassian«, entfährt es ihr und sie weicht mir aus, »ich werde garantiert nicht zweite Wahl sein. Es war von Anfang an eine blöde Idee, dem eine Chance zu geben … und jetzt verlass bitte meinen OP.«

»Oh, du willst also lieber wieder den Rückzug antreten. Aber nicht mit mir, Fräulein! Ich werde erst gehen, wenn du vernünftig mit mir redest«, erwidere ich und kneife wütend meine Augen zusammen.

Das kann doch jetzt nicht ihr Ernst sein!

»Ich hab dafür keine Zeit. Wenn du jetzt nicht gehst, dann rufe ich die Security«, faucht sie mir entgegen und lässt mich einfach stehen.

Ein lautes Grollen entfährt mir und ich starre noch eine gefühlte Ewigkeit auf diese beschissene Tür.

Das darf doch jetzt nicht wahr sein!

17.

Reese

Tief seufzend schließe ich die Tür hinter mir, sperre ab und schlüpfe aus meinen Schuhen. Der Sprint nach Hause und das schwüle Wetter, haben mir einen Schweißausbruch beschert.

Ich streiche mir eine nasse Strähne meines Haars, die sich an meiner Stirn festgeklebt hat, beiseite und atme erstmal tief durch. Dieses Gefühl, keine Luft zu bekommen, verstärkt sich mit jeder Minute und zusätzlich verspüre ich immer wieder eine Art Stich, der sich fies in mein Herz bohrt. Was ist das nur?

Der Ärger, um diese Begegnung mit dem blonden Miststück löst doch nicht solche Empfindungen in mir aus. Aber wenn ich nur einen Moment an Cassian und seine Blicke, die er seiner Ex zugeworfen hat, denke, dann verspüre ich genau das.

Fühlt sich so Eifersucht an?

Wenn ja, dann will ich dieses Gefühl nicht haben. Und doch ist da noch so viel mehr. Ich will, dass alles nicht haben und ich will nicht so viel für Cassian empfinden.

Warum habe ich mich nur darauf eingelassen? Ich wusste es doch von Anfang an. Ein Mann in meinem Leben führt nur zu Problemen und lenkt mich von meiner Arbeit ab.

Vor mich hin murrend ziehe ich mein Telefon aus der Tasche, stelle diese sorgfältig auf meine kleine Kommode und laufe durch den kleinen Flur ins Badezimmer.

Ich lege das Handy neben das Waschbecken, schäle mich eilig aus meiner Kleidung und verstaue alles in dem
fast leeren Wäschekorb. Danach gönne ich mir endlich eine wohltuende Dusche.

Während ich das warme Wasser auf meiner Haut genieße, kreisen meine Gedanken um den heutigen Tag. Nachdem ich Cassian aus dem OP geworfen habe, war ich so unkonzentriert, dass mein

Vorgesetzter Alana als Verstärkung hinzu rief.

Das ging mir zwar gehörig gegen den Strich, aber in Anbetracht der Umstände, war ihre Hilfe vonnöten. Sie hat sich tausendmal bei mir entschuldigt und mir versichert, dass sie genauso erbost über Joannes Worte war, wie ich.

Ich glaube ihr, dennoch ändert es nichts daran, dass ich mich jetzt so mies, wie schon lange nicht mehr fühle. Der Drang, dem einfach zu entfliehen, ist so übermächtig, dass ich in meinem Kopf bereits meine Koffer packe.

Nachdem ich mir die Haare gründlich gewaschen und ausgespült habe, trete ich aus der Dusche und trockne mich ab. Das leise Summen meines Telefons ignoriere ich und rubble mir seufzend die Haare halbwegs trocken.

Müde krieche ich in mein Bett, schlüpfe unter die Decke und ziehe mir diese bis über den Kopf. Was für ein Tag! Ich hatte den Operationssaal den ganzen Nachmittag nicht mehr verlassen und bin dann so schnell wie möglich aus dem Krankenhaus geflüchtet.

Ich wollte eine erneute Konfrontation vermeiden und bin im Sprint nach Hause gelaufen. Gott, ich weiß, dass das wieder meinem typischen Ich entspricht, aber ich kann einfach nicht anders.

Ich will mich gerade nicht damit befassen!

Diese Wut in mir über das Auftauchen von Cassians Ex-Freundin beherrscht jede einzelne Zelle meines Körpers. Ich habe Angst vor meinen Gefühlen und weiß, dass niemand verstehen kann, wieso ich so reagiere.

Noch nie habe ich Eifersucht empfunden und noch nie wollte ich einen Mann so sehr, wie Cassian. Das ist zum Verrücktwerden. Ein Teil von mir wünscht sich, dass ich Manchester nie verlassen hätte. Dann würde ich jetzt nicht in diesem Dilemma stecken.

Und genau das ist es!

Wenn man immer alleine war und sich nie so richtig auf jemanden einließ, dann ist es schwer, damit zu beginnen. Ich habe es probiert, aber diese heutige Begegnung hat mich daran zweifeln lassen. Immerhin habe ich den Verlust der einzigen Person, die jemals tief in meinem Herzen war, nie überwunden. Es gleicht einem

Scherbenhaufen, der nur notdürftig zusammengeflickt wurde. Gerade so, als würde ich einem Patienten eine Wunde mit ein paar Stichen nähen. Jederzeit, bei zu viel Bewegung, könnte die Naht reißen.

Was wäre, wenn ich mich Cassian gegenüber öffnen könnte? Was wäre, wenn ich ihm die komplette Wahrheit erzähle? Würde er bleiben und versuchen, mich zusammenzuflicken? Würde er gehen, weil ihm mein Innerstes vielleicht doch zu labil wäre? Was, wenn er sieht, wie gebrochen mein Herz wirklich ist, und er dann schlussendlich doch Joanne bevorzugt?

Das könnte ich nicht ertragen!

Nicht ohne Grund habe ich mich bisher davor gescheut, einem Mann näher zu kommen. Nicht ohne Grund habe ich damals mit dem einzigen Mann, mit dem ich eine Beziehung einging, Schluss gemacht. Nicht ohne Grund habe ich Angst davor, meine Gefühle zuzulassen. Niemand würde das Verstehen, deshalb behalte ich es für mich.

Das leise Summen meines Telefons reißt mich aus meinen traurigen Gedanken und ich luge unter der Bettdecke hervor. Seufzend ergreife ich es und werfe einen Blick darauf. Es ist Allen und ich überlege kurz, ob ich rangehen soll. Cassian hat mir mehrere Nachrichten geschickt und einige Male angerufen, die ich allesamt ignoriert habe.

»Hi«, sage ich leise ins Telefon, als ich den Anruf schließlich doch entgegennehme.

»Störe ich gerade?«, will er wissen, seine Stimme ist genauso leise wie meine.

»Nein, ich bin Zuhause und hab eigentlich keine Lust zu reden«, sage ich ehrlich und seufze leise auf.

»Dann ist es doch gut, dass ich anrufe. Einer muss dich ja zum Reden zwingen«, erwidert er amüsiert. Ich verdrehe meine Augen und streiche mit der flachen Hand über den weichen Stoff meiner Bettdecke, schließe einen Moment die Augen und stoße hörbar den Atem aus.

»Sag mal, hast du ein Radar dafür, wenn ich nicht gut gelaunt bin?«

»Klar, mein Kratzbürsten-Barometer hat ausgeschlagen. Was ist los? Erzähl's Onkel Allen?«, witzelt der Mann am anderen Ende der Leitung und lacht dann laut auf.

»Ich will nicht darüber reden«, brumme ich. Das will ich wirklich nicht, denn dann müsste ich mir mein Fehlverhalten sehr wahrscheinlich selbst eingestehen.

»Ich dachte, es läuft gut zwischen dir und diesem Arzt. Cassian, oder?«, fragt Allen nach. Im Hintergrund höre ich es laut rascheln und dann ist es plötzlich wieder still. Was treibt er denn?

»Ja, sein Name ist Cassian. Es lief auch gut«, gestehe ich seufzend.

»Was ist passiert?«, hakt er erneut nach. Frustriert grummle ich vor mich hin, denn eigentlich ist mir nicht danach, darüber zu reden. Aber wie ich Allen kenne, wird er nicht lockerlassen.

»Seine Ex-Freundin ist aus heiterem Himmel im Krankenhaus aufgetaucht und hat stur behauptet, noch immer seine Freundin zu sein«, erwidere ich genervt und schlage mit der geballten Faust neben mir auf das Bett.

Diese verfluchte Frau hat mich so zornig gemacht, ich hätte ihr am liebsten ins Gesicht geschlagen. Taucht hier frech auf, stört uns beim Essen und versucht alles an sich zu reißen, was ich mir in den letzten Wochen hier aufgebaut habe. Das alles mit einer Entschlossenheit, die mich tatsächlich zum Zweifeln brachte.

»Und weiter? Ich hoffe für deinen Arzt, dass er das gleich klargestellt hat, dass sie eben nicht seine Freundin ist, sondern du«, höre ich Allen sagen und kann deutlich den Argwohn in seiner Stimme heraushören.

Bin ich das denn überhaupt?

»Ich bin nicht ... wir haben bisher nicht darüber geredet, was wir sind«, gestehe ich und nage unsicher auf meiner Unterlippe, »ja er hat gesagt, sie sei seine Ex, aber es hat sie nicht die Bohne interessiert. Und er hat ihr schon eindeutige Blicke zugeworfen. Dann hat sie mich angekeift und ich war so wütend, dass ich ihr die Meinung gegeigt habe und davongestürmt bin.«

»Mal wieder«, wirft er schnaubend ein. Wenn er jetzt hier bei mir wäre, würde er garantiert seine Augen verdrehen.

»Hmm ...«

Einen Moment kneife ich die Augen zusammen und lausche in die Stille. Ich sage nichts weiter dazu, denn ich will es mir nicht eingestehen, dass ich womöglich überreagiert habe.

»Lass mich mal weiterraten. Er hat versucht mit dir zu reden und du hast sofort wieder abgeblockt und ihn zum Teufel gejagt. So wie ich dich kenne, hast du ihn nicht einmal ausreden lassen.« Augenverdrehend grummle ich laut vor mich hin. Leugnen ist ja zwecklos, dafür kennt er mich einfach zu gut, dennoch werde ich es jetzt auch nicht zugeben.

»Ach Reese«, murmelt Allen und seufzt.

»Was denn?«, frage ich vorsichtig nach, obwohl ich ja schon weiß, auf was er hinauswill. Ich soll zuhören, nicht dauernd davonlaufen und dem eine Chance geben.

Ja! Ja! Ich weiß!

»Wieso versuchst du nicht zur Abwechslung mal den Menschen zuzuhören, wenn sie dir etwas erklären wollen? Denkst du nicht, es hätte sich ganz einfach aufklären lassen?«, fährt er fort und ich muss lächeln. Wusste ich‘s doch!

»Ich weiß nicht, was ich denken soll«, gestehe ich und reibe mir über meine Augen, »ich kann nicht so einfach aus meiner Haut.«

»Es ist ganz offensichtlich, dass du diesen Mann mehr magst, als du zugeben willst. Gib ihn nicht auf, nur weil du dir einen Moment unsicher bist«, rät er mir.

Vielleicht hat er ja recht und ich hätte nicht so überreagieren sollen, nur ist das eben leichter gesagt, als getan. Alles was Cassian betrifft, verunsichert mich zutiefst und der einfachste Weg ist eben die Flucht.

»Hmm ... können wir jetzt bitte nicht mehr über ihn reden?«

»Von mir aus, kleine Kratzbürste. Worüber willst du dann reden?«

»Ganz egal über was, nur nicht über ihn«, gebe ich leise zurück und hoffe, dass er mir den Gefallen tut.

»Okay! Soll ich dir erzählen, was ich heute gefunden habe?«

»Ja, was denn?«

»Ich musste für Mom eine Kiste altes Geschirr vom Dachboden holen und da hab ich einen Haufen Erinnerungen gefunden«, erklärt er mir. Ich kann das Lächeln heraushören und das zaubert mir selbst auch ein leichtes Lächeln auf die Lippen.

»Spann mich nicht so auf die Folter. Was genau hast du gefunden?«, will ich wissen und lausche gespannt einer Antwort.

»Jede Menge Kram von Amanda aus Kindertagen, einen Haufen Schulbücher, unzählige Fotos von euch beiden und zwei kleine weiße Schachteln mit bunten Herzen drauf.«

»Nein?«, platzt es erstaunt aus mir heraus.

»Reese King, ich wusste gar nicht, dass dein Traummann George Clooney in Emergency Room war.«

Oh Gott, wie peinlich!

Mir entfährt ein Lachen und ich presse meine flache Hand gegen meine Stirn. Ich erinnere mich sofort daran, wie Amanda und ich diese Schachteln gebastelt haben. Wir waren Zwölf und haben unsere Zukunft geplant.

»Nicht George Clooney direkt war damals mein Traummann, obwohl er ja wirklich sehr gut aussieht. Viel mehr war es eben die Rolle, die er verkörpert«, sage ich und lächle vor mich hin. Bei Amanda war es die Rolle des Milo von den Gilmore Girls.

»Achso, die kleine Reese wollte also immer schon einen erfolgreichen Arzt an ihrer Seite. Wo wir ja wieder beim Thema wären. Denn aktuell hast du genau das«, erwidert er und ich kann deutlich den Triumph aus seinen Worten heraushören.

»Kann ich mir die beiden Schachteln ansehen, wenn ich das nächste Mal in Manchester bin?«

Ich ignoriere seine Worte jetzt einfach und hoffe, er geht nicht weiter darauf ein. Ich brauche mehr Zeit, um das alles erstmal zu verarbeiten.

»Klar. Falls du uns denn mal besuchen kommst. Ich hab jederzeit ein freies Gästezimmer für dich in meiner Wohnung, das weißt du«, erwidert er seufzend.

»Dann hast du den Pub fertig renoviert und schon eröffnet?«, hake ich nach. Kurz vor Amandas Tod hat sich Allen den Traum eines eigenen Pubs erfüllt, kam dann aber nicht mehr dazu, es zu sanieren.

»Ja. Seit gut einem Monat erstrahlt The AJ Pub in neuem Glanz«, sagt er.

»Oh, das freut mich. Herzlichen Glückwunsch. Ich weiß, wie sehr du dir das gewünscht hast.«

»Danke, Kleines. Es ist wirklich toll geworden. Du musst es dir ansehen«, erwidert er und beginnt sogleich zu schwärmen. Ich schließe meine Augen und lausche lächelnd seiner Erzählung, froh mir für einen Moment, keine Gedanken machen zu müssen.

Cassian

Als ich an diesem Morgen die Umkleide betrete, gleitet mein Blick sofort suchend durch den Raum. Ich weiß, Reese hat heute auch Dienst in der Notaufnahme und ich wollte vor Schichtbeginn die Gelegenheit nutzen, um mit ihr noch einmal zu reden. Sie geht mir ja aus dem Weg, ignoriert mich und beantwortet meine Nachrichten nicht. Doch von ihr fehlt jede Spur. Grummelnd mache ich mich daran, mich umzuziehen. Ich bin sogar schon so weit, einfach zu ihr zu fahren und so lange zu klingeln, bis sie mir endlich aufmacht. Ich weiß nicht, was ich sonst noch tun soll. Sie ist wirklich unschlagbar darin, jemanden zu ignorieren.

Noch immer steckt mir die Wut von Joannes Auftauchen in den Knochen. In den letzten beiden Tagen hat sie probiert mich anzurufen und mir noch einige Nachrichten geschickt, aber nach einer ziemlich scharfen Nachricht meinerseits, hat sie es dann endlich gelassen. Wenn sie das, was zwischen Reese und mir ist, zerstört hat, dann Gnade ihr Gott. Denn dann werde ich nach Liverpool fahren und ihr den Arsch aufreißen. Das bisschen, was ich noch für sie empfand, hat sie im Keim erstickt und gleichzeitig hat es mir die Augen geöffnet.

Ein Räuspern hinter mir, lässt mich genervt herumfahren.

»Was willst du denn jetzt?«, blaffe ich Alana an.

»Hör auf, mich dauernd so anzufahren«, erwidert sie genervt, »ich wollte dir nur mitteilen, dass Joanne weg ist.«

»Das hoffe ich auch für sie«, erwidere ich nur und schlüpfe in meinen weißen Arztkittel. Alana räuspert sich und als ich mich zu ihr umdrehe, nagt sie unsicher auf ihrer Unterlippe. Ich verdrehe meine Augen und verschränke die Arme vor der Brust, sie will ja ganz offensichtlich noch etwas loswerden.

»Was? Spuck's aus!«, fordere ich sie zum Reden auf.

»Ich hatte keine Ahnung davon, dass sie sich so aufführt. Ich habe sie überhaupt nicht wiedererkannt. Anfangs habe ich mich wirklich sehr über ihren Besuch gefreut, denn sie war damals eine meiner besten Freundinnen. Ich weiß nicht, was in sie gefahren ist und warum sie Reese so angegangen ist. Das war nicht in Ordnung von ihr und das habe ich ihr auch gesagt«, sagt Alana und verschränkt ihre Hände in ihrem Rücken.

»Wieso erzählst du mir das?«, frage ich nach.

»Weil ich niemals gedacht hätte, dass sie sich zu so einem oberflächlichen und schlechten Menschen entwickeln würde. Ich wusste auch nicht, dass sie diejenige ist, die eure Beziehung komplett beendet hat. Ich kannte damals nur ihre Sicht und dafür möchte ich mich bei dir entschuldigen.«

Ich kann hören, wie die Hölle zufriert!

Mir klappt die Kinnlade herunter und ich mustere mein Gegenüber eingehend. Damit hätte ich jetzt nicht gerechnet. In Alanas dunklen Augen kann ich deutlich Reue erkennen. Die kommt ein wenig spät, dafür, dass ich in ihren Augen immer der Schuldige war.

»Sieh mich doch nicht so an«, fährt sie fort und streicht sich dann eine dunkle Locke aus dem Gesicht, »ich kann doch auch mal meine Meinung revidieren.«

»Ich weiß nicht, was ich dazu sagen soll«, sage ich ehrlich, denn in all den Jahren hat sich diese Frau mir gegenüber noch nie entschuldigt. Das macht mich gerade ein wenig sprachlos.

»Du musst nichts dazu sagen, ich wollte mich nur entschuldigen. Das habe ich auch bei Reese getan, denn sowas hat sie nicht verdient und ihr zwei seid ehrlich wie füreinander geschaffen«, sagt sie und wendet sich langsam um.

»Arbeitet sie heute?«, will ich wissen.

»Ja, sie ist bereits seit Stunden hier und behandelt jeden, den sie in die Finger kriegen kann«, sagt Alana und wirft mir noch einen Blick über die Schulter zu, »ich habe versucht, ein gutes Wort für dich einzulegen, aber sie ist ganz schön stur.«

Wem sagt sie das!

»Danke«, murmle ich nur, schließe seufzend meinen Spind und folge Alana in die Notaufnahme. Ich weiß ehrlich gesagt nicht, wie lange ich dieses Hin und Her noch mitmache. Wenn Reese nicht bald ein wenig auf mich zugeht und endlich einsieht, dass ich es ernst meine, dann muss ich einen Schlussstrich ziehen.

Mein Blick gleitet durch die Notaufnahme und ich runzle sogleich die Stirn. Es ist verdammt ruhig, schon fast zu ruhig. Diese Schicht wird doch ein Klacks, so kann ich mich mit Reese unterhalten. Falls ich sie finde.

Wo zur Hölle steckt sie?

Ich entdecke sie dann schließlich in der Nähe der Schwesternzentrale, wo sie damit beschäftigt ist, eine Platzwunde am Kopf zu behandeln.

»Hey«, grüße ich sie, bleibe hinter stehen und beobachte ihr Tun.

»Hey«, erwidert sie leise, lässt sich aber von mir nicht aus der Ruhe bringen. Ich verschränke die Arme vor der Brust und warte darauf, dass sie von sich aus zu reden beginnt.

»Können wir jetzt darüber reden? Oder willst du dich noch ein paar Tage vor mir verstecken?«

Der Vorwurf in meiner Stimme ist kaum zu überhören, obwohl ich versuche, mir nicht anmerken zu lassen, wie angepisst ich eigentlich bin.

Klappt ja super!

»Ich habe gerade einen Patienten«, erwidert sie genervt.

»Komm schon! Das kann ein Anfänger auch nähen«, sage ich und winke kurzerhand einen Assistenten heran. Bevor sie etwas sagen kann, umfasse ich ihren Oberarm und ziehe sie auf die Beine.

Mit verengten Augen sieht sie mich an und schnaubt genervt aus, lässt mich aber gewähren. Der Assistent nickt mir kurz zu, ehe er Reese Platz einnimmt und sich um den Patienten kümmert. Ich ziehe sie zur Seite und atme dann tief durch.

»Also, verrätst du mir jetzt, wie lange du noch rumspinnen willst?«

»Ich spinne rum?«, fragt sie erbost nach. Ihre wunderschönen grünen Augen funkeln mir angriffslustig entgegen und ich kann bereits vorausahnen, wohin unser Gespräch führt.

»Soll ich es noch mal wiederholen für dich? Ich habe mir nichts zu Schulden kommen lassen und du bist grundlos sauer auf mich«, fahre ich fort, verschränke die Arme vor der Brust und blicke sie genauso argwöhnisch an, wie sie mich.

Reese beißt sich auf die Unterlippe und schweigt eisern. Jedoch verraten mir ihre Augen alles, was ich wissen muss. Sie ist sauer, das steht außer Frage. Trotz allem sehe ich die Unsicherheit und diese Angst, die so oft von ihr Besitz ergreift.

»Joanne ist weg und kann bleiben, wo der Pfeffer wächst«, fahre ich seufzend fort, »ich will nicht mit ihr zusammen sein, Reese, sondern mit dir. Wann siehst du endlich, dass ich verrückt nach dir bin. Was muss ich denn
noch tun?«

»Cas …«

»Ein Notfall! Wir brauchen sofort einen Arzt beim Ambulanzeingang«, schallt es von Richtung Schwesterntheke zu uns und sofort wendet sich Reese um.

»Der Rettungswagen ist in drei Minuten hier. Die Sanitäter bringen eine schwerverletzte junge Frau.«

Ein letzter, fast schon entschuldigender, Blick später und Reese hastet auf die Tür zu. Ich kann ihr gerade noch nachsehen, ehe ich abwartend schon einmal frische Handschuhe überziehe. Nur für den Fall, wenn sie Hilfe braucht.

Man kann geradezu dabei zusehen, wie sich die Ruhe, die eben noch herrschte, in totales Chaos und Hektik verwandelt. Krankenpfleger laufen wild durcheinander, während sie

Vorbereitungen für den Patienten treffen.

Die wenigen Assistenzärzte, die heute Dienst haben, treten beiseite und scharren bereits mit den Hufen. Bereit dafür zu helfen. Prompt erinnere ich mich an meine Anfangszeit. Wie sehr ich darauf gehofft habe, etwas Interessantes oder gar Spektakuläres zu behandeln.

In der Notaufnahme steigt das eigene Adrenalin innerhalb von Sekunden und man ist plötzlich mitten in einer Behandlung, bei der es ums nackte Überleben geht. Auch wenn ich mein Spezialgebiet die Kinderchirurgie ist, so kann ich mich dennoch nicht komplett von der Ambulanz trennen. Hier zu arbeiten ist ein ganz anderes Kaliber.

Ich beobachte, wie die Ambulanztüren auseinandergleiten und eine Armada an Leuten hektisch rufend hereinkommen. Es muss sich um einen wahren Notfall handeln, denn mehrere Sanitäter schieben die Trage herein, auf welcher ich sofort Reese erkenne, die auf dem Patienten sitzt und die Augen weit aufgerissen hat.

Beim genaueren Hinsehen kann ich sehen, wie sie ihre Hand seitlich an den Hals der jungen Frau presst und panische Befehle erteilt. Sofort eile ich auf den Haufen zu, um meine Hilfe anzubieten.

»Was ist passiert?«, will ich wissen, schiebe mich zwischen zwei Ersthelfern durch und schnappe hörbar nach Luft, als ich sehe, wie viel Blut dic Patientin bereits verloren hat.

»Sie verliert zu viel Blut, wir müssen uns beeilen«, ruft Reese hysterisch und drückt auf die offene Wunde, aus der weiterhin Blut austritt. Sie atmet heftig ein und aus und zittert am ganzen Körper, dennoch versucht sie gerade alles, um diese Frau am Leben zu halten. Pure Angst liegt in ihrem Blick und gleichzeitig ein tiefer Schmerz, den ich mir nach wie vor nicht erklären kann.

»OP vorbereiten, wir checken erst noch ihre Werte«, rufe ich einer der Schwestern zu, die nur nickt und sich sofort das Telefon zwischen Ohr und Schulter klemmt. Aus den Augenwinkeln erkenne ich einige Polizisten, die in angemessenem Abstand und mit schockierter Miene dem Schauspiel beiwohnen.

»Was ist passiert?«, frage ich erneut, doch dieses Mal richte ich meinen Blick auf einen der Sanitäter.

»Vierunddreißig jährige Frau, wurde bei einem Überfall mit einem etwa zwanzig Zentimeter langen Küchenmesser verletzt ...«, beginnt er mir zu erklären, während ich damit beginne, die Vitalwerte der Patientin zu checken. Mit gerunzelter Stirn sehe ich ihn fragend an.

Wo ist das Messer? »Kurz bevor wir die Klinik erreichten, hat sie es sich herausgezogen«, fährt ein anderer Sanitäter frustriert fort, »sie war im Schock und eigentlich dachten wir, sie wäre ruhiggestellt.«

»Sie hat was?«, frage ich entsetzt nach.

Wie erstarrt sieht Reese plötzlich den Sanitäter mit weit aufgerissenen Augen an und verliert für den Bruchteil einer Sekunde die Patientin aus den Augen und löst ihre Hände von der stark blutenden Wunde. Das reicht aus, damit die Frau plötzlich komplett kollabiert.

»Reese ...«, rufe ich geschockt und presse sofort meine Hände auf den Hals der Frau, »... sie muss sofort in den OP. Die Blutung lässt sich hier nicht in den Griff kriegen und sie ist bereits wieder im Schock.«

Ihre Werte rauschen in den Keller und wenn wir nicht wollen, dass sie verblutet, entscheiden jetzt Sekunden über ihr Überleben.

»Hol sie da runter und bring sie in den Flur«, weise ich einen der Sanitäter in scharfem Ton an und deute mit dem Kopf auf Reese, die noch immer nicht reagiert. Zu scharf vielleicht, aber für Sentimentalitäten haben wir jetzt keine Zeit. Der Sanitäter kommt meiner Forderung nach und hebt Reese kurzerhand von der Liege herunter. Um ihren Nervenzusammenbruch muss ich mich später kümmern.

»OP ist bereit«, verkündet die Krankenschwester neben mir und ich nicke den beiden Assistenzärzten zu und eilig machen wir uns auf den Weg nach oben.

18.

Reese

Zitternd wie Espenlaub stehe ich versteinert da, blicke auf meine blutverschmierten Handschuhe und fühle mich auf schmerzhafte Art und Weise zurückversetzt, zu einem der schlimmsten Tage in meinem Leben. Die Bilder rauschen durch meinen Kopf und beschwören all die Empfindungen, die ich mühevoll weggesperrt habe. All das Blut, die Hektik, die Schreie und dieser Schmerz – all das ist so präsent, als wäre es gerade eben geschehen.

Ich merke, wie die Tränen meine Wangen benetzen, und ich höre mich selbst schluchzen, doch nichts davon dringt zu meinem Unterbewusstsein vor. Alles an was ich denken kann, ist, wie Amanda vor meinen Augen starb.

Der Sanitäter, der mich unsanft von der Patientin heruntergezogen hat, steht neben mir auf dem ruhigen Flur und sieht mich hilflos an, doch traut er sich nicht, mich alleine zu lassen. Ich glaube, er hat zu viel Angst vor Cassian, der ja ordentlich rumgebrüllt hat. Das kann ich ihm nicht einmal verübeln, denn ich hätte genauso reagiert, wenn jemand so fahrlässig gehandelt hätte.

Ich lehne mich gegen die Wand und rutsche an ihr entlang nach unten, bis ich auf dem Boden sitze. Hemmungslose und tiefe Schluchzer verlassen meinen Mund, während die Tränen mir die Sicht verschleiern und ich nur noch in der Lage bin, zu atmen. Wie konnte das nur passieren? Was habe ich mir dabei gedacht?

Ich war wie gelähmt, konnte keinen klaren Gedanken mehr fassen und die Erinnerungen an den Unfall mit Amanda haben mir komplett den Boden unter den Füßen weggezogen. Das hätte nicht passieren dürfen, schließlich ist es mein Job, Menschen zu retten.

Gefangen in meinen Selbstvorwürfen und dem unsagbaren Schmerz, habe ich jedes Zeitgefühl verloren. Ich realisiere erst, wo ich bin und was ich tue, als ich ein lautes Stimmengewirr neben mir wahrnehme. Ich blicke hoch und erkenne Cassian, der aufgebracht mit dem Mann neben mir diskutiert. Der Sanitäter verabschiedet sich mit einem aufmunternden Lächeln von mir und dann ist es einen Moment still.

»Was zur Hölle ist los mit dir?«

Die zornige Stimme von Cassian dringt zu mir durch und lässt mich zusammenzucken, doch ich reagiere nicht darauf. Ich kann nicht, ich bin gefangen in meinem Schmerz. Seine Wut kann ich verstehen und nachvollziehen, dennoch ist das gerade im Moment einfach zu viel für mich. Ich senke meinen Kopf und starre weiterhin auf die blutigen Handschuhe.

»Reese?« Er sinkt vor mir auf die Knie, legt seine Hände auf meine Schulter und rüttelt unsanft daran. Ich blinzle ein paar Mal, ehe ich meinen Kopf hebe und ihn schluchzend ansehe. »Was ist los mit dir?«

»Ist sie tot? Habe ... habe ich sie umgebracht?«, will ich wissen und halte gespannt den Atem an. Bitte nicht, das würde mir den Rest geben. Wie konnte ich nur die Hände wegnehmen? Was zum Teufel stimmt nur nicht mit mir? »Nein, sie ist nicht tot«, erwidert er seufzend auf meine Worte und blickt mich mitfühlend an, »sie hatte noch einmal Glück und wird durchkommen.« Erleichtert atme ich aus, senke den Kopf und schließe dankbar die Augen. Ich könnte es mir niemals verzeihen, wenn ich schuld bin, dass ein Patient aufgrund meiner Inkompetenz stirbt.

»Gott sei Dank!«

Cassian schiebt sich zwischen meine Beine, umfasst meine Hände und zieht mir langsam die blutgetränkten Handschuhe aus.

»Sag mir endlich, was dich so quält«, fordert er mich auf.

»Ich konnte sie nicht retten ...«, presse ich erstickt hervor, halte meine Hände vor mein Gesicht und beginne hemmungslos zu weinen.

»Wen? Von wem sprichst du?«, hakt er nach und seufzt auf, als ich nicht reagiere, »die Patientin hat doch überlebt.«

»Amanda ...«

Mein ganzer Körper scheint zu beben über die Trauer, die mich so plötzlich erfasst. Es ist, als hätte der Schmerz all die Monate unter der Oberfläche gelauert und jetzt, da ich es nicht mehr verdrängen kann, bricht es über mir herein, wie ein Kartenhaus, welches in sich zusammenfällt.

»Was ist mit ihr geschehen?«, fragt er sanft. Cassian umfasst meine Handgelenke und zieht sie langsam von meinem Gesicht. Ich senke meinen Blick und presse meine Lippen fest aufeinander. Sanft streichelt er über meine Handrücken und wartet geduldig, bis ich zu sprechen beginne. Ich hadere mit mir, denn ich habe bisher mit niemandem darüber gesprochen. Auch nicht mit Amandas Familie.

»Sie wurde überfallen … vor dem Geldautomaten. Ein Junkie, der so high war, dass er sich danach nicht einmal mehr daran erinnern konnte, hat sie niedergestochen und ausgeraubt.«

Ich breche ab, schüttle den Kopf und schluchze leise auf. Dieser Tag hat sich in mein Gedächtnis gebrannt und in meinen Träumen durchlebe ich jede einzelne Minute davon. Wieder und wieder …

»Ich hatte Nachtschicht in der Notaufnahme und hin und wieder kam Amanda mich besuchen. Sie brachte selbst gemachte Sandwiches für das ganze Team mit. Sie dachte, ich würde nicht bemerken, dass sie auf Vincent, meinen Kollegen, stand«, fahre ich fort und blinzle einige Male, um mich wieder auf das Wesentliche zu konzentrieren. Ich weiche ab, obwohl mir diese kleinen Erinnerungen sehr viel bedeuten. Die beiden hatten keine Chance mehr, einander näherzukommen, und dieser Gedanke bricht mir erneut das Herz. Wie sehr hätte ich Amanda einen Mann an ihre Seite gewünscht, der sie bedingungslos liebt und auf Händen trägt. Ich bin mir sicher, Vincent hätte genau das getan.

Cassian hört mir schweigend zu, nur sein stetes Streicheln zeigt mir, dass er überhaupt da ist. Was wir wohl für ein Bild abgeben? In einem leeren Krankenhausflur sitzen wir am Boden und ich heule wie ein Schlosshund. Ich räuspere mich und lenke meine Gedanken zurück, zu jenem Tag.

»An diesem Abend wollte sie auch vorbeikommen. Sie hatte mich angerufen und mir gesagt, dass sie um kurz nach Mitternacht kommen wollte. Die Zeit verging und Amanda kam nicht. Ich wurde immer nervöser, denn sie kam nie zu spät. Niemals! Etwa gegen eins hielt ich es nicht mehr aus und wollte gerade zu meinem Spind, um das Handy zu holen, als ein Notfall in die Ambulanz kam.«

Wieder unterbreche ich mich selbst, weil ich von einem heftigen Tränenausbruch übermannt werde. Ich entziehe Cassian meine Hände, presse sie gegen mein Gesicht und weine. So viel habe ich schon lange nicht mehr geweint. Genau genommen, seit diesem schrecklichen Tag. Es ist beinahe ein wenig erlösend. Viel zu lange trage ich das Alles schon mit mir herum, obwohl ich von selbst wahrscheinlich nie ein Sterbenswort gesagt hätte.

Ich spüre, wie sich zwei starke Arme um mich schlingen und Cassian mich sanft an sich drückt. Schluchzend vergrabe ich meinen Kopf an seiner Schulter und lasse es zu, dass er mich tröstend im Arm hält. Es fühlt sich gut an und für den Moment fühle ich mich geborgen und beschützt.

»Amanda war der Notfall?«, fragt er und streicht behutsam über meinen Hinterkopf. »Ja … sie wurde … mit einer schweren Stichverletzung im Bereich der Halsschlagader eingeliefert. Die Ersthelfer haben sie so gut es geht stabilisiert, aber Amanda hat in ihrem Schock das Messer selbst herausgezogen und ist dann binnen Sekunden vor meinen Augen verblutet«, flüstere ich, »Ich habe alles versucht, aber ich ... ich konnte sie nicht retten.«

Eine ganze Stunde lang habe ich um das Leben meiner besten Freundin gekämpft. Auch nachdem Vincent mir mehrmals sagte, dass sie bereits tot war, konnte ich einfach nicht damit aufhören. Sie durfte einfach nicht tot sein. Nein, das konnte sie mir doch nicht antun. Ich war noch nicht einmal in der Lage, den Todeszeitpunkt auszusprechen. Alle meine Bemühungen waren umsonst, ich konnte sie nicht retten und seither gebe ich mir die Schuld an ihrem Tod. Ich hätte doch bestimmt mehr tun können. Wenn ich nur früher beim Notarztwagen gewesen wäre oder schneller reagiert hätte, als sie sich das Messer herausgezogen hatte, dann wäre sie vielleicht noch am Leben.

Aber auch das hätte nichts genutzt, denn sie hat einfach zu viel Blut verloren und ist auf meinem Tisch verblutet.

»Es tut mir so leid, Reese«, raunt er mir zu und drückt mich noch enger an sich.

Eine ganze Weile schweigen wir, wobei ich mich voll und ganz meiner Trauer und dem unsagbaren Schmerz, den mir dieser Verlust noch immer beschert, hingebe. Ich verspüre eine gewisse Erleichterung darüber, dass ich es ausgesprochen habe, dennoch habe ich das Gefühl, mein Herz zerspringt in tausend Teile.

Immer und immer wieder!

»Soll ich dich nach Hause bringen?«, fragt er mich leise, löst sich von mir und nimmt mein Gesicht in beide Hände. Der Blick aus seinen blauen Augen ruht besorgt und mitfühlend auf mir. Ich schlucke schwer und schüttle schließlich den Kopf.

Ich will nicht, dass er sich um mich kümmert, und ich will nicht, dass er mich so sieht. Ich möchte alleine sein. Denn dann kann ich mein Herz wieder verschließen, kann es verdrängen und komme irgendwann darüber hinweg. Alleine sein, das konnte ich immer schon am besten.

»Was möchtest du dann? Mit zu mir?«, hakt er noch einmal nach, »ich kann dir auch ein entspannendes Bad einlassen und sorge dafür, dass es dir wieder besser geht.«

Bei seinen Worten lächelt er und streicht sanft mit seinen Daumen über meine Wangen. Erneut schüttle ich den Kopf, dieses Mal vehementer.

Ich kann nicht mehr!

»Ich kann das nicht, Cassian«, sage ich schluchzend und entziehe mich seinem Griff, erhebe mich und wende mich von ihm ab.

»Was meinst du?«

Langsam richtet er sich auf, ergreift meine Schulter und dreht mich zu sich herum. Stumm blicke ich zu ihm hoch, nage auf der Innenseite meiner Wange und weiß nicht, wie ich ihm das schonend erklären soll. Seine blauen Augen ruhen gespannt und fragend zugleich auf mir, wobei ich aufpassen muss, nicht wieder darin zu versinken. Sein intensives Blau ist auch jetzt unfassbar anziehend.

»Das hier. Uns. Das alles. Ich kann das nicht und du hast jemanden verdient, der nicht so verkorkst ist wie ich«, kommt es erstickt über meine Lippen. Wieso kann er denn nicht verstehen, dass ich das so nicht mehr kann?

»Was redest du denn da. Ich will niemand anderen. Ich lie ...«, sagt er, doch ich falle ihm umgehend ins Wort. Dabei hebe ich eine Hand hoch, abwehrend, als müsste ich mich vor ihm schützen.

»Nein, du verstehst das nicht. Mich hat nie jemand gewollt. Nicht Mal meine eigene Mutter konnte mich lieben. Sie ... sie ... sie wurde ... vergewaltigt«, platzt es aus mir heraus und erneut muss ich heftig schluchzen, »ich kam in ein Heim, am Tag meiner Geburt, weil mich meine eigene Mutter nicht lieben konnte. Sie konnte mich noch nicht einmal ansehen. In meinem ganzen Leben gab es nie jemanden, der mich wollte. Keine der Pflegefamilien wollte mich adoptieren. Ich war ... immer allein. Ich bin es nicht wert, geliebt zu werden. Du hast jemand Besseren verdient als mich.« Ehe Cassian etwas dazu sagen kann, wende ich mich um und laufe los. Ich muss hier weg, sonst droht mich dieses Loch erneut zu verschlucken.

»Reese!«

Ich wende mich nicht mehr um, stoße die Tür zur Umkleide auf und haste zu meinem Spind. So schnell ich kann, greife ich nach meiner Tasche, stopfe alles achtlos hinein und knalle diesen wieder zu. Mein Herz schlägt mir heftig bis zum Hals und ich habe gerade große Angst, dass er mir folgt, und versucht mich aufzuhalten. Ich befürchte, ich würde nachgeben und dieses Mal bin ich mir sicher, dass ich es tatsächlich bereuen würde.

Ich atme tief ein und aus, nehme mir ein paar Sekunden Zeit, meinen zitternden Körper wieder unter Kontrolle zu bringen. Doch das gelingt mir kein bisschen. Mein Blick wandert zu meinen zitternden Händen, die sich zusätzlich schweißnass anfühlen, und ich schließe die Augen. Kaum habe ich diese geschlossen, taucht Amanda auf. Sie lächelt und dabei erscheinen diese beiden niedlichen Grübchen in ihren Wangen, um die ich sie immer schon beneidete. Die dunklen Haare hat sie zu einem Zopf geflochten und ihre rehbraunen Augen mustern mich liebevoll.

Jedes Mal wenn ich versuche, dieses Bild festzuhalten, wird es sofort durch ein anderes ersetzt. Das blutverschmierte Gesicht meiner besten Freundin taucht auf, die Augen weit aufgerissen. Leer, kalt und starr – so schmerzhaft ist meine letzte Erinnerung an sie.

Ein Ruck geht durch meinen Körper und ich öffne, nach Luft schnappend, meine Augen. Schluchzend und mit großen, schnellen Schritten verlasse ich die Umkleide, nehme extra einen anderen Weg und eile so schnell ich kann aus dem Krankenhaus. Kaum habe ich dieses verlassen, beschleunige ich noch einmal und jogge nach Hause. So schnell wie möglich will ich von hier weg. Wenn ich erst mal in meinem sicheren Zuhause bin, dann werde ich hoffentlich einen Weg finden, wie ich all das wieder im hintersten Winkel meines Herzens einsperren kann.

Immer wieder stelle ich mir die Frage, wie es soweit kommen konnte. Ich wollte doch nur mein altes Leben in Manchester und vor allem aber diesen Verlust hinter mir lassen. Einen Neuanfang, das war es, was ich wollte. Und jetzt laufe ich davon, weil mich die Vergangenheit eingeholt hat. Ich hätte nicht herkommen sollen und ich hätte mich niemals auf Cassian einlassen sollen. Wenn wir es bei dieser einen Nacht belassen hätten, dann würde ich mich jetzt vielleicht nicht so fühlen. So, als hätte ich alles verloren, an was ich einst geglaubt habe.

Ich brauche Zeit! Zeit, um das zu verarbeiten und Zeit, darüber nachzudenken, was ich will und was mir in meinem Leben wichtig ist. So kann ich keinesfalls weitermachen, das würde mich nur kaputt machen. Falls es das nicht ohnehin schon hat.

Cassian

Seit Stunden liege ich wach und starre an die Zimmerdecke. Eigentlich könnte ich meinen freien Tag genießen und ausschlafen. Aber ich kann nicht. Zu viel geht mir durch den Kopf und alle meine Gedanken drehen sich um die Geschehnisse des gestrigen Abends.

Nach dem Nervenzusammenbruch von Reese dachte ich für einen kurzen Augenblick, dass sie mich endlich an sich heranlassen würde. Für den kurzen Moment sah es so aus, als würde es ein UNS geben. Sie hat sich mir geöffnet, hat mir von dem schrecklichen Vorfall erzählt und ich kann nun endlich nachvollziehen, was sie so sehr belastet.

Nicht nur den Verlust ihrer besten Freundin, die ganz offensichtlich der wichtigste Mensch in ihrem Leben war, sondern auch diese Tatsache, dass sie ein ungewolltes Kind ist. Ich will mir nicht ausmalen, wie schrecklich es sein muss, zu wissen, dass die eigene Mutter einen weggibt, weil diese Opfer einer Vergewaltigung wurde. Zu wissen, dass man nicht geliebt wird und von einer Pflegefamilie zur nächsten gereicht wird, ohne Aussicht auf ein glückliches Zuhause, muss schmerzlich sein. Kein Wunder, dass sie dicke Mauern um sich herum erbaut hat!

Aber der Moment war viel zu schnell wieder vorbei. Nicht nur, dass sie erneut den Rückzug angetreten hat, sondern auch noch, dass sie mir sagte, ich hätte etwas Besseres verdient und sie es nicht wert wäre, geliebt zu werden. Und das ausgerechnet in diesem Augenblick, als ich ihr meine Gefühle gestehen wollte. Ja, ich wollte ihr sagen, dass ich heillos in sie verliebt und verrückt nach ihr bin. Doch Reese hat mir einen Strich durch die Rechnung gemacht.

Warum muss es so kompliziert sein?

Die Frage ist jetzt, was soll ich tun. Abwarten, bis sie von sich aus zu mir kommt? Zu ihr gehen und sie zu einem Gespräch zwingen? Es beenden, so wie sie es möchte?

Niemals hätte ich gedacht, dass ausgerechnet ich derjenige sein werde, der einer Frau hinterherläuft. Und genau das ist es, was ich tue. Seit unserer ersten Begegnung bin ich es, der auf sie zugeht und sie ist es, die sich wieder von mir entfernt. Wie lange soll das noch so weitergehen? Haben wir überhaupt noch eine Chance darauf, dass es irgendwie weitergeht?

Ich bräuchte nur ein klitzekleines Zeichen ihrerseits, damit ich mir sicher sein kann, dass ich nicht umsonst kämpfe und mich zum Idioten mache. Ihre Worte geistern mir immer wieder durch den Kopf. *Ich bin es nicht wert, geliebt zu werden. Du hast jemand Besseren verdient als mich!*

Sie ist es wert, das muss sie nur einsehen. Jedoch weiß ich nicht, ob ich die Kraft habe, um sie geduldig davon zu überzeugen. Ich habe da schon meine Zweifel und wenn sie immer wieder vor mir davonläuft, sind auch meine Grenzen irgendwann erreicht.

Ein Murren entfährt mir, ich schwinge mich aus dem Bett und schlüpfe in meine Boxershorts, die ich irgendwo achtlos vor dem Bett hab liegen lassen. Mit beiden Händen reibe ich mir durchs Gesicht und laufe mit großen Schritten weiter ins Badezimmer, um mich zu erleichtern.

Was fange ich jetzt mit mir an? Es ist erst sechs Uhr morgens. Die anderen schlafen noch und Reese geht weder an ihr Handy, noch antwortet sie auf meine Nachrichten. Was wiederum irgendwie schon zur Gewohnheit wurde.

Seufzend und unruhig tigere ich durch die Wohnung, mache mir einen Kaffee und lande schließlich auf unserer Dachterrasse. Ich mache es mir auf einer der Liegen bequem, nippe an meiner Tasse und starre in den morgendlichen, verhangenen Himmel hinauf. Sieht nicht danach aus, als gäbe es heute einen sonnigen Sommertag. Das Wetter passt hervorragend zu meiner Stimmung. Trüb und wolkig.

Ich hätte jetzt bitte gerne eine Anleitung dafür, wie ich mit der Frau, die ich begehre, umgehen soll. Denn ich habe einfach keine Ahnung. Mit dieser ganzen Situation bin selbst ich überfordert und das kommt nicht oft vor.

Sie will allein sein und ich habe den starken Drang, eben genau das Gegenteil zu tun. Ich will für sie da sein, will ihr den Schmerz nehmen und am liebsten würde ich das alles ungeschehen machen. Aber das kann ich nicht.

»Guten Morgen!«

Erschrocken zucke ich zusammen und blicke auf meine Tasse, deren Inhalt gefährlich hin und her schwappt. Um ein Haar hätte ich mir den heißen Kaffee über den nackten Bauch geleert. Das hätte mir gerade noch gefehlt.

»Alter«, brumme ich und blicke Luca böse an, »musst du dich so an mich heranschleichen.«

»Hab ich doch gar nicht«, widerspricht er mit hochgezogenen Augenbrauen und lässt sich neben mir auf die freie Liege nieder. Er lehnt sich zurück und mustert mich grinsend. Ich presse meine Hand gegen meine Brust und atme einige Male tief ein und aus, um meinen beschleunigten Herzschlag zu beruhigen. Jetzt weiß ich, wie es Reese geht, wenn ich mich an sie heranschleiche.

»Wieso bist du wach?«, will ich wissen und nippe schließlich erneut an meinem Kaffee.

»Ich muss in einer Stunde ins Krankenhaus«, entgegnet er. Aufmerksam mustert mich mein Freund und ich kann es förmlich hören, wie es in seinem Kopf rattert. »Was ist da gestern im Krankenhaus passiert?«

Ich fahre mir mit der flachen Hand durchs Gesicht und schließe einen Moment die Augen. Wenn das schon bei Luca angekommen ist, dann wissen auch alle anderen davon. Das wird Reese gar nicht gefallen.

»Was genau weißt du?«, will ich wissen und blicke ihn durchdringend an.

»Nicht viel. Nur das Reese wohl nicht mehr in der Lage war, eine Patientin zu behandeln«, erzählt er mir, »geht es ihr gut?« Sein Blick wird umgehend besorgter. Ich seufze tief und denke einen Moment darüber nach, was ich ihm erzählen soll. Es wäre nicht fair, ihr gegenüber, zu viel auszuplaudern. Schließlich hat sie mir das im Vertrauen erzählt und das ist das Letzte, das ich verletzen will.

»Sie hatte einen Nervenzusammenbruch und nein, es geht ihr nicht gut«, sage ich verhalten und lenke meinen Blick wieder in den Himmel.

»Wie kam es dazu? Reese wirkte auf mich immer wie eine sehr starke Persönlichkeit, die nichts aus der Bahn werfen könnte. Kaum zu glauben, dass ausgerechnet ihr so etwas passiert.«

»Das ist sie auch«, sage ich leise. Wenn man bedenkt, was sie erlebt hat, ist es umso bemerkenswerter, was für eine starke Frau aus ihr geworden ist. Wir schweigen eine Weile und ich lasse meinen Gedanken freien Lauf, während Luca geduldig auf eine Antwort wartet. Ich halte mich an das Wesentliche, denn mehr braucht auch mein bester Freund nicht zu wissen.

»Die Patientin, die eingeliefert wurde, wurde überfallen und mit einem Messer im Hals verletzt«, erkläre ich ihm schließlich, »auf dieselbe Art und Weise wurde Reese beste Freundin getötet.«

Luca zieht scharf die Luft ein und als ich meinen Kopf wende, blickt er mich mit geweiteten Augen an. Sachte schüttelt er den Kopf und ich kann deutlich sehen, wie er in seinem Kopf eins und eins zusammenzählt.

»Amanda ist vor ihren Augen verblutet«, füge ich hinzu. Ich kann mir nicht Mal ansatzweise vorstellen, wie grauenvoll das gewesen sein muss. Bei dem Gedanken daran, einem nahestehenden Menschen beim Sterben zusehen zu müssen, schnürt sich mir die Kehle zu.

Als Ärzte sind wir häufig mit dem Tod konfrontiert und es ist jedes Mal eine schreckliche und sehr emotionale Erfahrung, wenn ein Patient stirbt. Aber jemanden zu verlieren, der einem so viel bedeutet und nichts tun zu können, ist das Schlimmste, was man erleben kann.

»Oh scheiße …«, entfährt es Luca und er schüttelt traurig den Kopf, »wie schrecklich. Verständlich, dass sie so reagiert hat.«

»Mhm …«, erwidere ich nur, nippe an dem schwarzen Gebräu und hänge weiter meinen Gedanken nach. Das ist ja nur die Spitze vom Eisberg. Aber den Rest kann und werde ich ihm nicht erzählen. Das wäre Reese gegenüber nicht fair, vor allem, da meine Freunde solche Tratschtanten sind.

»Angela hat mir erzählt, dass Alana den Vorfall für sich behalten hat und auch den Assistenzärzten gedroht hat, ja nichts auszuplaudern, ansonsten würde sie ihnen das Leben zur Hölle machen«, fährt er fort.

Ein erneutes Brummen ist das Einzige, was ich auf seine Worte erwidere. Immerhin eine gute Nachricht und das werde ich Alana hoch anrechnen. Reese wird ihr bestimmt auch dankbar dafür sein, denn sowas hätte ebenso zu einem Rauswurf führen können. So ein Fehler darf nicht passieren, auch wenn die Gründe nachvollziehbar sind.

»Was ist los?«, will Luca wissen, »ich merke, dass da noch etwas ist. Warum bist du nicht bei Reese, um dich um sie zu kümmern? Lässt du sie lieber mit diesem ganzen Mist allein?«

Ich wende meinen Kopf zu ihm und kneife frustriert meine Augen zusammen. Zusätzlich verlässt ein tiefes Grummeln meinen Mund. Freiwillig lasse ich sie ja nun wirklich nicht allein. Aber was soll ich schon tun?

»Weil sie niemanden sehen will. Sie hat gestern praktisch mit mir Schluss gemacht. Ich weiß absolut nicht mehr, was ich tun soll«, erkläre ich aufgebracht. Die Worte sprudeln nur so aus mir heraus und dabei wollte ich es doch gar nicht erzählen. Aber vielleicht kann eine andere Meinung ja hilfreich sein. Ein Rat oder ein paar weise Worte wären jetzt angebracht.

»Das hat dich ja noch nie abgehalten. Warum jetzt? Warum hältst du dich ausgerechnet bei ihr zurück?«, hakt Luca mit gerunzelter Stirn nach.

»Es ist kompliziert und außerdem ignoriert sie alle meine Nachrichten und Anrufe«, erkläre ich seufzend, »soll ich hingehen und die Tür eintreten? Ich kann sie doch nicht dazu zwingen, mit mir zu reden.«

»Wäre doch gar keine schlechte Idee. Da macht sie dir bestimmt voller Freude auf und fällt dir dann ganz liebevoll um den Hals und alles ist wieder gut«, erwidert mein Freund glucksend. Sarkasmus lässt grüßen. Ich verdrehe die Augen, stelle die Tasse beiseite und reibe mir nachdenklich übers Kinn. Ich antworte darauf nicht, lasse mir aber meine Eigenen nochmal durch den Kopf gehen. Das ist ein idiotischer Einfall, aber womöglich der einzige Weg, um sie aus ihrer Reserve zu locken.

»Du liebst sie, oder?«

Was für ein Blitzmerker!

»Ja … das tue ich«, gestehe ich leise. Und wie ich das tue. Ich habe versucht, es ihr zu sagen, aber sie wollte es nicht hören. Ich zweifle daran, dass sie überhaupt merkt, wie sehr ich sie liebe.

»Dann heb deinen Arsch hoch und kämpf um sie. Wir haben mittlerweile alle mitbekommen, dass Reese sich lieber zurückzieht.

Es liegt also an dir.«

»Wenn es so einfach wäre«, erwidere ich grummelnd. Ich bin mir sicher, dass Reese die Tür nicht öffnen wird.

»Wenn du es einfach haben willst, dann geh zurück zu deiner Ex. Die Schlange wird dich bestimmt mit offenen Armen empfangen«, sagt er und schüttelt schnaubend den Kopf.

»Joanne kann mir gestohlen bleiben«, murre ich und verschränke die Arme vor der Brust.

»Dann hör auf zu jammern und überzeug die Frau, die du willst, davon, dass du sie liebst.« Mit einem Grinsen auf den Lippen fährt er sich durch die blonden, verwuschelten Haare und zwinkert mir vergnügt zu.

Er hat ja leicht reden!

Luca ist bereits seit Jahren mit seiner Traumfrau liiert und hatte nie irgendwelche Probleme. Keine Offensichtlichen zumindest. Hat er überhaupt schon mal mit Angela gestritten?

Nach dem gestrigen Abend weiß ich einfach nicht, wie ich mit Reese umgehen soll. Soll ich ihr Zeit lassen oder mit der Tür ins Haus fallen? Wenn ich sie dazu zwinge, mir zuzuhören, ist das Risiko hoch, dass sie flüchtet. Wenn ich ihr aber Zeit lasse, ist es genauso wahrscheinlich, dass sie sich vor mir verschließt.

»Hm … ich werde mir was einfallen lassen«, sage ich halbherzig. Lucas gutgemeinter Rat bringt mich kein Stück weiter.

»Ich an deiner Stelle würde mir nicht allzu viel Zeit damit lassen«, sagt er und erhebt sich wieder. Noch einmal blickt er zu mir, zuckt mit den Schultern und verabschiedet sich.

Nachdenklich blicke ich ihm nach und reibe mir immer wieder mit der linken Hand über das bärtige Kinn. Er hat recht, dass weiß ich, aber er kennt nicht die ganze Wahrheit. Ohne es zu wollen, hat das alles verändert. Je länger ich darüber nachdenke, umso unsicherer werde ich und umso größer werden die Zweifel.

Seufzend schwinge ich mich von der Liege, ergreife meine leere Tasse und schlendere hinein, um mir noch einmal einen Kaffee zu machen. Danach werde ich duschen und bis dahin ist mir hoffentlich eine Lösung eingefallen. Tief in meinem Herzen weiß ich, dass ich sie nicht verlieren will, aber sie macht es mir so unglaublich schwer.

Was soll ich nur tun?

19.

Reese

Zwei Tage sind vergangen und ich fühle mich nicht nur wie ein Häufchen Elend, sondern sehe zusätzlich auch noch aus wie ein wandelnder Zombie. Ich könnte mich glatt für ein Casting bei The Walking Dead bewerben und müsste dafür noch nicht einmal in die Maske.

Meine Haare stehen mir wirr vom Kopf und ich habe Angst, dass ich mit dem Kamm gar nicht mehr durchkomme. Meine Augen sind blutunterlaufen und die dunklen Ringe lassen mich aussehen wie ein Panda.

Ein Zombie-Panda!

Ein Zomda!

Ich habe kaum mein Bett verlassen, habe viel geweint und darüber nachgedacht, wie es soweit kommen konnte, dass ich einen Nervenzusammenbruch mitten in einem Notfall erlitt. So was darf einfach nicht passieren. Ich hätte es mir nie verziehen, wenn die Patientin meinetwegen gestorben wäre.

Das darf einfach nicht passieren!

Mein Job ist es, Leben zu retten und nicht, sie in unnötige Gefahr zu bringen. Eine Strafe oder gar meine Kündigung für mein fahrlässiges Handeln, wäre bestimmt angebracht. Aber bisher hat sich weder mein Vorgesetzter noch Alana dazu geäußert.

Plötzlich fällt mir mein Telefon ein und ich strample hastig die Decke von meinem Körper, setze mich auf und sehe mich suchend um. Wo habe ich das kleine Teil nur hingeschmissen? In die Küche!

Fahrig schleiche ich durch meine Wohnung, reibe mir dabei immer wieder durchs Gesicht und finde mein Smartphone schließlich auf dem Küchentisch.

Einen Moment starre ich auf den schwarzen Bildschirm meines Handys. Ich habe es ausgemacht, nachdem Cassian unzählige Male angerufen hatte. Vielleicht ist das unfair von mir, aber ich kann im Moment einfach nicht mit ihm reden.

Ich habe ihm schon zu viel erzählt. Er kennt nun die ganze tragische Wahrheit, das ganze Elend, welches ich mit mir herumtrage. Ich hatte mir immer geschworen, es niemals zu erzählen. Niemandem! Ich wollte nicht schwach sein und will kein Mitleid von den Menschen.

Aber Cassian hat mich dazu gebracht, darüber zu reden, und ich kann mit Sicherheit sagen, dass es mir jetzt nicht besser geht. Man sagt doch, es würde einem besser gehen, wenn man es ausspricht. Aber das tut es nicht, nein, es hat alles nur schlimmer gemacht.

Ich hätte mein Telefon nicht abschalten sollen. Verdammt, so kann mich natürlich auch niemand aus dem Krankenhaus erreichen. Umgehend meldet sich das schlechte Gewissen und ich schalte es eilig ein.

Was zur Hölle ist nur los mit dir, Reese?

Während ich mit der rechten Hand meinen Code eintippe, betätige ich mit der linken meine Kaffeemaschine. Habe ich die letzten beiden Tage überhaupt was gegessen? Habe ich überhaupt was da? Darum kümmere ich mich nachher.

Nachdem ich mir eine Tasse aus dem Schrank geangelt habe und sie mit dem Muntermacher gefüllt habe, setze ich mich an den Tisch und widme mich dem kleinen Gerät in meiner Hand. Schockiert reiße ich die Augen auf, bei der Anzahl an Nachrichten und Anrufen darauf.

Dreiviertel davon sind von Cassian, die ich erst mal ignoriere. Alana hat mir auf die Mailbox gesprochen, also höre ich diese rasch ab. Ich lausche ihren Worten, in denen sie sich nach meinem Wohlbefinden erkundigt und mir mitteilt, dass Dr. Chou der Meinung ist, ein paar freie Tage würden mir guttun.

Daran habe ich auch schon gedacht und ich bin froh, dass sie mich nicht gleich feuern. Aber wie kommt es, dass Dr. Chou mich nicht hochkant aus dem Krankenhaus wirft, für meinen fatalen Fehler? Habe ich das etwa Alana zu verdanken? Ich nehme mir für später vor, sie anzurufen und danach zu fragen.

Ein paar Tage, um wieder einen klaren Kopf zu bekommen, können nicht falsch sein. Ich lege das Handy zur Seite, nippe an meinem Kaffee und denke darüber nach, was ich mit mir anfange. Wenn ich hierbleibe, dann verfalle ich nur mehr und mehr meinem Selbstmitleid. Eine Depression kann ich mir nun wirklich nicht leisten. Aber wo soll ich hin? Ich habe niemanden, zu dem ich einfach mal so flüchten kann. Obwohl! Ich könnte zu Allen nach Manchcster.

Je länger ich darüber nachdenke, umso besser gefällt mir diese Idee. Ich sollte mich endlich diesem Schmerz stellen und wo geht das besser, als an dem Ort, wo meine beste Freundin begraben ist? Vielleicht hilft es mir endlich, besser damit klar zu kommen.

Ich ergreife die Tasse, erhebe mich und schlendere zurück ins Schlafzimmer. Kurz nippe ich noch einmal daran und stelle sie dann auf meinen kleinen Nachttisch. Mein Blick fällt auf die graue Jogginghose und das weiße T-Shirt, die achtlos vor meinem Bett liegen.

Ein schmerzhafter Stich durchfährt mich, als ich sie aufhebe und fein säuberlich zusammenlege. Cassian hat sie hier liegen lassen, wie so einige Dinge, die ich in meiner Wohnung nach und nach von ihm gefunden habe. Wie paralysiert starre ich auf das T-Shirt in meinen Händen und kämpfe gegen die Tränen an.

Nicht weinen!

Bis jetzt habe ich es geschafft, die Gedanken an ihn zu verbannen. Wie in Trance sehe ich meinen eigenen Händen dabei zu, wie sie das T-Shirt höher halten und ich es mir schließlich ins Gesicht drücke. Kaum umgibt mich sein angenehm herber Duft, kann ich nicht mehr an mich halten und breche in Tränen aus.

Mir wird bewusst, wie sehr ich ihn vermisse und das ich mehr für ihn empfinde, als ich mir eingestehen will. Dennoch kann ich diese Gefühle einfach nicht zulassen. Noch mehr als je zuvor ist mir bewusst, dass ich mir selbst im Weg stehe.

Ich bin das Problem!

Und genau deshalb kann ich ihm nicht geben, was er sich von mir erhofft. Es macht mir Angst, so große Angst, dass ich es lieber verdränge. Cassian hat jemanden verdient, der ihn glücklich macht. Jemanden, der nicht so ein verkorkstes Leben führt wie ich. Vor allem aber jemanden, der nicht andauernd davonläuft.

Dieser Jemand kann ich nicht sein!

Mein Entschluss steht fest. Ich werde nach Manchester fahren und mich meinem Schmerz stellen. Dabei werde ich mir über einige Dinge klar werden müssen und ich nutze die freien Tage, um einen klaren Kopf zu bekommen.

Eine gefühlte Ewigkeit später wende ich mich meinem Kleiderschrank zu, öffne ihn und ziehe meine Sporttasche heraus. Zu allererst lege ich sein T-Shirt hinein und stopfe dann wahllos noch einige Kleidungsstücke hinzu. Ich weiß nicht, warum ich es einpacke, aber ich möchte einen Teil von ihm bei mir haben.

Seufzend stelle ich meine Tasche aufs Bett und setze mich an den Rand. Mit dem Handrücken wische ich mir die Tränen von den Wangen und nehme mir einen Moment Zeit dafür, mich wieder zu beruhigen.

Ein plötzliches Klingeln an der Tür erschreckt mich so sehr, dass mir ein überraschter Laut entfährt. Himmel, wer ist das denn jetzt? Ich will niemanden sehen, habe ich das mit dem ausgeschalteten Telefon nicht klar gemacht? Erneut klingelt es und ich halte die Luft an.

Bitte, bitte, lass es nicht Cassian sein!

Ich könnte das nicht ertragen und hätte noch größere Angst davor, sofort wieder weich zu werden.

»Reese! Mach auf … ich bin es … Sadie.«

Gott sei Dank!

Erleichtert atme ich aus, rühre mich aber nicht vom Fleck. Nervös knete ich meine Hände im Schoß und hoffe darauf, dass sie einfach wieder geht.

»Reese?«

Wieder klingelt sie und klopft dann noch zusätzlich laut gegen die Tür. Himmel ist die Frau hartnäckig.

»Reese King! Ich mache mir Sorgen um dich …«

Meine Augen weiten sich und ich erhebe mich langsam. Sie macht sich Sorgen um mich? Weiß sie etwa, was passiert ist? Wer hat ihr davon erzählt?

»Ich weiß, dass du da bist«, höre ich Sadies laute Stimme, »mach auf, oder ich hämmere die nächsten Stunden ohne Unterbrechung gegen die Tür.«

Ich luge aus dem Schlafzimmer und starre auf die geschlossene Tür. Unsicher nage ich auf meiner Unterlippe. Das würde sie nicht tun?

»Du musst gar nicht darüber nachdenken. Ich werde das tun, das schwör ich dir«, fährt sie fort. Kann sie Gedanken lesen? Brummend trete ich in den Flur und halte noch einmal inne, um darüber nachzudenken.

Ich möchte eigentlich niemanden sehen, aber ich habe auch keine Lust darauf, mir das anzuhören, wenn sie ihre Drohung wahr macht. Und ganz offensichtlich wird sie das tun. Also bleibt mir keine andere Wahl.

Noch ehe ich in Gedanken meine Möglichkeiten durchgehe, setzt Sadie ihre Drohung in die Tat um. Sie beginnt in einem stetigen Rhythmus laut gegen die Tür zu klopfen.

Vor mich hinmurrend gehe ich auf die Tür zu, öffne sie und blicke direkt in ein besorgtes Paar blauer Augen.

»Himmel nochmal … ich dachte echt, ich muss den Schlüssel beim Vermieter holen oder die Tür eintreten. Geht es dir gut«, will sie wissen, »blöde Frage … natürlich geht es dir nicht gut.«

Ehe ich antworten kann, zieht sie mich in ihre Arme und drückt mich tröstend an sich. Erschrocken weiten sich meine Augen und ich versteife mich, lasse sie aber gewähren.

Nur mit allergrößter Mühe schaffe ich es, meine Tränen zurückzuhalten. Ich habe noch nie vor Fremden geweint, mit Ausnahme von Cassian. Eines der Dinge, die ich sehr schnell gelernt habe, als mich ein ums andere Mal die Pflegefamilien nicht aufnehmen wollten. Das schmerzte und war frustrierend, dennoch wollte ich stark bleiben. So habe ich es mir irgendwann selbst antrainiert, meine Gefühle zurückzuhalten. Eine Art Selbstschutz.

»Woher weißt du davon?«, frage ich leise flüsternd gegen ihr blondes Haar, welches mir an der Nase kitzelt. Ich lege meine Arme um ihre Taille und lasse sie gewähren, mich im Arm zu halten.

»Angela hat nach dir gefragt, heute Mittag und nachdem ich überrascht nachgefragt hatte, was denn passiert ist, hat sie es mir erzählt«, erklärt sie und löst sich von mir.

»Was hat sie dir erzählt?« Sanft schiebt sie mich zurück in meine Wohnung, schließt die Tür hinter mir und führt mich in mein Wohnzimmer. Sachte hat sie dabei den Arm um mich gelegt. Seufzend setze ich mich und blicke sie fragend an.

»Nicht viel …«, antwortet sie mir, räuspert sich und setzt sich neben mich, »… nur, dass du eine Patientin nicht behandeln konntest. Hattest du wirklich einen Nervenzusammenbruch?«

Ich nicke nur, schiebe meine Hände zwischen meine Schenkel und senke reuevoll den Kopf. Es hat also schon die Runde gemacht. Jeder weiß jetzt, dass Reese King eine unfähige Ärztin ist.

»Willst du mir erzählen, was passiert ist?«, fragt sie vorsichtig nach. Aus den Augenwinkeln bemerke ich, wie sie näher rutscht, um dann wieder tröstend den Arm um mich zu legen. Seufzend presse ich meine Lippen aufeinander und denke einen Moment darüber nach. Sadie war mir in den letzten Wochen eine wahre Freundin und hat sich mir gegenüber immer liebevoll verhalten.

»Was dieser Patientin passierte, erinnerte mich an meine beste Freundin. Amanda wurde überfallen und starb vor meinen Augen«, flüstere ich. Zu mehr kann ich mich nicht überwinden.

»Oh Gott! Das tut mir so leid«, murmelt Sadie und drückt mich erneut sachte an sich. Ich lehne meinen Kopf gegen ihre Schulter und gebe mich der Trauer hin, einen Moment lang zumindest.

Eine ganze Weile ist es still zwischen uns. Es ist keine unangenehme Stille, sondern eine, die zwischen guten Freundinnen schon mal vorkommen kann. Eine, bei der man sich auch ohne Worte versteht. Ich hätte es nicht für möglich gehalten, diese Vertrautheit noch einmal zu fühlen.

»Falls du darüber reden möchtest, dann bin ich für dich da.«

»Danke. Ich werde ein paar Tage nach Manchester fahren«, sage ich schließlich, »ich brauche Zeit. Für mich!«

»Wann willst du los?«, fragt Sadie und lässt langsam wieder von mir ab. Liebevoll lächelt sie mir zu, was mich selbst dazu veranlasst, es schwach zu erwidern.

»Noch heute. Ich habe schon so gut wie gepackt.«

»Dann will ich dich nicht länger aufhalten. Ich bin nur froh, dass es dir halbwegs gut geht«, erwidert sie. Gemeinsam erheben wir uns und ich umarme sie dankbar.

»Falls was ist, ruf mich an. Jederzeit, ja?«

»Ja.« Ich nicke und schenke ihr ein Lächeln. »Nochmal danke.«

Ich begleite sie zur Tür, doch bevor sie hinausgeht, halte ich sie auf.

»Wenn ich zurück bin, dann würde ich gerne einen Mädelsabend mit dir machen. Quatschen und Wein trinken.«

»Sehr gerne«, sagt sie lächelnd, umarmt mich noch einmal und verabschiedet sich dann von mir. Hinter ihr schließe ich die Tür, gehe zurück ins Schlafzimmer und widme mich wieder meiner Reisetasche.

Eine dreiviertel Stunde später trete ich aus der Tür, schließe sie hinter mir ab und schultere mein Gepäck. Mit langsamen Schritten durchquere ich den Flur, steige die Treppen hinunter und gehe genauso gemächlich hinaus auf meinen Wagen zu. Bevor ich einsteige, werfe ich noch einmal einen Blick zurück auf das graue Gebäude, seufze tief auf und setze mich in meinen weißen Golf. Ich starte den Wagen und fahre los, ohne mich noch einmal umzublicken.

Das wird mir guttun!

Cassian

Fluchend bahne ich mir einen Weg durch das abendliche, verkehrsverstopfte London und trommle ungeduldig gegen das Lenkrad. Meine Laune sinkt mit jedem Tag tiefer und der heftige Regen, der vor zehn Minuten, wie aus Schleusen, herunterprasselt, trägt auch dazu bei.

Warum habe ich mich ausgerechnet heute Abend dazu entschieden, meine Eltern zu besuchen?

Weil ich nicht mehr weiß, was ich mit meiner übrigen Zeit anfangen soll, ohne irgendwann durchzudrehen. Reese ist seit fünf Tagen weder bei der Arbeit erschienen, noch hat sie sich bei mir gemeldet.

Eindeutiger geht es ja wohl kaum noch!

Als endlich nach einer weiteren viertel Stunde das kleine Einfamilienhaus in Sicht kommt, atme ich erleichtert aus und lenke meinen Volvo durch die weniger befahrene Straße, bis ich direkt vor dem Häuschen parke.

Ich werfe einen kurzen Blick in den Himmel, so als könne ich abschätzen, wann es aufhört zu regnen. Aber wir sind hier in England, also mache ich mir keine allzu großen Hoffnungen.

Eilig stoße ich die Tür auf, steige aus dem Wagen und laufe mit großen Schritten auf den Eingang zu. Unter dem Vordach angekommen, schüttle ich mich kurz und drücke dann die Klingel. Einige Minuten vergehen, ehe die Tür aufgeht und ich herzlich empfangen werde.

»Oh Schätzchen, es ist schön, dich zu sehen«, höre ich meine Mutter erfreut sagen. Im nächsten Moment schlingt sie ihre Arme um meine Mitte und drückt mich an sich.

Lächelnd lege ich ebenfalls meine Arme um sie und stütze mein Kinn auf ihrer Stirn ab. In solchen Augenblicken fühle ich mich, wie ein kleiner Junge. Ich würde lügen, wenn ich behaupten würde, es nicht zu genießen.

»Sieh an, unser älterer Sohn hat auch mal wieder Zeit für seine Familie«, höre ich die tiefe Stimme meines Vaters. Mit dem Schalk im Nacken tritt er in den Eingangsbereich und mustert mich aus seinen dunklen Augen, die er an Elias weitervererbt hat. Grinsend löse ich mich von meiner Mutter und reibe mir über den Nacken. Umgehend meldet sich das schlechte Gewissen, auch wenn ich weiß, dass mein Vater nur scherzte.

»Tut mir leid. Die Arbeit hat mich ordentlich eingespannt«, gestehe ich.

»Ach ja? Nur die Arbeit?«, will meine Mutter wissen, hakt sich bei mir unter und führt mich ins Wohnzimmer. Sie zieht mich neben sich auf die Couch, wobei sie meine rechte Hand fest umschließt. »Daran ist nicht zufällig eine hübsche rothaarige Frau schuld?«

»Woher? ...«

»... Elias!«, fällt sie mir ins Wort.

Ertappt blicke ich hoch und treffe auf die strahlend blauen Augen meiner Mum, die mich belustigt beobachtet. Der Kleine ist aufmerksamer, als man ihm zutraut. Ein leises Lachen ist zu hören, ehe sich mein Dad umwendet, um uns einen Kaffee in der Küche zu machen.

Wir warten geduldig, bis er wieder zurückkommt. Das gibt mir wenigstens die Gelegenheit, darüber nachzudenken. Eigentlich habe ich mir in den letzten Tagen geschworen, keinen Gedanken mehr daran zu verschwenden, denn es ist doch offensichtlich, dass Reese mich nicht will.

Mein Vater kehrt zurück, stellt ein kleines Tablett mit drei Tassen, einer kleinen Kanne voll Milch und einer kleinen Dose Zucker auf den Couchtisch. Danach lässt er sich auf den gemütlichen Sessel, uns gegenüber, fallen.

»Wo ist Elias überhaupt?«, frage ich ausweichend nach und blicke mich aufmerksam im Raum um, so als könne mein kleiner Bruder jeden Moment um die Ecke springen.

»Er übernachtet heute bei seinem Kumpel, Jonah. Ich warte jeden Moment auf den Anruf, dass wir ihn abholen solle. Er ist das erste Mal über Nacht weg«, erklärt sie und drückt nervös meine Hand.

»Mach dir nicht so viele Sorgen, Schatz. Er ist bei den Williams bestens aufgehoben«, erwidert mein Vater, lehnt sich entspannt zurück und reibt sich über das bärtige Kinn. Da hat er recht, denn Jonah hat selbst das Downsyndrom und seine Eltern wissen nur zu gut, wie sie mit solchen Kindern umzugehen haben. Für die beiden wird das ganz bestimmt eine tolle Erfahrung werden.

»Dann sind wir ja heute nur zu dritt«, stelle ich fest und tätschle meiner Mom den Unterarm.

»Was bedeutet, du bekommst unsere ungeteilte Aufmerksamkeit«, erwidert mein Dad und blickt mich amüsiert an.

Soll ich jetzt lachen oder heulen?

»Erzähl uns von dieser Frau«, fordert meine Mom mich erneut auf. Ich runzle die Stirn und betrachte sie einen Moment, ehe ich den Kopf schüttle. Was soll ich schon großartig erzählen?

»Da gibt es nichts zu erzählen!«

»Elias war richtig begeistert von ihr und er hat uns erzählt, dass du sie auf die Matte geschickt und geküsst hast«, fügt mein Vater vergnügt hinzu. Ich rolle mit den Augen, kann mir aber ein Grinsen nicht verkneifen. Die Erinnerung an diesen Abend im Boxstudio flutet meinen Kopf. Da dachte ich noch, alles wäre okay.

»Warum gibt es darüber nichts zu erzählen? Nach Joanne ist sie die erste Frau, die du näher an dich herangelassen hast.«

Ein Seufzen gleitet über meine Lippen und mein Blick wandert zwischen meinen Eltern hin und her. Es gibt niemanden, der meiner Meinung nach, unterschiedlicher sein könnte. Sie sind ein ungleiches Paar, äußerlich wie innerlich, aber das scheint sie auszumachen. Auf der einen Seite mein Vater mit seiner dunklen Haut, der großen Statur und seinem selbstsicheren Auftreten, das ihm als Bankmanager nur von Vorteil ist. Auf der anderen Seite meine Mutter, die im Vergleich fast schon weiß wie die Wand ist, mit ihren hellen Augen, der liebevollen Art und dem ausgeprägten Familiensinn.

Hier passt der Satz, Gegensätze ziehen sich an!

»Reese ignoriert mich«, sage ich schließlich.

»Was hast du angestellt, Junge?«, will mein Vater wissen, greift nach seiner Tasse und nippt kurz daran.

»Wieso gehst du direkt davon aus, dass ich etwas angestellt habe?«, frage ich empört nach und kneife meine Augen zusammen.

»Hast du denn?«, hakt er nach. Seine dunklen Augen liegen auf mir und ich kann deutlich sehen, wie amüsiert er über seine eigene Stichelei ist. Das ist so typisch für meinen alten Herrn. In jeder Situation für Scherze aufgelegt, auch wenn sie manchmal unpassend wirken.

»Nein, ich habe nichts falsch gemacht«, erwidere ich genervt und verschränke meine Arme vor der Brust.

»Was ist dann passiert? Erzähl uns davon«, höre ich meine Mutter neben mir sagen und beobachte sie dabei, wie sie zwei Löffel Zucker und einen Schuss Milch in ihren schwarzen Kaffee gibt. Ich atme einmal tief durch und gebe dann die Lightversion, die auch Luca von mir bekommen hat, zum Besten. Wobei ich ein wenig schwammig davon erzähle, wie wir uns kennengelernt haben. Das müssen sie ja nun wirklich nicht wissen.

Als ich mit meiner Erzählung ende, ist es mucksmäuschenstill im Wohnzimmer, nur das stete Ticken der kleinen Uhr über dem Kamin ist zu hören. Dieses Ding habe ich schon als Kind gehasst und das hat sich bis heute nicht geändert. Dieses vermaledeite Tick-Tack macht mich wahnsinnig.

»Hm ...«, entfährt es meiner Mutter. Mit nachdenklicher Miene nippt sie an ihrem Kaffee und richtet dann ihren Blick auf mich. »Und was wirst du jetzt tun?«

»Pfff ... was soll ich denn tun? Ganz offensichtlich, will sie mich nicht sehen.«

»Schätzchen«, entfährt es ihr seufzend, »so, wie du das gerade beschrieben hast, hat dieser Verlust tiefe Wunden bei ihr hinterlassen und sie scheint ein sehr verschlossener Mensch zu sein. Sie braucht einfach Zeit.«

»Zeit und jemand, der sich geduldig um sie kümmert«, mischt sich mein Vater ein.

»Ja, aber das will sie ja nicht. Was soll ich denn tun, die Tür eintreten und sie dazu zwingen?«, widerspreche ich und fahre mir murrend über das bärtige Kinn.

»Zum Beispiel!«

Deja-vu! Das sagte mir Luca auch schon!

»Das hilft mir nicht weiter«, sage ich brummend und schüttle den Kopf.

»Cassian, wenn du sie wirklich liebst, dann kämpfe um sie.«, rät mir mein Dad und blickt mich ernst an. »Beziehungen sind manchmal eben nicht einfach, doch wenn du der Meinung bist, sie ist es wert, dann tust du auch alles dir Mögliche dafür. Deine Mutter und ich hatten auch nicht den besten Start und wir hatten gegen eine Menge Vorurteile zu kämpfen, aber wie du siehst, hat sich die Mühe mehr als gelohnt.«

Nachdenklich lasse ich mir die Worte meines Vaters noch einmal durch den Kopf gehen. Vielleicht hat er recht, vielleicht sollte ich wirklich mehr dafür tun, als nur herumzujammern. Weil, ehrlich gesagt, tue ich nichts anderes, außer darüber zu sinnieren, was ich überhaupt tun soll.

»Hör auf deinen Dad. Du gibst sonst auch nicht so schnell auf, so haben wir dich nicht erzogen. Ich kann es dir ansehen, dass du diese Frau sehr liebst und ich will nicht mitansehen, wie du es womöglich eines Tages bereust, nicht alles dafür getan zu haben, sie von dir zu überzeugen«, fügt meine Mutter hinzu und ich nicke seufzend auf ihre Worte.

»Vielleicht habt ihr recht«, sage ich, greife nun selbst zu meinem Kaffee und nippe kurz daran. Um das Thema zu wechseln, frage ich weiter nach meinem kleinen Bruder, denn ich muss mir das erst noch einmal durch den Kopf gehen lassen. In Ruhe!

Stunden später betrete ich leise unsere WG, schlüpfe aus meinen Schuhen und tapse auf leisen Sohlen durch die Wohnung und verschwinde schnellstmöglich in meinem Zimmer. Ich habe keinen Bock, noch mehr Gespräche zu führen, also drehe ich den Schlüssel hinter mir und lasse mich seufzend auf mein Bett fallen.

Lustlos starre ich an die Decke, strecke alle viere von mir und seufze tief auf. Ein Plan muss her, denn so einfach wird mir Reese nicht die Tür öffnen, davon bin ich zu hundert Prozent überzeugt. Gerade als ich meine Augen schließen will, um mir etwas auszudenken, klingelt mein Telefon. Murrend ziehe ich es aus der Hosentasche und setze mich abrupt kerzengerade auf, als ich den Namen auf dem Display lese.

Jetzt träume ich aber!

»Reese? Du rufst mich tatsächlich zurück?«, will ich vorsichtig wissen und presse mir das kleine Gerät ans Ohr. Ein tiefes Räuspern ist am Ende der Leitung zu hören und ich kneife irritiert meine Augen zusammen. Das hört sich nach einem Mann an.

»Ich bin nicht Reese. Hier spricht Allen ... Allen Johnson. Bist du

Cassian?«

Was zur Hölle macht dieser Kerl mit dem Telefon von Reese? Wer ist er? Warum ist er bei ihr und nicht ich? Will sie mich eigentlich verarschen? Innerhalb von nur einer Sekunde hat sich mein Puls um das Tausendfache beschleunigt.

»Ja der bin ich ... Wo ist Reese und warum ruft ein Fremder von ihrem Telefon aus an?«, will ich wissen, kann dabei den angepissten Ton in meiner Stimme nicht verhindern. Ich kann gerade nicht anders, als pure Eifersucht zu empfinden. Was soll dieser Mist?

»Sie schläft gerade. Ich bin Amandas Bruder und Reese ist hier bei mir in Manchester. Vor ein paar Tagen ist sie aus heiterem Himmel im Pub aufgetaucht und sah dabei aus, als könnte man sie jeden Moment in die Klapse einliefern. Ich will wissen, was passiert ist und ob du was damit zu tun hast.«

»Sie ist wo ...?«

Sie ist in Manchester? Verflucht noch mal, sie haut einfach wieder ab? Das ist ja wieder so typisch! Zornig fahre ich mir mit der freien Hand durchs Gesicht und kann nicht glauben, was ich da höre. Ich soll was damit zu tun haben? Was denkt dieser Kerl eigentlich, wer ich bin?

»Wieso fragst du sie nicht selbst, immerhin ist sie ja lieber bei dir in Manchester als hier bei mir in London.« Am liebsten würde ich jetzt etwas kurz und klein schlagen, doch ich begnüge mich damit, wütend vor mich hin zu schnauben.

»Krieg dich wieder ein, Mann. Was denkst du, was ich versucht habe? Wenn du wirklich der bist, für den ich dich halte, dann solltest du sie eigentlich kennen und wissen, dass sie nicht redet«, erwidert er nun genauso angepisst auf meine Worte. Tief seufze ich auf und lasse das Ganze unkommentiert. Ich will mich nicht streiten, aber was soll das werden? Was bezweckt er mit diesem Anruf?

»Ich mache mir Sorgen um Reese. Sie taucht hier mitten in der Nacht auf, sieht völlig fertig aus und spricht kaum ein Wort mit mir, verkriecht sich in meinem Gästezimmer und verhält sich exakt so wie in der Zeit nach Amandas Tod.«

Noch einen Moment schweige ich, doch dann erzähle ich ihm von dem Vorfall im Krankenhaus und dem darauffolgenden Nervenzusammenbruch von Reese. Ich erzähle ihm auch davon, wie ich versucht habe, sie zu trösten und ihr zu zeigen, dass ich das gemeinsam mit ihr durchstehen würde.

»Jetzt ist mir alles klar«, erwidert er seufzend, »der verdrängte Schmerz hat sie eingeholt. Sie ist nie über Amandas Tod hinweggekommen. Aber ich sehe da noch etwas. Du solltest herkommen.«

»Dein Ernst? Sie ignoriert mich und will mich doch ganz offensichtlich nicht sehen«, widerspreche ich kopfschüttelnd.

»Denkst du das wirklich? Ich kenne sie, seit sie ein kleines Mädchen ist. Reese hat Gefühle für dich, mehr als sie wahrscheinlich zugibt und genau davor läuft sie weg. Wenn du sie also wirklich liebst, was ich jetzt einfach hoffe, dann musst du sie dir holen kommen. Du musst ihr zeigen, dass sie es wert ist, geliebt zu werden und du musst sie davon überzeugen, dass du sie glücklich machst. Reese trägt so viel Angst in sich, dass sie nicht von selbst zurückkommen wird. Eher verdrängt sie alles und tut, als wäre nie etwas gewesen, aber irgendwann geht sie daran kaputt.«

»Du willst, dass ich nach Manchester komme? Sie wird uns beiden die Augen auskratzen«, murmle ich skeptisch, doch lassen mich seine Worte nicht mehr los.

»Das Risiko gehe ich ein!«

20.

Reese

Ich steige aus Allens Wagen und sehe mich kurz um. Kaum eine Menschenseele ist heute Abend auf dem Friedhof unterwegs, was mir nur recht ist. Mein Blick sucht automatisch die aneinandergereihten Grabsteine ab und bleibt an einem ganz besonderen in den hinteren Reihen hängen.

Seit der Beerdigung war ich nicht mehr hier, es war einfach zu schwer, damit konfrontiert zu werden. Ich straffe meine Schultern und setze langsam einen Fuß vor den anderen. Es ist an der Zeit, Frieden zu schließen. Wenigstens ein Stück weit.

In den letzten Tagen habe ich sehr viel darüber nachgedacht und bin zu dem Entschluss gekommen, dass ich einen Weg finden muss, darüber hinweg zu kommen. Ich kann nicht länger alles in mich hineinfressen, denn sonst wird mir so ein Vorfall, wie im Krankenhaus, erneut passieren. Das darf sich einfach nicht wiederholen.

Die Patientin hatte Glück gehabt, so großes Glück! Es hätte auch anders kommen können und das hätte ich mir niemals verziehen. Diese Schuld hätte ich nicht tragen können, das wäre zu viel für mich.

Als ich vor dem weißen Stein ankomme, wandert mein Blick über die Schrift und schließlich bleibt er an der kleinen, bepflanzten Schale davor hängen. Unweigerlich muss ich lächeln und ich lege die einzelne, weiße Nelke in meiner Hand neben die Schale. Das waren ihre Lieblingsblumen. Auf dem Weg hier her habe ich am Straßenrand Nelken entdeckt und musste einfach eine mitnehmen. Ich lasse mich auf meinen Knien nieder und senke traurig meinen Kopf.

»Ich vermisse dich so unendlich«, flüstere ich und kämpfe nicht länger gegen die Trauer und den Schmerz an. Das erste Mal in meinem Leben lasse ich es zu, weine und gebe mich diesen leidigen

Empfindungen hin.

Es ist unfair, dass sie mir genommen wurde, und ich kann einfach nicht verstehen, wieso sie auf diese schreckliche Art und Weise aus ihrem jungen Leben gerissen wurde. Wir hatten noch so viel vor. Wir wollten die Welt entdecken, auf Ed Sheerans Konzerten für ihn schwärmen und gemeinsam durch dick und dünn gehen. All das wurde mir auf einen Schlag entrissen und das kann ich einfach nicht akzeptieren.

Amanda war so ein wundervoller Mensch, sie war mein Gegenstück und hat mich mit ihrer liebevollen Art zu einer besseren Person gemacht. Egal wie sehr ich mich zurückzog und mich verschloss, sie hat immer geduldig darauf gewartet, dass ich mich von selbst öffne und auf sie zukomme. Sie war die Einzige, der ich blind vertraute und ich hätte alles für sie getan. Seit sie von uns gegangen ist, erkenne ich mich nicht mehr wieder. Als wäre ich eine leere Hülle, dessen Inhalt einfach mitgestorben ist.

Einzig in den intimen Momenten, die ich mit Cassian teilte, hatte ich einen Augenblick dieses Gefühl der Vertrautheit. Er hat es geschafft, mein Herz für sich zu gewinnen und in diesen Nächten, die er bei mir war, hatte ich weniger Albträume und ich fühlte mich in seiner Nähe geborgen und beschützt. Es ist sinnlos, es zu leugnen, und ich sehe ein, dass ich sehr viel für ihn empfinde.

Mehr als ich will!

»Was soll ich nur tun?«, entfährt es mir leise und ich hebe meinen Blick, um den Grabstein vor mir anzusehen, »du würdest mir sagen, ich solle es versuchen und ihm eine
Chance geben, richtig?«

Aber ich kann es nicht!

Wieso muss ich es mir nur selbst so schwer machen? Wieso kann ich nicht einfach wie so viele andere Menschen zu meinen Gefühlen stehen und sie akzeptieren? Was stimmt nur nicht mit mir?

Nach einer gefühlten Ewigkeit beginnen mir die Knie zu schmerzen und ich stehe langsam wieder auf. Ich hätte öfter herkommen sollen, denn ein wenig habe ich das Gefühl, Amanda hier nahe zu sein. Auch wenn das Humbug ist, so ist es doch schön, so zu empfinden.

Ich trete näher, lege meine Hand auf den kühlen Grabstein und streiche über das raue Material. Ein stummes Versprechen, öfter an sie zu denken, die Erinnerungen zuzulassen und mich zu einem Lächeln durchzuringen, auch wenn es mich droht zu verschlingen, kommt mir über die Lippen. Gleichzeitig ist es ein Abschied, und ich versuche, einen Teil meiner Zweifel hier zu lassen.

Als ich zurück zu Allens Pub fahre, ist es bereits Abend. Ich parke den Wagen hinter dem Gebäude und entscheide mich dann in die Bar zu gehen. Nicht wie sonst durch die Hintertür in die Wohnung und mich gleich im Gästezimmer verstecken.

Ich umrunde den Pub, öffne die Eingangstür und sehe mich einen Moment um, ehe ich zielsicher auf die große Theke zugehe. Davor bleibe ich stehen und nage unsicher von innen an meiner Wange, während mich Allen stumm mustert. Er stützt seine tätowierten Arme auf dem dunklen Holz ab und wartet geduldig, bis ich zu sprechen beginne.

»Ich hätte gerne ein Glas Weißwein und eine Portion Pommes«, beginne ich selbstsicher, denn wir sind hier schließlich in einem Pub. Mir ist bewusst, dass er immer noch darauf wartet, dass ich ihm erzähle, warum ich aus heiterem Himmel vor seiner Tür aufgetaucht bin. Sofort verdreht er seine Augen, doch er stößt sich von der Bar ab und wirft mir noch einen Blick über die Schulter zu.

»Wie die Prinzessin wünscht ...«, murmelt er kopfschüttelnd.

Sehr witzig!

»Falls du ein wenig Zeit übrig hast, könntest du dich ja zu mir setzen«, sage ich und deute auf den kleinen Zweiertisch am Fenster, der gerade frei geworden ist.

»Ja, setz dich schon mal. Ich bringe dir deine Bestellung.« Noch einen Moment betrachtet er mich, ehe er sich komplett umwendet und an die Arbeit geht.

Schließlich setze ich mich an den kleinen, runden Tisch, blicke einen Moment hinaus und betrachte gedankenverloren die gegenüberliegende Straßenseite. Alles wirkt so vertraut und dennoch fremd. Vielleicht liegt es an mir, aber ich habe das Gefühl, nirgendwo richtig hinzugehören.

»Hier ...«

Allens Stimme reißt mich aus meinen Gedanken und ich nicke ihm dankbar zu, als er die Pommes und den Wein vor mir abstellt. Dann lässt er sich mir gegenüber auf den Stuhl nieder, verschränkt die Arme und betrachtet mich mit besorgter Miene.

»Warum siehst du mich so an?«

»Das weißt du ganz genau ...«, beginnt er und seufzt tief auf, »... tauchst hier wie aus dem Nichts auf, redest kein einziges Wort mit mir und verkriechst dich zwei Tage lang in meinem Gästezimmer. Was ist los mit dir, Reese?«

Ich knabbere an einem Pommes, nur damit ich nicht antworten muss. Allen zieht seine Augenbrauen so hoch, dass sie beinahe seinen dichten, braunen Haarschopf berühren. Die grünen Augen, die er mit seiner Schwester gemein hat, mustern mich skeptisch. In den letzten Jahren hat er deutlich an Muskelmasse zugelegt und sich auch das ein oder andere Tattoo stechen lassen, was ihm etwas Verwegenes verleiht. Er ist groß, attraktiv und lässt bestimmt das ein oder andere Frauenherz höherschlagen. »Hat es wieder was mit Cassian zu tun?«, hakt er nach.

Wieso will er jetzt schon wieder über ihn reden? Ich bin nach Manchester gekommen, um dem aus dem Weg zu gehen, auch Cassian.

»Indirekt ...«, antworte ich wage und lenke meinen Blick wieder aus dem Fenster.

»Mit dem Krankenhaus?«

Meine Augen weiten sich ein Stück und ich wende meinen Kopf abrupt zu ihm.

»Wie kommst du darauf?«

»Ich rate einfach nur ... was anderes bleibt mir ja nicht übrig«, erwidert er, deutlich mürrischer als eben noch. Was ist denn jetzt los? Ich runzle meine Stirn und nippe an meinem Wein, während ich mein Gegenüber genauestens mustere. Ich habe das Gefühl, dass er genau weiß, welche Fragen er stellen muss.

»Was ist also im Krankenhaus passiert, dass du nach Manchester flüchtest und es indirekt mit deinem Doktor zu tun hat?«

Dieses Gefühl, dass er genau weiß, was los ist, bestärkt sich, als ich ihm erneut in die Augen sehe. Diesen Ausdruck kann ich nicht richtig zuordnen. Ist es Sorge, Mitleid oder gar Verständnis?

»Eine Patientin wurde in die Notaufnahme eingeliefert und diese Behandlung hat mich komplett aus der Bahn geworfen«, gestehe ich schließlich so leise, dass er sich vorbeugen muss, um mich auch zu verstehen.

»Es hat dich an Amanda erinnert«, mutmaßt er und ich kneife sofort meine Augen zusammen.

»Woher?«

»Ich kann eins und eins zusammenzählen, Reese! Erzähl mir, was passiert ist. Du kannst nicht immer alles nur in dich hineinfressen.« Auffordernd sieht er mich an und ich brumme laut über seine Behauptung. Bin ich so leicht zu durchschauen oder steckt da mehr hinter seinen Worten?

»Es hat mich nicht nur an Amanda erinnert, diese Patientin hatte genau die gleichen Verletzungen wie sie ... es war, als würde ich es noch einmal erleben müssen«, erkläre ich und lenke meinen Blick auf den Teller vor mir. Ich ergreife das Weinglas, leere es zur Hälfte und beginne dann, ausführlich davon zu berichten. Allen weiß, wie es mir damals ging, und er wird mich für diesen Vorfall nicht verurteilen. Da bin ich mir sicher.

Die Worte sprudeln nur so aus mir heraus und ich rede mir meinen kompletten Frust von der Seele. Allen hört mir geduldig zu, unterbricht mich nicht und das führt dazu, dass ich ihm wirklich alles erzähle. Von der Patientin, über meinen Nervenzusammenbruch, bis hin zu Cassians Versuch, mich zu trösten, und das ich ihm alles über mein trauriges Leben erzählt habe.

Kaum habe ich geendet, erhebt sich Allen wortlos, verschwindet hinter der Bar und kommt mit einer Weinflasche und einem Glas zurück. Er schenkt uns beiden großzügig ein und führt das Glas dann an seine Lippen, um davon zu trinken.

»Ich war heute bei Amanda«, fahre ich fort, denn ehrlich gesagt will ich nicht, dass er etwas dazu sagt. Ich fühle mich ein Stück weit besser, darüber geredet zu haben, aber ich möchte keinen Kommentar dazu hören und ich möchte es auch nicht analysieren.

»Du warst beim Grab?«

Ich nicke und lenke das Gespräch auf die hübsche Bepflanzung, die Amandas Mutter regelmäßig austauscht, wie mir Allen gerade erzählt. Ich bin erleichtert, dass er nicht weiter nachfragt oder mir seine Meinung dazu mitteilt. Vielleicht lässt er es auch einfach nur bleiben, damit ich nicht aufhöre zu reden.

Wer weiß das schon!

Nach etwa einer Stunde, in der es mir vorkommt, als hätte ich pausenlos gequatscht, blicke ich auf die Weinflasche zwischen uns. Wir haben sie tatsächlich geleert und langsam, aber sicher steigt mir der Alkohol zu Kopf. Ich vertrage ja ohnehin nichts und eine halbe Flasche Wein, ist dann sichtlich zu viel für mich. Mir scheint, die Männer in meinem Umfeld wissen genau, dass ich redseliger bin, wenn ich betrunken bin.

Meine Gedanken kreisen unaufhörlich um diesen einen Mann, der es geschafft hat, sich in mein Herz zu schleichen. Er hat meine Mauern zum Einsturz gebracht und mein Innerstes freigelegt. So einfach, als wäre er eine verfluchte Abrissbirne. Ich kann nichts mehr dagegen tun und ich kann es nicht mehr aufhalten.

»Reese!«

Ein Schauer durchfährt mich, als ich diese raue, tiefe Stimme hinter mir vernehme. Das Nächste, was ich wahrnehme, ist der herbe, intensive Duft, den nur einen Mann umgibt.

Cassian!

Ich drehe mich auf meinem Stuhl, viel zu schnell, denn plötzlich dreht sich alles. Cassian umfasst meinen Oberarm und verhindert dadurch meinen Sturz. Mal wieder liefern wir uns ein stummes Blickduell. Sein eisiges Blau bohrt sich dabei tief in mein sattes Grün und ich hatte schon vergessen, wie sehr ich seine Augen liebe.

Was zur Hölle tut er hier? Woher weiß er, dass ich in Manchester bin und wo er mich findet? Sadie hat es ihm mit Sicherheit nicht verraten und sie kennt ja auch die Adresse von Allen nicht.

Reglos verharre ich, kann es nicht verhindern, dass mich seine Nähe komplett einlullt und ich auf einen Schlag alles um mich herum vergesse. Die Geräusche im Pub sind plötzlich nicht mehr vorhanden, nur mein eigener Atem und meinen beschleunigten Herzschlag kann ich hören.

Was macht er nur mit mir?

»Wir unterhalten uns jetzt, Reese«, durchbricht er die Stille zwischen uns und sieht mich eindringlich an, »das ist mehr als überfällig.«

Noch ehe ich überhaupt widersprechen kann, zieht er mich einfach auf die Beine. Mein betrunkener Zustand macht es mir schier unmöglich, mich zu wehren.

»Das Gästezimmer ist die zweite Tür rechts«, höre ich Allen sagen. Perplex rauscht mein Kopf in seine Richtung und dann dämmert es mir. Ein lautes, wütendes Brummen kommt über meine Lippen, als er mich mit einem zuckersüßen Lächeln ansieht. Die beiden stecken unter einer Decke.

Ich fasse es einfach nicht! Hat er ihn etwa herbestellt? Nein, oder? Ich glaube wirklich, ich spinne. Die beiden verbünden sich gegen mich. Das kann doch nicht wahr sein.

»Danke«, sagt Cassian knapp, nickt ihm zu und zieht mich dann einmal quer durch den Pub, ehe er mich vor sich her durch den Gang schiebt.

»Das glaube ich einfach nicht. Hat er dich angerufen und herbestellt?«, will ich wissen, während er mich die Treppe hochscheucht. »Antworte mir ... verdammt noch mal.«

»Vielleicht ...«

»Cassian!«

Abrupt bleibe ich stehen, sodass er mit mir zusammenstößt und ich wieder beinahe das Gleichgewicht verliere. Er murrt leise, legt seine Hände an meine Hüfte und schiebt mich wortlos weiter. Die Wut in mir steigt ins Unermessliche und wenn ich nicht gerade damit beschäftigt wäre, nicht hinzufallen, würde ich es garantiert an ihm auslassen.

Als wir oben angekommen sind, öffne ich die Tür und stapfe

zornig hinein, durchquere den Flur und reiße die Tür zum Gästezimmer auf.

»Reese ...«

»Was zur Hölle willst du hier?« Meine Stimme überschlägt sich fast. Als ich mich schwungvoll umdrehe und pralle dabei gegen seine harte Brust.

Verflucht nochmal!

Cassian nutzt das sofort aus und so schnell kann ich gar nicht reagieren, dreht er sich mit mir und presst mich gegen die geschlossene Tür.

»Du weißt genau, was ich will«, raunt er mir zu. Aufmerksam beobachtet er mich, während er sich so dicht an mich schmiegt, dass er mir ein Entkommen unmöglich macht.

»Und was soll das sein?«, hake ich argwöhnisch nach, lege meine Hände auf seine Brust und versuche ihn von mir zu drücken. Keinen Millimeter weicht er zurück, nein, er presst sich noch enger an mich.

»Dich!«

Cassian

»Dich!«

Ihr Gesicht ist dank des Alkohols gerötet, ihre Augen glasig und weit aufgerissen. Man sieht deutlich, dass die letzten Tage Spuren in ihrem Gesicht hinterlassen haben. Sie sieht mitgenommen aus und dennoch ist sie gerade unglaublich sexy. Ich liebe verflucht nochmal alles an ihr.

Die Wut, die sie jedes Mal in mir entfacht, wandelt sich augenblicklich in pure Lust. Die Luft um uns herum scheint zu knistern und ich kann deutlich in ihren wunderschönen, grünen Augen erkennen, dass sie genauso empfindet. Mein ganzer Körper steht unter Strom und wartet nur darauf, dass sich die angestauten Empfindungen entladen.

Diese Frau macht mich wahnsinnig!

»Hörst du, was ich sage?«, hake ich nach, als sie schweigt und meinem Blick zornig ausweicht. Mit einer Hand umfasse ich ihr Kinn, zwinge sie, mich anzusehen, und greife mit der zweiten an ihr vorbei. Ich taste blind nach dem Schlüssel, welcher im Schloss steckt, und drehe ihn. Dann ziehe ich ihn heraus, halte ihn ihr vors Gesicht und werfe ihn achtlos hinter mich ins Zimmer.

Ob sie will oder nicht, sie wird sich mir jetzt stellen!

Die blanke Wut blitzt in ihren Augen auf, während sich auf ihren Wangen rote Flecken abzeichnen. Typisch, wenn sie wütend ist, dann leuchten ihre Sommersprossen ganz besonders.

»Lass mich los ...«, fordert sie und kneift ihre Augen zu kleinen Schlitzen zusammen. Ihre Lippen beben vor Wut und ihre rechte Hand schließt sich fest um mein Handgelenk.

»Nein!«

»Ich kann mich auch wehren, Cassian«, wispert sie erbost und für den Bruchteil einer Sekunde fällt mein Blick auf ihre linke, geballte Faust. Das wird sie nicht tun? Wir wissen beide, wie das endet.

»Dann kneble und fessle ich dich und warte seelenruhig, bis du es endlich einsiehst«, knurre ich und hebe auffordernd eine Augenbraue. Sie scheint über meine Worte nachzudenken und darüber, wie ernst ich es meine. Langsam sollte sie mich kennen und wissen, dass ich meine Drohungen todernst meine. Und niemand wird mich daran hindern, diese in die Tat umzusetzen. Der Gedanke an eine bewegungsunfähige Reese gefällt mir ausgesprochen gut.

»Du machst mich irre …!«

Hart prallen unsere Lippen aufeinander und fast sofort entwickelt sich daraus ein überaus stürmischer Kuss voller Wut und Leidenschaft. Ein leiser Ton ist zu hören, eine Mischung aus einem wütenden Schnauben und einem lustvollen Seufzen. Dieser eine Laut reicht aus, um meine Selbstbeherrschung über Bord springen zu lassen.

Ich will sie, so ... so ... sehr!

Mir ist bewusst, dass ich wieder genau das tue, was sie will. Sie möchte nicht reden, lenkt mich ab und das überaus erfolgreich. Ich kann den Wein schmecken, als ich mit meiner Zunge tief in ihre Mundhöhle eindringe. Sie ist betrunken und ich werde das ausnutzen.

Sie will es so, sie kriegt es so!

Schwer atmend löst sich Reese von mir, leckt sich über die geröteten Lippen und sieht mich mit undurchschaubarer Miene an. Für den Bruchteil einer Sekunde glaube ich, dass sie mich wieder von sich stoßen wird, doch dann schlingt sie ihre Arme um meinen Hals und presst erneut ihre Lippen auf meine.

Meine Hände bahnen sich einen Weg über ihren Rücken, schlüpfen unter ihr Shirt und streicheln über die samtweiche Haut. Sie scheint förmlich zu glühen. Reese presst sich an mich, kein Blatt Papier würde jetzt noch zwischen uns passen.

Ein Knurren entweicht mir, als ich meinen Schoß eng an sie presse, mich in langsamen Bewegungen an ihr zu reiben beginne. Sie soll spüren, was sie gleich erwartet. Mein Schwanz drückt sich bereits schmerzhaft gegen die Jeans und kann es kaum erwarten, sich in diesem heißen Rotschopf zu verlieren.

Geduld!

Ich löse meine Lippen von ihren, blicke ihr einen Moment in die Augen und muss schmunzeln, als mich ein verlangender und ungeduldiger Blick trifft. Grob drücke ich meine Lippen auf ihr Kinn, wandere quälend langsam über ihre weiche Haut und liebkose in aller Ruhe ihren Hals.

Neckend beiße ich ihr ins Ohrläppchen und ziehe mit den Zähnen daran, bis sie lustvoll aufstöhnt. Reese Fingerspitzen wandern meine Schultern entlang, meine Oberarme und dann vor zu meiner Brust.

Ich weiß genau, was sie vorhat und noch bevor sie zu meiner Hose gelangt, halte ich sie auf. Ich halte ihre Hände fest und schüttle den Kopf.

»Cas ...«, entfährt es ihr überrascht, als ich sie schwungvoll herumdrehe und ihren Oberkörper gegen die Tür drücke. Beide Arme ziehe ich in ihrem Rücken zusammen und umschließe mit der rechten Hand ihre Handgelenke, genau über ihrem Knackpo. Den linken Arm schlinge ich um ihre Mitte und ziehe sie an mich.

»Cassian ...«, haucht sie und erschauert merklich, als sie meine harte Erektion an ihren Händen fühlen kann, »was ... Was soll das werden?«

»Was glaubst du wohl, Ginger?«

Ich kann hören, wie sie hart schluckt und sich leicht unter meinem eisernen Griff zu winden beginnt. Mit der freien Hand schlüpfe ich unter ihr Shirt, streiche hoch über ihren Bauch und lege sie auf ihre rechte Brust.

»I-ich ... Weiß nicht ...«, stammelt sie unsicher

»Denkst du wirklich, ich lasse dich einfach so ungestraft davonkommen?«, frage ich dicht an ihrem Ohr, während ich mit den Fingerspitzen über den dünnen, seidigen Stoff wandere. Ich reibe mit dem Daumen über ihren Nippel, der sich verräterisch versucht hindurch zu bohren. Reese seufzt auf, als ich den Druck erhöhe, schließlich die ganze Brust umfasse und forsch zu kneten beginne. Ihre Reaktionen sind es, die mich in meinem Tun bestärken. Ihre Körpersprache zeigt mir ein ums andere Mal, wie sehr ihr gefällt, was ich mit ihr anstelle.

»Wofür ...?«, hakt sie erstickt nach.

Mit der Nasenspitze reibe ich über ihre Ohrmuschel, lecke über das Ohrläppchen und wandere schließlich küssend über ihren Hals. Ein kurzer, saftiger Biss folgt und sie zieht scharf die Luft ein. Grob ziehe ich den Cup des BHs unter ihre Brust, reibe erneut über ihren noch härter gewordenen Nippel und ziehe schließlich mit Daumen und Zeigefinger daran. Spürbar und grob.

»Du stößt mich von dir.«, beginne ich, während ich in kreisenden Bewegungen mein Becken gegen ihre geöffneten Hände reibe. »Du verschließt dich vor mir.«

Langsam wandern meine Finger weiter zur anderen Brust, kümmern sich mit der gleichen Intensität um diese. Reese Atem wird schneller und sie presst diesen stoßweise heraus, wobei sie eindeutig versucht, sich lustvolle Laute zu verkneifen.

»Du ignorierst mich ... antwortest nicht auf meine Nachrichten oder Anrufe ...«, fahre ich fort und lecke mit der Zungenspitze über die empfindliche Stelle unterhalb ihres Ohres. Erneut erschaudert sie.

»Ich ... hab dir gesagt ... warum«, raunt sie mit belegter Stimme.

»Das akzeptiere ich nicht, Ginger!«, erwidere ich dunkel auf ihre Worte.

Nein, ich akzeptiere es nicht. Entweder wird sie mir noch heute Nacht sagen, dass sie uns eine Chance gibt, oder ich werde morgen Früh nach London zurückfahren und dann war es das. Dann werde ich mich nicht mehr nach ihr umsehen, oder darauf warten, dass sie mir entgegenkommt.

Ein Brummen ist zu hören. Zur Strafe kneife ich ihr in die Brustwarze und zupfe dann neckend daran. Erneut stöhnt sie erstickt auf und beginnt sich stärker zu winden, doch ich drücke sie mit meinem Gewicht nur noch enger gegen die geschlossene Tür.

Ich löse meine Hände von ihren Brüsten, öffne forsch ihre Hose und schiebe meine Hand hinein. Gemächlich streicheln meine Finger über den klatschnassen Stoff ihres Höschens. Ein selbstgefälliges Lächeln umspielt meine Lippen, denn sie ist mehr als bereit für mich.

»Du läufst beinahe aus ... leugnest du es immer noch?«

»Was genau meinst du?«, fragt sie, während sie ihren Kopf gegen meine Schulter lehnt und ihr Becken zu kreisen beginnt. Zusätzlich bewegt sie ihre Finger, was wiederum eine wundervolle Reibung an meinem besten Stück erzeugt.

Oh, dieses Biest!

Aber was sie kann, kann ich schon lange. Eilig schiebe ich das Höschen zur Seite, fahre mit zwei Fingern ihre nassen Schamlippen entlang, ehe ich sie teile und das kleine, erregte Nervenbündel umspiele.

»Cassian ...«

Ich erhöhe umgehend den Druck, reibe mit dem Daumen über ihre Klit, zupfe, zwicke und necke sie, bevor ich durch ihre Spalte gleite und einen Finger tief in ihre feuchte Öffnung gleiten lassen.

»Mhm ...?«

Reese erzittert in meinen Armen, nestelt umständlich an meiner Hose und schafft es dann doch tatsächlich, sie zu öffnen. So ein gewieftes Mädchen! Ich reibe mich an ihren Händen, sauge mich an ihrem Hals fest und nehme einen zweiten Finger hinzu, versenke beide immer wieder tief in ihr.

»Cassian.« Ihr Stöhnen wird lauter, ihr Zittern stärker. Noch ein paar Sekunden lang warte ich ab, passe die kleinen Anzeichen, die ihren Orgasmus ankündigen ab und halte dann abrupt inne.

Reese schnaubt frustriert auf und will mir ihre Arme entreißen, doch ich halte sie weiterhin eisern fest. Ehe sie losschimpfen kann, beginne ich ihre empfindsamste Stelle erneut zu streicheln. Federleicht gleiten meine Finger über ihre sensible Perle, was sie umgehend wieder zum Stöhnen bringt.

»Bitte quäl mich nicht«, fleht sie leise.

»Sag mir, was ich hören will, Ginger, und ich erlöse dich«, raune ich ihr zu und knabbere an ihrem Ohrläppchen, »dann schenke ich dir ein paar wundervolle Orgasmen, weil ich gnädig bin.«

»Ich ... weiß nicht ... was du meinst«, höre ich sie frustriert sagen.

»Du weißt nicht, was ich meine?«

Sie schüttelt den Kopf und beißt sich lustvoll auf die Unterlippe, als ich fester über ihre Klit reibe. Reese stöhnt auf, kreist ihr Becken und versucht so, ihr Verlangen zu stillen.

Netter Versuch, Ginger!

»Nein! Oh Gott ... bitte Cassian ... bitte ...«, wimmert sie, nun deutlich lauter, »bitte, lass mich kommen.«

»So einfach mache ich es dir nicht, Reese«, erwidere ich und bewege meine Finger quälend langsam in ihr, »aber ich helfe dir auf die Sprünge. Sag mir, dass du das hier willst ... dass du mich willst ... dass du UNS willst!«

Reglos verharre ich, lasse meine Finger aber in ihrer pulsierenden Mitte. Nur mein heißer Atem streift über ihr Ohr und bringt sie zum Erschaudern. Hektisch und schnell entweicht die Luft aus ihren Lungen und selbst ihren beschleunigten Herzschlag kann ich fühlen.

»Wenn du es weiterhin leugnen willst und es nicht aussprichst, dann ficke ich dich trotzdem ... keine Sorge ... aber morgen Früh bin ich weg und dann war es das. Endgültig.«

Ich muss sie gar nicht ansehen, um zu wissen, dass ihre Augen weit aufgerissen sind und sie einen regelrechten Kampf mit sich selbst führt. Dafür kenne ich sie bereits mehr als gut genug. Aber jetzt ist der Zeitpunkt gekommen, dazu zu stehen und es zuzugeben. Ich werde ihr nicht noch einmal hinterherspringen und ich werde mir nicht mehr die Mühe machen, sinnlos um etwas zu kämpfen, dass sie so vehement leugnet.

»Ich ... Ich ...«, flüstert sie und bricht wieder ab. Tief atmet sie ein und aus und dreht sich so weit zur Seite, dass sie mich ansehen kann.

»Ich höre?«

»Cassian Davies! Du bist ein verfluchtes, selbstgefälliges Arschloch«, entfährt es ihr aufgebracht und ihre grünen Augen sprühen förmlich Blitze, »... aber ich ... ich will dich ... so sehr ... ich kann nicht mehr ... ich kann nicht mehr ohne dich sein.«

Wortlos und mit einem zufriedenen Lächeln auf den Lippen bemächtige ich mich ihres Mundes, schiebe meine Zunge zwischen ihren Zähnen hindurch und lasse sie spüren, was sie mit ihren Worten in mir auslöst.

Mehr wollte ich doch gar nicht!

Reese stöhnt an meinen Lippen, als ich meine Finger in ihr bewege und die Intensität umgehend intensiviere. Ich will mal nicht so sein.

Ich lasse ihre Hände frei und sie nutzt augenblicklich die Gelegenheit, um eine Hand in meine Hose zu schieben. Als sie meinen steinharten Schwanz umfasst und ihn durch ihre geschlossene Faust gleiten lässt, knurre ich lustvoll auf.

Mit dem Daumen reize ich ihre Klit, während ich zwei Finger immer härter und tiefer in sie stoße. Es dauert nicht mehr lange, da beginnt sie bereits wieder verräterisch zu zittern. Schwer atmend und leise keuchend löst sie ihre Lippen von meinen und blickt mich flehend an. Ich drücke mein Becken fester gegen sie, was sie sofort dazu veranlasst, ihn noch eingehender zu massieren. Dann nicke ich.

»Oh Ginger ... komm für mich ...«, raune ich ihr zu.

Sie schließt ihre Augen, während unsere Lippen wieder zueinanderfinden, und lässt ihrem Höhepunkt freien Lauf. Immer wieder kommt mein Name aus ihrem süßen Mund, was ein ganz neues Gefühl durch meinen Körper sendet. Stolz wie Oscar, weil ich es bin, der sie zum Schreien bringt.

Nur langsam kommt sie wieder zu Atem und als ich meine Hand zurückziehe, dreht sie sich zu mir herum. Ein vorsichtiges Lächeln ziert ihre wunderschönen, vollen Lippen und ich beuge mich vor, um ihr einen Kuss auf ebendiese zu drücken.

»Ich bin noch nicht fertig mit dir«, nuschle ich, während ich uns herumdrehe und sie langsam zum Bett dirigiere.

»Das hoffe ich doch ...«

Schmunzelnd löse ich mich von ihr, gebe ihr einen Schubs und sehe dabei zu, wie sie auf das Bett fällt. Keine Sekunde lässt sie mich aus den Augen, beißt sich lustvoll auf die Unterlippe und beobachtet mich, als ich mir langsam das T-Shirt über den Kopf ziehe. Das Verlangen in diesem wunderschönen, satten Grün macht mich beinahe verrückt. Es ist so unglaublich schwer und kostet mich all meine Selbstbeherrschung, um nicht wie ein Neandertaler über sie herzufallen.

Während ich die Schuhe und die Socken ausziehe und mich aus meiner Hose und den Boxershorts schäle, entkleidet auch Reese sich. Fasziniert beobachte ich sie dabei und lasse meine Augen über jeden Zentimeter frei gewordener Haut wandern.

Ich beuge mich hinab, fische ein Kondom aus der Geldbörse und klettere zu ihr aufs Bett. Sie setzt sich auf, nimmt mir das Päckchen aus der Hand und reißt es auf. Ich ziehe eine Augenbraue hoch, da sie gerade das Ruder an sich reißt und lasse sie schmunzelnd gewähren.

»Ich will dich ...«, wiederholt sie, als sie mich zurückdrückt und ich mich schließlich ihrem Willen füge, mich zurücklege und dabei zusehe, wie sie den kleinen Cassian ordnungsgemäß verpackt, »so sehr ...«, fährt sie fort, schwingt ihr linkes Bein um mich und sinkt langsam auf meinen Schoß. Doch anstatt uns endlich zu vereinen, verharrt sie über mir und reibt ihre heiße Mitte an meinem zuckenden Schwanz.

Ich weiß, was sie vorhat, und lasse sie einige Minuten gewähren.

Sie versucht, den Spieß umzudrehen, und will mich quälen, wie ich sie gequält habe. Doch das funktioniert so nicht, aber ich lasse ihr den kurzen Triumph.

»Wie sehr«, will ich wissen und streichle langsam über ihre nackten Schenkel hoch. Ihre Augen funkeln herausfordernd und ihre Hände streicheln langsam über meine Brust und meinen Bauch.

»So sehr ...«, raunt sie und beginnt ihr Becken zu kreisen. Ein leises Stöhnen gleitet über meine Lippen und ich genieße, wie sie sich auf mir bewegt.

Im nächsten Moment reicht es mir und ich packe sie an ihrer Hüfte, drehe mich mit ihr und drücke sie zurück in die Matratze.

»Ginger ... wenn du mich ärgern willst, musst du dir was anderes einfallen lassen«, informiere ich sie selbstgefällig, ehe ich mich mit einem sanften Stoß, bis zum Anschlag, in ihr versenke. Überrascht stöhnt sie auf und gräbt mir zur Strafe ihre Fingernägel in die Oberarme.

Reese schlingt ihre Beine um mich und hebt ihr Becken leicht an. Automatisch gelange ich noch tiefer in sie, ziehe mich zurück und stoße erneut zu. Fast sofort finden wir einen gemeinsamen, leidenschaftlichen Rhythmus und ich presse hungrig meine Lippen auf ihre. Ein ums andere Mal versenke ich mich tiefer und härter in ihr, gebe ihr, was sie will, und was wir beide brauchen.

Ich werde sie diese Nacht ins Delirium vögeln, damit sie keine Zweifel mehr daran hat, dass sie zu mir gehört.

Fester schlingt sie ihre Beine um meine Hüfte, dabei gräbt sie mir ihre Fersen in den Hintern und treibt mich noch mehr an. Schweiß überzieht meine Haut und ich erhöhe noch einmal das Tempo.

»Cas ... bitte ...«

Mit harten, tiefen Stößen treibe ich meinen Schwanz in ihre gierige, enge Pussy. Genieße dieses Gefühl, wie sie sich fest um mich schließt und mir alles abverlangt.

»Was, Ginger? Sag mir, was du willst«, keuche ich, verlagere mein Gewicht und lege eine Hand in ihren unteren Rücken, um sie noch weiter anzuheben. Reese klammert sich an mich und wirft ihren Kopf stöhnend in den Nacken.

»Härter ... mehr ...«

Ihr Wunsch ist mir Befehl!

Umgehend mobilisiere ich alle meine Reserven und erhöhe das Tempo, um mich unbarmherzig in sie zu treiben. Reese Stöhnen wird lauter und keinen Moment zu spät, lässt sie endlich los.

Der Höhepunkt lässt sie heftig erzittern, was dazu führt, dass sich ihre Vagina wie ein Schraubstock um meinen Schwanz zusammenzieht. Das gibt mir augenblicklich den Rest. Mit einem lauten Knurren ergieße ich mich tief in ihr.

Mein Herz rast und mein Atem schlägt schwer gegen ihre weiche Haut, als ich erschöpft auf sie sinke. Ich lausche ihrem ebenso schnellen Herzschlag und schließe genießerisch die Augen. Reese schlingt die Arme um mich und streichelt sanft über meinen schweißnassen Rücken.

»Das war erst der Anfang!«

21.

Reese

Als ich an diesem Morgen erwache, spüre ich jeden einzelnen Muskel in meinem Körper. Von dem süßen Schmerz zwischen meinen Schenkeln fange ich gar nicht erst an. Cassian hatte es sich gestern eindeutig zur Aufgabe gemacht, mich ins Nirvana zu vögeln. Mit Erfolg!

Ich erinnere mich überhaupt nicht mehr daran, wann ich eingeschlafen bin. Irgendwann war ich so erschöpft und genoss es nur noch, in seinen starken Armen zu liegen. Eng umschlungen und mit dem Gefühl, wohl behütet zu sein, fiel ich ins Traumland. Er hat mir nicht nur eine fantastische Nacht geschenkt, sondern auch noch den erholsamsten Schlaf seit Langem.

Wie macht er das nur? Seine bloße Nähe reicht aus, um die Albträume erträglicher zu machen. Ich habe mich, weiß Gott, lange dagegen gesträubt, denn heute Nacht ist mir erst so richtig bewusst geworden, wie gut mir dieser Mann tut. Wie gut es mir tut, dass er da ist, sich um mich kümmert und mir das Gefühl gibt, etwas ganz Besonderes zu sein. Wie gut es sich anfühlt, dass es jemanden in meinem Leben gibt, der mich will und dem es nicht egal ist, wenn ich davonlaufe.

Ich möchte nicht mehr allein sein!

Ich will nicht mehr flüchten und ich möchte nicht mehr ohne Cassian sein. Er bedeutet mir so viel, dass ich langsam, aber sicher meine inneren Mauern für ihn fallen lassen möchte. Vielleicht kann er mir dabei helfen, mit diesem unendlichen Schmerz umzugehen oder es wenigstens soweit erträglich zu machen. *Ist das Liebe?*

Wenn ja, dann möchte ich es versuchen. Diese Empfindungen, die er in mir auslöst, sind schön. Anders kann ich das nicht erklären, denn sie sind genauso neu, wie erschreckend für mich. So viel habe ich noch nie für einen Mann empfunden und ja, ich habe Angst davor.

Aber ich will es versuchen!

Träge blinzle ich und unterdrücke ein herzhaftes Gähnen, ehe ich mich zur Seite drehe und auf eine leere Betthälfte treffe. Schlagartig bin ich hellwach und setze mich abrupt auf. Meine Augen wandern durch das Schlafzimmer, ganz so, als könnte Cassian jeden Moment aus irgendeiner Ecke springen.

Er ist weg!

Hat er seine Drohung wahr gemacht? Wollte er mich nur noch ein allerletztes Mal vögeln, um dann endgültig mit mir abzuschließen? Unsicher nage ich an meiner Unterlippe und starre auf die geschlossene Tür. Mit der linken Hand streiche ich mir die Haare aus dem Gesicht, ehe ich nach der Decke greife und diese eng um meinen nackten Körper schlinge.

Das würde er nicht tun, oder? Cassian würde mir das nicht antun? Er würde mich nicht verlassen, weil er doch genau weiß, dass das meine größte Angst ist? Mein Herz zieht sich zusammen und urplötzlich habe ich das Gefühl, nicht mehr atmen zu können. Als würde eine unsichtbare Macht sich um das muskuläre Hohlorgan in meinem Körper schließen und zudrücken, während mir ganz langsam die Luft aus den Lungen weicht. Ich schließe brummend meine Augen, denn mein Kopf beginnt sofort, sich die wildesten Szenarien auszudenken.

Ehe ich in Tränen ausbreche und im Versuch, gegen mein Gefühlschaos anzukämpfen, springe ich aus dem Bett und schlüpfe eilig in die erstbesten Klamotten, die ich finden kann. Ein weißes T-Shirt und bequeme Shorts.

Als ich die Tür öffne und Stimmen in der Küche vernehme, halte ich mit gerunzelter Stirn inne. Eindeutig Allen. Aber mit wem spricht er? Ich lausche noch einige Sekunden, kann aber nur ihn hören. Eilig mache ich mich auf den Weg in die Küche. Im Türrahmen halte ich inne und reiße meine Augen auf. Erleichtert atme ich aus, als ich Cassian erblicke, der am Küchentisch sitzt und in ein angeregtes Gespräch mit Allen vertieft ist.Oh Gott, ich habe mir unnötige Sorgen gemacht!

Wie konnte ich ihm nur misstrauen? Er ist noch immer da und hat mir schon so oft gesagt, dass er nirgendwo anders sein will. Warum kann ich ihm also nicht einfach vertrauen? Wieso ist das nur so schwer für mich?

Unsere Blicke treffen sich und auf seinen Lippen erscheint dieses umwerfende Lächeln, das mich schon bei unserer ersten Begegnung, damals in dieser Bar, in seinen Bann zog. Dieses Lächeln war es, und seine faszinierenden, blauen Augen, die das Interesse in mir weckten.

Natürlich ist er auch unglaublich attraktiv, denn auch jetzt kann ich kaum meine Augen von ihm nehmen. Das dunkelblaue T-Shirt schmiegt sich um seinen muskulösen Oberkörper und spannt um seine Oberarme, während die löchrige Jeans ihn sofort lässig wirken lässt.

»Guten Morgen«, begrüßt mich Allen und mustert mich eingehend, »na, hast du gut geschlafen?«

Cassians Grinsen wird breiter, seine Augen wandern an mir auf und ab und bleiben dann in meinem Gesicht hängen. Meine Wangen färben sich rot und ich senke kurz den Blick, ehe ich mich in Bewegung setze und auf die Kaffeemaschine zugehe.

»Ja, ich habe sogar sehr gut geschlafen«, murmle ich und drehe den beiden meinen Rücken zu. Die Wärme auf meinen Wangen wandelt sich in ein Brennen und ich atme tief ein und aus, um mich wieder zu beruhigen.

»Hattest du wohl dringend nötig, was?«, stichelt er amüsiert weiter. Reden wir hier noch über meinen Schlaf?

Ich sehe über meine Schulter und erhasche gerade noch den Blick, den Allen Cassian zuwirft. Beide grinsen und als er wieder zu mir sieht, erkenne ich dieses amüsierte Funkeln in seinen Augen.

»Keine Sorge, Mann. Ich habe dafür gesorgt, dass sie schläft wie ein Baby«, gibt Cassian seinen Senf dazu. Das hat er jetzt nicht gesagt? Diese Idioten!

»Habe ich gehört«, murmelt Allen in seinen gestutzten Bart. Hörbar schnappe ich nach Luft und würde sie in diesem Moment am liebsten umbringen.

»Sorry ... Reese kann sehr laut sein ... Beim Schlafen«, erwidert Cassian und kann sich ein Lachen nicht mehr verkneifen. Sie können doch nicht hier sitzen und über mich reden, als wäre ich nicht anwesend.

»Solange du für den nötigen Schlaf gesorgt hast und sie jetzt rundum zufrieden ist, hat ja niemand was dagegen. Das nächste Mal wäre ich euch dankbar, wenn ihr ein wenig leiser schlaft. Zumindest, solange ihr hier seid.« Allen zwinkert mir zu, als ich mich mit der Tasse herumdrehe und mich schließlich zwischen den beiden an den Tisch setze.

»Das mit dem leiser sein, kann ich dir nicht versprechen, denn das liegt nicht in meiner Hand.«

»Na ja ... doch irgendwie schon«, merkt Allen amüsiert an und nippt an seiner Tasse.

»Okay ... das reicht jetzt. Ich sitze hier am Tisch und kann jedes Wort hören«, entfährt es mir schnaubend und ich kneife meine Augen zusammen. Das geht jetzt wirklich zu weit.

»Ach komm schon, Ginger«, flüstert mir Cassian zu. Im nächsten Moment spüre ich seine warme Hand auf meinen Oberschenkel und ich erschaudere. Sanft gleiten seine Fingerspitzen über meine Haut und ich muss mich zusammenreißen, um nicht laut aufzustöhnen.

Fuck! Ich bin komplett verrückt nach diesem Mann!

»Musst du nicht den Pub aufschließen?«, frage ich zur Ablenkung und konzentriere mich auf den Mann zu meiner Rechten, während der zu meiner Linken nicht damit aufhört, mich aus dem Konzept zu bringen.

»Sollte ich«, erwidert er und grinst dann breit, »aber ich will mir das grade nicht entgehen lassen. Immerhin habe ich es noch nie erlebt, dass Reese King rot anläuft, wie eine Tomate.«

»Das ist echt süß«, kommt es von Cassian.

»Ihr seid echt bescheuert«, brumme ich, wische mit einer raschen Handbewegung Cassians Hand von meinem Schenkel und nippe dann an meinem Kaffee. Genervt ziehe ich die Augenbrauen zusammen und versuche, die beiden zu ignorieren.

»Dann ignoriere uns doch einfach, das kannst du ohnehin gut«, erwidert Allen. Mein Kopf rauscht zu ihm und meine Augen verengen sich zu kleinen Schlitzen.

Mach nur so weiter, Mister!

»Okay, bevor sie dir wirklich die Augen auskratzt«, beginnt Cassian und streicht über meinen Unterarm, »wie wär's, wenn du mir ein wenig von Manchester zeigst.«

Mein Blick gleitet zu ihm und ich betrachte ihn einen Moment, mit gerunzelter Stirn. Seinem Lächeln kann ich sowieso nicht widerstehen, also nicke ich.

»Wir können ja am Abend ein Bier im Pub trinken und unsere Unterhaltung fortführen«, sagt Allen und ich beiße mir auf die Unterlippe, um mich an einem Schnauben zu hindern.

»Das ist eine hervorragende Idee«, stimmt Cassian ihm amüsiert zu. Allen erhebt sich, zwinkert mir grinsend zu und verabschiedet sich von uns. Schweigend lausche ich den sich entfernenden Schritten und erst als die Tür hinter ihm ins Schloss fällt, sehe ich zu Cassian.

»Ihr verbündet euch also gegen mich?«, frage ich missmutig, trinke den letzten Schluck meines Kaffees und stelle die Tasse beiseite.

»Vielleicht ein wenig. Aber das war nicht der Ursprungsplan«, erwidert er, legt den Arm hinter mir auf die Stuhllehne und nähert sich mir. Seine Fingerspitzen spielen mit meinen offenen Haaren und er grinst frech, während ich sein attraktives Gesicht mustere.

»Sondern?«

»Der Versuch, dich ein wenig zu ärgern«, murmelt er.

Tja, damit hatten sie vollen Erfolg!

Cassian hebt seine rechte Hand, streicht über meine Wange und sieht mir dabei tief in die Augen. Sein Daumen gleitet vor und mit spürbarem Druck wandert er über meine Unterlippe.

»Du ärgerst mich sehr gerne, hm?«

»So wie du mich, Ginger. Wir sollten uns endlich mal vernünftig unterhalten«, flüstert er. Ich öffne meinen Mund und beiße ihm neckend auf seinen Daumen. Kaum merklich zuckt er zusammen, doch lässt er sich nicht weiter anmerken, wie grob ich gerade war. Provozierend beginne ich daran zu saugen und er lässt mich einige Sekunden gewähren. Seine Augen haben sich verdunkelt und ich kann deutlich Verlangen in seinem Blick erkennen. Ja, ich weiß, wir sollten reden, aber irgendwas tief in mir sträubt sich nach wie vor dagegen.

»Du lenkst schon wieder ab.« Unschuldig lächle ich, als er seinen Daumen zurückzieht und seine Augenbraue in die Höhe wandert. Er durchschaut mich viel zu einfach, das hat er irgendwie schon immer geschafft. Ehe ich darauf antworten kann, liegen seine wundervoll weichen Lippen auf meinen. Ohne zu zögern, erwidere ich seinen Kuss und schließe meine Augen, um diesen in vollen Zügen zu genießen. Wir verlieren uns in diesem leidenschaftlichen Spiel unserer Zungen, während ich mich dem ganz hingebe und augenblicklich mehr fordere. Cassians Hand löst sich von meiner Wange und legt sich in meinen Nacken und er zieht mich mit festem Griff näher an ihn. Ein Seufzen entweicht mir.

Doch Cassian hat andere Pläne!

»Sei froh, dass ich dir eine Pause gönne. Ich weiß, wie wund du bist«, fährt er fort, als er sich von mir löst, »wir gehen jetzt spazieren und dann reden wir.«

»Hm ...«, brumme ich nur zur Antwort. Ja, ich bin mehr als wund, aber ich würde ihn garantiert nicht aufhalten, wenn er jetzt über mich herfallen würde. Ich bin Wachs in seinen Händen und sehne mich nach seinem Körper, nach unserer fantastischen, intimen Verbindung und nach der Art, wie er mich um den Verstand bringt. In seinen Armen kann ich mich fallen lassen, kann mich hingeben und muss an nichts denken.

Ich bin süchtig danach!

»Also los, schwing deinen Knackarsch unter die Dusche, damit wir los können«, fordert er mich in diesem dominanten Ton auf, der meinen Unterleib zum Pochen bringt. Ich presse meine Schenkel aneinander und nicke wortlos. Ein selbstgefälliges Lächeln erscheint auf seinen Lippen, denn ihm ist das keinesfalls entgangen.

Verflucht, diese Stimmlage ist so unglaublich heiß!

Ich schiebe den Stuhl geräuschvoll zurück und erhebe
mich dann, nur um ihm einen herausfordernden Blick zuzuwerfen. Er grinst nur, verschränkt seine Arme vor der Brust und sieht zu mir

hoch. Lächelnd gehe ich an ihm vorbei, streife mit meiner Hand seine Schulter und mache mich dann auf den Weg ins Badezimmer. Eilig entkleide ich mich und stelle mich unter die Dusche. Gespannt warte ich, ob er mir folgt oder nicht. Gerade als ich entspannt meinen Kopf in den Nacken lege und das warme Wasser genieße, höre ich, wie die Tür aufgeht und gleich wieder geschlossen wird. Ein Grinsen bildet sich auf meinen Lippen und wenige Sekunden später spüre ich einen warmen, sexy Männerkörper dicht an meinen Rücken geschmiegt.

Cassian

Noch immer grinse ich vor mich hin, als wir den kleinen Pub hinter uns lassen und die Straße entlang laufen. Reese dachte, ich würde ihr unter die Dusche folgen, um über sie herzufallen.

Falsch gedacht, Süße!

Ich habe ihren wundervollen Körper eingeseift, habe sie bis aufs Blut gereizt, nur um dann von ihr abzulassen und mich seelenruhig zu duschen. Seither schweigt sie eisern, nur ihre Augen funkeln mir immer wieder angriffslustig entgegen. Ist da etwa jemand unbefriedigt und frustriert?

Stoisch läuft sie neben mir her, den Blick stur nach vorne gerichtet und ich wüsste nur zu gerne, was in ihrem hübschen Köpfchen vor sich geht.

Wahrscheinlich plant sie gerade einen Mordanschlag! Auf mich!

»Ginger«, raune ich ihr zu und schlinge meinen rechten Arm um ihre Taille, »wo laufen wir hin?«

»Du wolltest doch spazieren, also spazieren wir. Irgendwohin«, antwortet sie mürrisch. Schmunzelnd betrachte ich ihr Seitenprofil, weil sie sich weigert, mich anzusehen.

»Es ist unglaublich sexy, wenn du so stur bist«, sage ich und ernte dafür nur ein Schnauben ihrerseits.

»So sexy, dass ich dich am liebsten übers Knie legen würde«, fahre ich trocken fort. Abrupt bleibt sie stehen und sieht mich an. Ah ja, jetzt habe ich ihre Aufmerksamkeit. Ihre Augen verengen sich und erneut schnaubt sie.

Der bloße Gedanke daran, Reese Knackpo zu malträtieren, während ich sie mit tiefen Stößen von hinten nehme, bringt mein Blut augenblicklich in Wallung.

»Ist das dein Ernst? Erst lässt du mich abblitzen und dann willst du mir den Hintern versohlen, weil ich genervt bin und deine verflucht gute Laune nicht teile?« Aufgebracht schüttelt sie den Kopf, doch unternimmt keinen Versuch, sich aus meinem Griff zu befreien.

»Das ist exakt das, was ich gerade im Kopf habe«, erkläre ich ihr amüsiert, »Sieh mich nicht so an, ein wenig Spanking würde dir bestimmt gefallen.«

»Kannst du vergessen. Du hattest deine Chance gerade unter der Dusche, aber du wolltest mich ja lieber ärgern«, erwidert sie, entwindet sich meinem Griff und läuft mit großen Schritten den Weg entlang.

Da hab ich mir wohl ein Eigentor geschossen!

Kopfschüttelnd hole ich zu meinem verärgerten Rotschopf auf, lege den Arm um ihre Schulter und drücke sie grinsend an mich. Sie schnaubt nur, lässt mich aber gewähren.

»Also«, sage ich gedehnt und lasse meinen Blick schweifen, »wenn du nicht über Spanking reden willst, dann vielleicht darüber, ob du mit mir zurück nach London kommst?«

Reese wirft mir einen Blick zu und ich habe schon die Befürchtung, dass sie sich wütend von mir losreißt, als sie den Arm um meine Hüfte legt und sich an mich schmiegt.

»Ich fahre mit dir zurück«, antwortet sie vorsichtig, »wenn du noch ein paar Tage mit mir hierbleibst.«

Habe ich gerade richtig gehört?

»Wer bist du und was hast du mit meinem frechen Rotschopf angestellt?« Mit hochgezogenen Augenbrauen mustere ich sie, während ich mir nur halbherzig ein Grinsen verkneife.

»Du bist ein Idiot«, entfährt es ihr lachend und sie kneift mir frech in die Seite.

»Ich muss am Montag wieder arbeiten«, sage ich und drücke

meine Lippen gegen ihre Schläfe. Ich konnte nur ein verlängertes Wochenende rausschlagen, mit Müh und Not.

»Dann haben wir ja noch zwei Tage«, erwidert sie lächelnd. »Hier in der Nähe gibt es einen Park. Möchtest du dort hin oder lieber durch die Stadt laufen?«

»Ganz egal. Ich folge dir ohnehin, egal wo du hingehst«, murmle ich, vielleicht ein wenig zu ernst, denn Reese versteift sich sofort. Ich seufze nur, während sie wortlos ihren Blick wieder geradeaus richtet.

Als wir den Park wenige Minuten später erreichen, beginnt sie zu lächeln. Aufmerksam mustere ich sie und versuche, aus ihren Reaktionen schlau zu werden. Was wirklich nicht so einfach ist, wenn sie kein Wort dazu sagt.

Wir erreichen eine Bank, vor uns ein idyllisch angelegter Teich und Reese setzt sich. Ich folge ihr, abwartend sehe ich mich um und verschränke meine Arme vor der Brust.

»Als ich noch ein Kind war, bin ich hier oft mit Amanda und ihre Mom gewesen. Wir haben die Enten gefüttert oder dort drüben ...«, sie bricht ab und deutet an eine kleine, lichte Stelle rechts neben dem Teich, »auf einer Decke gesessen und ein Picknick gemacht. Mit allem drum und dran. Ich konnte nie viel dazu beisteuern, denn das Waisenhaus hat nur begrenzte Mittel. Aber das hat für Cynthia nie eine Rolle gespielt, sie hat mich behandelt, als wäre ich ihr eigenes Kind.«

»Bist du hier in der Gegend aufgewachsen?«, frage ich nach und werfe ihr einen kurzen Blick zu.

»Unter anderem ... irgendwie bin ich in ganz Manchester aufgewachsen ... aber ja, hier in der Nähe ist das Waisenhaus, indem ich mein halbes Leben verbracht habe«, gesteht sie, während sie weiterhin zum Teich sieht.

»Zeigst du es mir?« Die Neugier hat mich gepackt und ich würde nur zu gerne diesen Ort sehen, der sie so geprägt hat. Reese schweigt und nagt auf ihrer Unterlippe. Eines dieser kleinen Zeichen, die mir verraten, dass sie darüber nachdenkt und gleichzeitig mit sich selbst hadert.

»Wir können ja daran vorbeilaufen, auf dem Rückweg«, antwortet sie mir schließlich. Lächelnd löse ich meine Hände aus meiner Verschränkung, lege eine Hand an ihren Rücken und streichle sie sanft.

»Ich denke momentan sehr viel darüber nach, wo ich überhaupt herkomme ... Ich war bei Amandas Grab und seither erinnere ich mich wieder an die zahlreichen Kleinigkeiten – die guten Dinge – in meinem Leben. All diese Erinnerungen habe ich verdrängt, habe mich davor verschlossen und habe nur noch dem Schmerz und dem Negativen Platz gelassen.«

Schweigend lausche ihren Worten und unterbreche keinesfalls ihren Redefluss. Wenn sie schon mal bereit ist, über etwas zu reden, dann wäre ich ja ein Vollpfosten, das zu stören. Geduldig streichle ich weiter über ihren Rücken und beobachte sie, während sie weiter erzählt.

»Ich hatte immer schon das Gefühl, nirgendwo richtig hinzugehören, außer bei Amandas Familie. Sie sind ein wichtiger Teil von mir und das habe ich aus den Augen verloren, als sie starb. Und jetzt gibst du mir dieses Gefühl. Du machst alles irgendwie erträglicher«, fährt sie fort und sieht das erste Mal, seit wir hier sind, zu mir, »aber ich habe Angst davor. Ich möchte nicht wieder allein sein oder verlassen werden.«

»Ich habe nicht vor, dich zu verlassen. Denkst du, ich laufe dir hinterher, kämpfe darum, dass du mir endlich eine Chance gibst, nur um dann zu gehen? Du solltest langsam bemerkt haben, dass ich nirgendwohin gehe und genau da bin, wo ich sein will. Bei dir.«, erkläre ich ihr.

Reese lächelt und dieses Lächeln erwärmt mein Herz. Das erste Mal, seit ich sie kenne, strahlt sie. Ihre grünen Augen leuchten in so intensiven Farben, dass ich das Gefühl habe, sie hat ihre Mauern für mich komplett geöffnet. Lächelnd streiche ich ihr eine Strähne ihres feuerroten Haares hinter ihr Ohr, beuge mich zu ihr und lege meine Lippen auf ihre.

Sie erwidert den Kuss, der dieses Mal so gefühlvoll und liebevoll ist, dass es mir eine Gänsehaut beschert. Ich schließe meine Augen, lege eine Hand in ihren Nacken und ziehe sie näher zu mir heran. Vielleicht ist das der einzige Weg, ihr zu zeigen, wie viel ich für sie empfinde.

Ein *Ich liebe dich,* würde sie mir im Moment wahrscheinlich gar nicht glauben. Also gedulde ich mich noch ein wenig.

Abends kommen wir Hand in Hand zurück und betreten gemeinsam den Pub. Reese hat mir tatsächlich das Waisenhaus gezeigt, aber sie hat sich geweigert hineinzugehen. Von außen sah es nicht gerade spektakulär aus. Ein normales, freundliches Haus, dem man auf den ersten Blick nicht ansieht, dass es einen Haufen Kinder beherbergt. Beruhigend, denn in meiner Vorstellung war es anders. Mein Hirn hat sich da etwas zusammengesponnen, was einem Horrorfilm gleichkommt.

»Na, ihr Turteltauben? Wo habt ihr euch den ganzen Tag rumgetrieben?«, begrüßt uns Allen, als wir direkt vor dem Holztresen stehenbleiben. Reese lässt sich auf einen Barhocker nieder und ich tue es ihr gleich, wobei ich mich so hinsetze, dass ich sie ganz einfach berühren kann. Ich kann gar nicht mehr damit aufhören, sie anzufassen oder sie zu küssen. All das, was ich bei Joanne nie leiden konnte, dieser dauernde Körperkontakt in der Öffentlichkeit, macht mich bei Reese regelrecht süchtig. Am liebsten würde ich sie gar nicht mehr loslassen.

»Wir waren spazieren«, antwortet Reese und ergreift meine Hand. Noch immer hat sie dieses süße Lächeln im Gesicht und man kann deutlich sehen, dass es ihr besser geht. Ich zwinkere ihr zu und ordere mir ein Bier beim Barkeeper, der sich als wirklich guter Freund und überaus netter Kerl herausgestellt hat. Reese bestellt sich eine Cola und während wir auf unsere Getränke warten, können wir kaum die Finger voneinander lassen.

»Falls du dich mal einen Moment von deinem Herzblatt lösen kannst, ich hab hier was für dich«, unterbricht uns Allen und stellt die Getränke vor uns ab. Reese grummelt leise und beobachtet ihn mit gerunzelter Stirn, als er sich hinunterbeugt und schließlich zwei weiße Kartons vor ihr abstellt.

»Oh Gott«, entfährt es ihr lachend, »du hast sie hier?«

»Du wolltest sie sehen, also habe ich sie gestern bei Mom geholt«, erklärt er schulterzuckend.

»Was ist das?«, frage ich neugierig und beuge mich näher zu ihr, um die glitzernden und mit Herzen beklebten Schachteln zu inspizieren.

»Darin befindet sich alles, was wir uns mit zwölf so ausgemalt haben. Unsere Zukunft, unsere Träume und viele Erinnerungen«, erklärt Reese und zieht die erste Schachtel zu sich heran.

»Wie niedlich. Ihr habt eure Zukunft geplant?«

Sie zögert einen Moment, doch dann öffnet sie den Deckel und schiebt die Schachtel weiter zu mir. Ich hebe eine Augenbraue und lächle, als ich den Namen auf der kleinen Kiste lese. Sie zeigt mir ihre Erinnerungen und Träume?

Heute ist ja wirklich mein Glückstag!

Während Reese sich Amandas Schachtel widmet und schweigend in Gedanken versunken ist, sehe ich mir den Inhalt ihrer an. Lächelnd betrachte ich die zahlreichen Fotos, die die beiden Freundinnen zeigt und wühle mich dann weiter durch.

»Du wolltest immer schon Ärztin werden?«, frage ich erstaunt, als ich eine Reihe medizinischer Artikel herausziehe.

»Ja wollte sie«, antwortet Allen für sie und grinst breit, »Reese war immer die Erste, die alle verarzten wollte, wenn was passierte.«

»Das hattest du aber auch nötig«, erwidert sie kopfschüttelnd, »bei deinen zahlreichen Verletzungen.«

»Sie hat mich mal genäht, mit einer herkömmlichen Nadel und einem Glitzerfaden. Im Krankenhaus waren sie darüber gar nicht erfreut, aber der Arzt war begeistert von Reese Nähkünsten«, erzählt er und beginnt dann herzhaft zu lachen. Damit bringt er auch uns zum Lachen und ich blicke verblüfft zu Reese, die nur mit den Schultern zuckt.

Eigensinnig war sie wohl schon immer!

»Mit einem Glitzerfaden?«, hake ich amüsiert nach.

»Ich hatte keinen anderen zur Hand und Allen wollte erst nicht ins Krankenhaus. Als es nicht aufhören wollte zu bluten, habe ich ihn kurzerhand einfach genäht«, erklärt sie, als wäre das selbstverständlich.

»Wir hatten nicht wirklich was zum Desinfizieren, also habe ich kurzerhand die Whiskeyflasche meines Dads geleert. Ich war so betrunken, Reese hätte alles mit mir machen können«, ergänzt er und zwinkert ihr zu.

»Sei froh, dass noch alles an dir dran ist und ich dann auch noch so nett war, Amanda zu helfen, dich ins Bett zu bringen«, erwidert sie zuckersüß lächelnd.

»George Clooney? Du stehst auf George Clooney?«, frage ich nach und ziehe ein Bild von besagtem Mann heraus. Bei genauerem Betrachten fällt mir auf, dass er einen Arztkittel trägt. Da gab es doch mal so eine Serie?

Plötzlich färben sich ihre Wangen knallrot und Allen bricht in schallendes Gelächter aus. Was ist denn nun los? Neugierig sehe ich zu Reese, die meinem Blick ausweicht und etwas Unverständliches vor sich hin murmelt.

»Sie wollte immer schon einen Arzt. Obwohl du ja nicht gerade, wie Clooney aussiehst«, kommt es belustigt über Allens Lippen »Wenigstens erfüllst du das Kriterium eines Docs.«

»Eines Hot Docs, wohlgemerkt«, ergänze ich grinsend.

»Eines was?«

Reese Wangen färben sich noch eine Spur dunkler und sie schnappt hörbar nach Luft, ehe sie mir einen vernichtenden Blick zuwirft.

»Das war ihre Anmache bei unserer allerersten Begegnung.«

Allen reißt lachend seine Augen auf und blickt zwischen uns hin und her. »Das ist nicht dein Ernst? Hot Doc?«

»Ich war betrunken, okay. Und deine Masche war auch nicht besser. Du hast dich als arroganten Arzt ausgegeben und dachtest, das zieht bei mir«, brummt sie.

»Hat es doch«, erwidere ich und streiche grinsend ihren Arm entlang.

»Nein. Hat es nicht«, widerspricht sie und grinst dann breit, »tut mir leid, dich enttäuschen zu müssen, aber ich war betrunken und wollte ein Mal etwas Verrücktes tun. Du warst da und hast dich mir quasi angeboten.«

Das hat sie jetzt nicht gesagt!

»Du hast mich schamlos ausgenutzt«, sage ich gespielt empört.

»Als ob du was dagegen hattest«, erwidert sie frech und zwinkert mir grinsend zu. »Kratzt das jetzt wirklich an deinem Ego?«

Sie kichert über meinen Gesichtsausdruck, denn sie macht mich gerade sprachlos. Dieses kleine, freche Luder, das wird sie mir noch büßen.

Vielleicht schon heute Nacht!

22.

Reese

Genießerisch halte ich meine Augen geschlossen, während Cassians Lippen über meinen nackten Rücken wandern. Ich habe den Kopf auf meinen verschränkten Armen abgelegt und bin so entspannt, wie seit Wochen nicht mehr.

Jede Minute, die ich ungestört mit diesem Mann verbringen kann, koste ich in vollen Zügen aus. Es trägt unwahrscheinlich zu meinem Seelenheil bei, dass ich hier bin und vor allem, dass Cassian bei mir ist. Morgen fahren wir zurück nach London, was mir ein wenig Angst macht.

Zurück ins reale Leben!

Ich muss wieder zur Arbeit, die mir ja eigentlich sehr fehlt, aber ich habe Angst davor, dass sich so ein Vorfall wiederholen könnte. Was, wenn ich nicht stark genug dafür bin?

»Worüber machst du dir Sorgen, Ginger?«, höre ich ihn leise murmeln. Eine Gänsehaut breitet sich aus, als sein heißer Atem über meine Haut streift. Wie kann er nur jedes Mal wissen, was in mir vorgeht?

»Wie kommst du darauf, dass ich mir Sorgen mache?«, will ich wissen und werfe ihm einen Blick über die Schulter zu.

»Du denkst wirklich, dass ich dumm bin, oder?«

Das tue ich doch gar nicht!

»Hab ich doch gar nicht gesagt.« Mit hochgezogenen Augenbrauen sehe ich ihn an und warte auf eine Antwort. Doch Cassian wartet stattdessen lieber auf meine. Dieser Kerl macht mich irgendwann noch wahnsinnig.

Haben wir denn in den letzten beiden Tagen nicht genug geredet? Was will er denn noch von mir? Will er jeden Gedanken hören, jedes noch so kleine Detail meiner Vergangenheit?

Für meinen Geschmack haben wir mehr als genug geredet. Alles muss er nun wirklich nicht wissen.

»Ich merke es, wenn du dir über etwas Gedanken machst. Dann

versteifst du dich. Rede mit mir.«

Ich seufze genervt auf, lege meinen Kopf zurück auf meine Arme und schließe wieder die Augen. Ich habe keine Lust, jetzt darüber zu reden.

»Reese!«

Nein!

»Hm?«

»Ich wiederhole meine Frage nicht«, erwidert er, nun selbst sichtlich genervt. Zur Antwort brumme ich nur, denn ich habe keinen Bock darauf, ihm alle meine Gedanken anzuvertrauen.

»Kannst du nicht einfach weitermachen?«, frage ich stattdessen.

»Womit?«, will er wissen. Genervt öffne ich meine Augen und drehe mich, damit ich ihn ansehen kann. Er grinst dümmlich und löst sich komplett von mir. Dann legt er sich neben mich auf den Rücken und verschränkt seine Arme unter seinem Kopf.

»Dann lass es eben.«

»Mhm ... so wie du.« Er schließt seine Augen und presst seine Lippen zu einer schmalen Linie zusammen. Oh, wir sind jetzt bockig?

»Wie du meinst«, erwidere ich und drehe ihm meinen Rücken zu, »nur weil ich nicht andauernd reden will.«

»Andauernd? Das ist der Witz des Jahrhunderts«, entfährt es ihm argwöhnisch. Schnaubend schüttle ich meinen Kopf, soll er doch davon halten, was er will. Wenn ich nicht reden will, dann rede ich auch nicht.

Punkt!

»Du bist so verflucht stur.« Ich kann hören, wie er sich zornig aufsetzt, »wegen einer einfachen Frage, machst du so ein Theater.«

»Ich will jetzt einfach nicht reden, nicht mehr und nicht weniger.« Zornig tue ich es ihm gleich, setze mich auf und sehe ihn an. Seinen angepissten Blick erwidere ich mit der gleichen Intensität und wir sind wieder einmal dabei, uns ein stummes Blickduell zu liefern. Keiner von uns will nachgeben, was wohl dauernd dazu führt, dass wir streiten.

Es ist mir ein Rätsel, wie fließend die Wut zwischen uns, sich fast sofort in ein unglaublich elektrisierendes Knistern verwandelt. Die angeheizte Spannung zwischen uns ist beinahe greifbar. Cassians blaue Augen haben sich verdunkelt und spiegeln augenblicklich meine Empfindungen wieder. Pure Lust und dieses wahnsinnige Verlangen, ihm nahe zu sein.

»Du willst also nicht reden?«, hakt er nach und beobachtet mich mit Argusaugen.

»Nein«, flüstere ich, »ich rede doch mit dir, aber du musst mir auch meinen Freiraum lassen, wenn ich nicht möchte.«

Er brummt nur und im nächsten Moment zieht er mich forsch an sich, bis ich rittlings auf seinem Schoß sitze. Hart presst er seine Lippen auf meine und ich kann gar nicht anders, als einfach nur zu reagieren. Ich schlinge meine Arme um seinen Hals, schmiege mich eng an ihn und genieße diesen leidenschaftlichen Kuss.

»Damit das klar ist, dieses Gespräch ist noch nicht vorbei«, raunt er an meinen Lippen und kneift mir frech in den Po, »sonst überleg ich mir das mit dem Spanking nochmal.«

Ich seufze auf und kratze mit meinen Fingernägeln über seine Kopfhaut, was ihn zum Knurren bringt.

»Wäre ja auch zu einfach, hm? Vielleicht möchte ich ja, dass du mir den Hintern versohlst«, flüstere ich frech. Langsam lasse ich mein Becken kreisen und spüre an meiner pochenden Mitte, wie sein Schwanz immer härter wird.

»Provoziere mich nicht, Ginger ... dafür musst du mir vertrauen und das tust du nicht.«

Cassian umfasst mein Kinn mit seiner rechten Hand und sieht mir mit diesem intensiven Blick in die Augen, der mir sofort einen Schauer durch den Körper jagt. Als könnte er mir bis in den tiefsten Winkel meiner Seele blicken.

»Doch, das tue ich«, widerspreche ich, gleite mit meinen Händen über seine Wange und kraule mit den Fingerspitzen durch seinen gepflegten Bart.

Ich versuche es zumindest!

»Nein, tust du nicht ... nicht genug ... zumindest noch nicht.« Leider hat er damit recht, aber ich arbeite ja bereits an mir. Ohne mich aus den Augen zu lassen, greift er zurück, ans Ende des Bettes und fischt ein Kondom aus der Packung, welche wir dort achtlos liegen gelassen haben.

Ich beiße mir auf die Unterlippe, necke ihn, indem ich über seine Brust streichle und langsam tiefer wandere. Ein Schmunzeln liegt auf seinen Lippen und er beobachtet mich, während ich schließlich an meinem Ziel ankomme und seinen harten Schwanz umfasse.

Leise keucht er, genießt meine Liebkosung und richtet sich wieder auf. Sanft streichelt er mit einer Hand über meinen Schenkel, gleitet vor und legt seine Hand auf mein bereits triefnasses Lustzentrum.

»Du bist immer so verflucht nass, Ginger, du kannst es kaum erwarten, dass ich dich ficke, hm?«, raunt er mir zu und umspielt mit seinen Fingern geschickt meine Klit.

Aufstöhnend nicke ich, leugnen ist ja sowieso zwecklos und das will ich auch gar nicht mehr. Ich bin ihm komplett verfallen, mit Haut und Haar und kann mich dem langsam aber sicher öffnen.

»Heute darfst du mich um den Verstand reiten«, fährt er fort und lächelt sein charmantestes Lächeln.

»Wie großzügig von dir«, hauche ich und presse meine Lippen auf seine, um ihn endlich wieder zu küssen. Hungrig erwidert er diesen Kuss. Als sich unsere Zungen berühren, rauschen all diese wohligen Gefühle durch meinen Körper, die niemals ein anderer Mann schaffen wird, in mir auszulösen.

Das vertraute Geräusch des Aufreißens der Kondompackung dringt an mein Ohr und ich unterbreche den Kuss, damit er es sich überstreifen kann. Unsere Lippen finden wieder zueinander, während ich seinen Schwanz umfasse und ihn gegen meinen Eingang drücke.

Ich brauche absolut kein weiteres Vorspiel, denn ich bin so feucht, dass er mühelos in mich eindringen kann. Einen Moment verharre ich reglos, genieße dieses unbeschreibliche Gefühl, wie er mich dehnt und komplett ausfüllt.

In dieser Position kann ich ihn so tief in mir spüren, dass das alleine ausreicht, um mich zum Stöhnen zu bringen. Cassian legt seine Hände an meine Hüfte und als ich mich zu bewegen beginne, ist er es, der den Rhythmus bestimmt.

So viel zum Thema, ich dürfe entscheiden!

Aber wer bin ich, um mich länger gegen das zu wehren, was ich will? Meine Lippen gleiten zärtlich über seine, während meine Fingernägel erneut über seine Kopfhaut kratzen. In einem stetig schneller werdenden Rhythmus erhöhe ich das Tempo meiner Bewegung, während ich nicht von seinen Lippen ablasse. Ich liebe es, ihn zu küssen, seine weichen Lippen zu spüren, seinen heißen Atem auf meiner Haut zu fühlen und dabei an nichts denken zu müssen. Cassian schafft es, dass ich mich in seiner Nähe fühle, als wären wir in einer kleinen Blase.

Wir lassen uns auf dieser Welle der Lust treiben und ich fühle, wie sich der Höhepunkt in mir anbahnt. Cassian schlingt seine Arme um mich, presst mich fest an sich und gibt seinem eigenen Höhepunkt laut aufkeuchend nach. Ich lächle zufrieden, als auch ich wieder zu Atem komme, lehne mich gegen ihn und genieße noch einen Moment unsere intime Verbindung. Es war um einiges gefühlvoller als die letzten Male, aber ich will mich keinesfalls beschweren.

Eng aneinander gekuschelt liegen wir im Bett und ich lausche seinen tiefen Atemzügen. Ist er eingeschlafen? Ich öffne meine Augen und starre durch die Dunkelheit hoch in Richtung Decke.

»Cas?«

»Hm ...?« Er schlingt seinen Arm unterhalb meiner Brüste um meinen Körper und zieht mich enger an sich. Einen Moment spüre ich seine Lippen an meiner Wange, dann schmiegt er sich an mich und nur sein regelmäßiger Atem ist zu hören.

»Begleitest du mich noch zu Allens Eltern, bevor wir zurückfahren?«, frage ich leise und lehne meine Schläfe gegen seine Stirn.

»Mhm«, brummt er zustimmend. Innerlich verdrehe ich meine Augen, bleibe aber reglos liegen. Ich bin einfach zu müde, um ihm meine Reaktion darauf zu zeigen.

»Redest du auch vernünftig mit mir?«, frage ich stattdessen und seufze leise auf.

»Redest du denn jetzt mit mir?«, flüstert Cassian nahe meinem Ohr und ich kann deutlich heraushören, wie sehr ihn das amüsiert.

»Du bist ein Idiot«, schnaube ich, »ich hab Angst davor, wieder zu arbeiten ... Zufrieden?«

»Bevor du das zugibst, streitest du lieber mit mir?«, fragt er neckend und knabbert an meinem Ohrläppchen. Das Seufzen, welches beinahe sofort über meine Lippen kommt, veranlasst ihn dazu, mich noch intensiver zu liebkosen.

»Ich wollte nur die Ruhe genießen, meinen Gedanken nachhängen und nicht reden. Manchmal möchte ich einfach still sein«, murmle ich und streiche sanft über seinen Unterarm.

»Ich möchte nur wissen, was in dir vorgeht«, gesteht er leise und wandert küssend vor zu meiner Wange, »nicht, dass dir wieder in den Sinn kommt, vor mir zu flüchten.«

»Das werde ich nicht ... nicht mehr ... ich verspreche es dir«, flüstere ich und drehe meinen Kopf zu ihm, um ihm einen sanften Kuss zu geben.

»Okay. Dann versuche ich, dich manchmal mit deinen Gedanken in Frieden zu lassen«, flüstert er an meinen Lippen und ich lächle, was er zwar nicht sehen, aber hoffentlich spüren kann. Zärtlich küsst er mich, zieht mich noch dichter an sich und ich schließe genießend die Augen. Noch ein wenig können wir in unserer eigenen kleinen Blase verbringen, ehe wir wieder zurück in die Realität müssen.

»Warum hast du Angst, wieder zu arbeiten?«, hakt er dann doch noch nach, löst sich von mir und zieht mich an seine muskulöse Brust.

»Alle wissen, was passiert ist, oder nicht?«, frage ich und deute sein Brummen als Zustimmung, »sie halten mich bestimmt für eine unfähige Ärztin und ich habe Angst davor, dass sich so etwas wiederholen könnte.«

»Niemand hält dich für unfähig, Reese. Jedem kann so etwas passieren, davor kann man sich gar nicht schützen. Klar sollten uns solche Fehler nicht unterlaufen, aber wir sind auch nur Menschen.«

Als ich nichts weiter dazu sage, mich nur stumm an ihn kuschle, schlingt er seine Arme um mich und küsst sanft meine Schläfe.

»Ärzte haben auch Gefühle, manche verbergen sie mehr ... manche weniger gut.« Er unterbricht sich selbst mit einer bedeutungsschweren Pause und ich schnaube nur auf seine Worte, weiß ich doch genau, auf was er da anspielt. »Aber auf all das Leid, das wir miterleben, kann uns unsere Ausbildung und die zahlreichen Lehrbücher nicht vorbereiten.«

»Sehr weise gesprochen, Mr. Davies. Dafür, dass du jünger bist«, erwidere ich neckend, denn ich möchte im Moment nichts dazu sagen. Er hat ja recht, das weiß ich, aber es ist schwierig, damit umzugehen.

»Tja, dein Hot-Doc sieht eben nicht nur unverschämt gut aus, er hat auch was im Kopf«, säuselt er amüsiert in mein Ohr. Ich lache leise und nicke, ob er es sehen kann oder nicht, ist mir dabei egal.

»Und jetzt schlaf, Ginger. Damit du Morgen fit bist, mir Allens Eltern vorzustellen.«

Cassian

Sonntagmorgen und die Frau neben mir schmeißt mich gnadenlos aus dem Bett. Gähnend und mit geschlossenen Augen taste ich den Rand des Bettes ab, bis ich das kleine eckige Teil fühlen kann. Ein Blick auf mein Handy verrät mir, dass wir gerade erst sieben Uhr haben. Das ist eindeutig viel zu früh.

»Komm schon, steh auf, Cas«, säuselt sie provokant süß in mein Ohr, als ich mich zur Seite drehe, um weiter zu schlafen.

»Ginger, wir müssen doch erst um zehn dort sein. Weck mich kurz vorher«, brumme ich und schließe meine Augen wieder. Warum zum Teufel ist sie um die Uhrzeit schon so fit? Nachdem die Nacht doch kürzer war als gedacht, hätte ich jetzt schon noch gern das ein oder andere Stündchen geschlafen. Sie muss doch genauso müde sein wie ich, immerhin ist sie erschöpft in meinen Armen eingeschlafen.

Ich spüre Reese Hände, die über meinen Rücken gleiten und im nächsten Moment schmiegt sie sich an mich. Ich genieße es sehr, ihren nackten warmen Körper an meinem zu spüren, und merke bereits, wie ich wieder eindöse, als Reese mir frech in den Oberarm kneift.

»Ich will noch ein bisschen Zeit mit dir verbringen«, raunt sie und reibt mir ihrer Nasenspitze über meine Ohrmuschel. Ein Schauer durchfährt mich und ich muss mich zusammenreißen, um nicht gleich wieder einen Ständer zu bekommen. Reese erschwert mir das Ganze, als sie sanft an meinem Ohrläppchen zu knabbern beginnt.

»Dann komm her und schlaf noch ein wenig«, erwidere ich leise und hoffe darauf, dass sie sich dazu überreden lässt.

»Kann ich nicht mehr. Ich bin hellwach«, flüstert sie und ich kann spüren, wie sich ihre Brüste in meinen Rücken bohren. Ihre kleine Hand streichelt über meine Flanken, vor zu meinem Bauch und sie kratzt mit ihren Nägeln über meine rechte Hüfte.

Fuck!

»Lass mich doch noch ein wenig schlafen«, murmle ich. Ich kneife meine Augen fester zusammen und versuche, mich nicht von ihr scharf machen zu lassen. Was mir leider so gar nicht gelingen will. Sie weiß genau, was sie tun muss, dass ich ihr absolut nicht mehr widerstehen kann.

»Wir könnten aber auch ausgiebig duschen und ich kümmere mich um ihn, als Entschädigung.« Kaum hat sie diese Worte ausgesprochen, umschließt sie meinen Schwanz, der in ihrer Hand in Lichtgeschwindigkeit anschwillt. Super, als könnte ich jetzt noch ein Auge zutun.

»Hm ...«

Okay, sie hat gewonnen!

Ich öffne meine Augen und drehe mich zu ihr. Reese grinst mich triumphierend an, während ich meine Augen verdrehe. Ich streiche ihr über die Wange und sie zwinkert mir frech zu. Ja, jetzt hat sie bekommen, was sie will, wie immer.

»Dann los, du Biest«, murmle ich, setze mich auf und gebe ihr einen saftigen Klaps auf den Hintern, als sie sich umdreht. Zischend zieht sie die Luft ein und ihre Augen funkeln mir amüsiert entgegen.

»Erst brauche ich Kaffee«, erwidert sie frech und springt aus dem

Bett. Perplex sehe ich dabei zu, wie sie ihren nackten Körper mit einem T-Shirt und einer Jogginghose verhüllt, ehe sie vergnügt das Zimmer verlässt.

Dieses Luder!

Noch einen Moment bleibe ich im Bett sitzen, starre auf die Tür und fahre mir frustriert mit der flachen Hand durchs Gesicht. Erst macht sie mich scharf und dann lässt sie mich mit einer riesigen Latte sitzen. Na warte, das wird sie mir noch büßen.

Da Allens Eltern nicht weit von seinem Pub entfernt wohnen, haben wir beschlossen, den Weg zu Fuß zu gehen. Ich habe meinen Arm um Reese Schulter geschlungen, während sie gut gelaunt die Gegend betrachtet. Neugierig lausche ich Allen, der mir davon erzählt, wie er die Kneipe auf Vordermann gebracht hat, um endlich seinen Traum zu erfüllen.

Reese hat mich nicht nur im Bett sitzen lassen, sondern auch in der Dusche. Das war wohl die Revanche dafür, dass ich sie letztens unbefriedigt zurückgelassen habe.

Sei nur weiterhin frech, Baby!

Mein Augenmerk richtet sich auf das unscheinbare Haus zu unserer Rechten, vor dem Allen schließlich stehen bleibt. Nur einen Meter von der Straße entfernt befindet sich die Haustür.

Die unmittelbare Gegend und das Haus selbst machen einen sehr gepflegten und ordentlichen Eindruck. Ich bin sehr neugierig, was mich gleich erwartet. Allen geht voran, drückt die Klingel und tritt dann einen Schritt zurück, um neben mir stehen zu bleiben.

Die Tür geht auf und eine adrette, dunkelhaarige Frau öffnet uns die Tür. Sie lächelt und als ihr Blick von Allen zu Reese huscht, wird dieses Lächeln breiter und liebevoller. In ihren braunen Augen erkenne ich diesen warmen Glanz, den meine eigene Mutter auch immer hat, sobald ich zu Besuch komme.

»Oh, meine Süße«, kommt es sanft über ihre Lippen, sie tritt vor und schließt Reese in eine herzliche Umarmung, »es ist so schön, dich zu sehen.«

»Ich freue mich auch, Cynthia!«, erwidert Reese und schließt ihre Arme um sie.

»Kaum ist der Rotschopf da, werde ich ignoriert«, feixt Allen neben mir und zuckt dann mit den Schultern. Schmunzelnd beobachte ich die beiden Frauen, die sich gar nicht die Mühe machen, sich voneinander zu lösen. Cynthia drückt Reese an sich und streicht ihr immer wieder über den Rücken, was meiner Süßen sehr zu gefallen scheint.

»Ist sie da?«, ertönt eine tiefe Stimme aus dem Flur und keine fünf Sekunden später erscheint ein hochgewachsener Mann an der Tür. Er überragt seine Frau um beinahe zwei Köpfe, was sie winzig erscheinen lässt. Ich bin schon groß, aber er hat bestimmt die zwei Meter geknackt.

Erst jetzt lässt Cynthia von Reese ab, welche sich mit einem Lächeln dem Mann zuwendet und sich in eine ebenso herzliche Umarmung verwickeln lässt.

»Wenn Reese da ist, ist jeder andere Luft«, raunt mir Allen zu und verdreht dann seine Augen, »das war irgendwie immer schon so. Selbst Amanda hatte es schwer, die Aufmerksamkeit unserer Eltern zu bekommen, wenn die Freundinnen zusammen waren.«

»Das ist irgendwie süß«, murmle ich grinsend zurück und kann meine Augen nicht von den Dreien nehmen. So sehr Reese auch immer behauptet, sie wäre allein und niemand könne sie lieben, so sehr täuscht sie sich. Es ist deutlich zu sehen, wie sehr sie sie lieben.

Wie kann sie das nicht sehen oder merken?

Ein Räuspern unterbricht meine Gedanken und ich stelle überrascht fest, dass ich nun die volle Aufmerksamkeit der Eltern auf mir habe. Reese grinst mich an, ehe sie es übernimmt, mich vorzustellen.

»Cassian, das sind Cynthia und Marc, Amandas und Allens Eltern«, sagt sie sanft und ich trete einen Schritt vor, um den beiden meine Hand zur Begrüßung zu reichen.

»Und das ist Cassian ... mein ...«

»Freund«, falle ich ihr ins Wort und zwinkere ihr grinsend zu. Sie nickt lächelnd, lässt es aber unkommentiert. Nacheinander schüttelt das Ehepaar mir die Hand und schließlich wird auch noch Allen begrüßt, der das mit einem amüsierten Schnauben zur Kenntnis nimmt.

»Kommt rein.«

Wir treten ein, Allen schließt die Tür hinter uns und wir folgen Cynthia und Marc in die große, geräumige Küche. Überrascht sehe ich mich um, denn von außen sieht das Haus nicht so groß aus. Wie man sich doch täuschen kann.

»Kaffee? Tee?«, fragt Cynthia und deutet auf den reichhaltig gedeckten Tisch, an dem wir Platz nehmen.

»Kaffee«, kommt es einstimmig von uns dreien. Cynthia macht sich ans Werk und Marc lässt sich gegenüber von uns nieder.

»Es ist so schön, dich wieder einmal zu sehen, Kleines«, beginnt Marc das Gespräch und lächelt Reese liebevoll an, »es ist lange her, dass du hier warst.«

»Zu lange«, gibt sie zu und erwidert das Lächeln.

»Und dann bringst du gleich noch deinen Freund mit. Das ist wundervoll«, mischt sich Cynthia ein, die uns nacheinander die Tassen reicht.

»Ja, du hast uns noch nie jemanden vorgestellt«, erwidert ihr Mann und sein Blick gleitet von Reese zu mir.

»Reese hat ja auch noch nie einen näher an sich rangelassen«, wirft Allen ein und erntet dafür einen bösen Blick von ihr. »Ist doch so!«

»Dann fühlen wir uns ja gleich doppelt geehrt. Du musst sie schwer beeindruckt haben.« Ein wissendes Lächeln liegt auf den Lippen des älteren Herrn, dessen schütteres Haar ihm einen weisen Touch verleiht. Ganz so, als wüsste er nur zu genau, was ich getan habe, um Reese für mich zu gewinnen.

»Ich habe mein Bestes gegeben«, erwidere ich.

»Das ist schön«, kommt es von Cynthia, die sich neben ihren Mann setzt und mich anlächelt, »bist du auch Arzt, Cassian? Allen sagte, ihr arbeitet zusammen.«

»Du Tratschweib«, entfährt es Reese. Allen lacht nur und zwinkert ihr charmant zu, was sie zum Schnauben bringt.

»Ich war neugierig, Schätzchen und wollte wissen, wie es dir in London geht. Da hat Allen uns eben ein wenig davon erzählt«, verteidigt sie ihren Sohn.

»Ja. Ich bin Kinderchirurg und arbeite zusätzlich mit Reese zusammen in der Notaufnahme«, beantworte ich die Frage.

»Wie gefällt es dir denn in London? Ich nehme mal an, dass du jetzt nicht mehr nach Manchester zurückkehren wirst?«, fragt Marc.

»London ist eine tolle Stadt«, schwärmt Reese lächelnd und ihr Blick huscht für den Bruchteil einer Sekunde zu mir, »und die Arbeit im Krankenhaus macht mir richtig Spaß. Ich habe nette Arbeitskollegen und tolle Freunde gefunden.«

»Und einen tollen, charmanten Mann an deiner Seite«, wirft Cynthia ein und grinst den Rotschopf an.

»Ja«, bestätigt Reese, wobei ihre Wangen eine zarte Röte annehmen.

Oh, wie niedlich, mein Biest wird ja rot!

»Na dann steht doch deinem Glück nichts mehr im Weg. Wir haben uns ehrlich gesagt schon ein wenig Sorgen um dich gemacht. Nach Amandas Tod warst du sehr in dich gekehrt, hast dich noch mehr zurückgezogen und fast schon fluchtartig deine Heimat verlassen. Aber dich jetzt zu sehen, mit diesem strahlenden Lächeln und den leuchtenden Augen, bin ich mir sicher, dass du auf einem sehr guten Weg bist, endlich mit allem abzuschließen«, sagt Marc, nippt an seinem Kaffee und zwinkert Reese liebevoll zu.

»Ihr müsst euch keine Sorgen um mich machen«, widerspricht sie verlegen.

»Lass es doch endlich zu«, entfährt es Allen, »ich habe dir am Telefon immer und immer wieder gesagt, dass wir uns alle Sorgen um dich machen und dass du ein Teil unserer Familie bist.«

»Da hat er recht, Schätzchen. Für uns bist du wie eine Tochter und natürlich machen wir uns Sorgen um dich und wollen, dass es dir gut geht«, sagt Cynthia, greift über den Tisch und nimmt Reese Hand in ihre. Liebevoll drückt sie sie und lächelt ihr so warmherzig entgegen, wie es nur eine Mutter kann.

»Danke. Ihr bedeutet mir wirklich sehr viel«, entweicht es Reese gerührt.

»Du uns auch, Kleines. Wir wünschen dir nur das Beste und hoffen, dass du uns wenigstens ab und zu besuchenkommen wirst.«

»Natürlich. Das werde ich.«

Schweigend beobachte ich die Familie mit einem Lächeln auf den Lippen. Es ist schön zu sehen, dass sie Reese so offen zeigen, was sie ihnen bedeutet. Vielleicht kann sie ja jetzt endlich ihre Augen öffnen und diese Dinge auch zulassen. Den restlichen Brunch über werde ich mehr oder weniger von Allens Eltern ausgehorcht. Sie wollen alles über mich wissen und ich stehe ihnen brav Rede und Antwort.

Guten Gewissens können wir uns heute Abend auf den Heimweg machen. Reese hat einige Dinge aufgearbeitet, und ich denke, auch wir beide sind in unserer Beziehung auf einem guten Weg. Auch wenn sie das noch nicht laut sagen will.

23.

Reese

Frech grinse ich, als ich den Operationssaal verlasse, um meine Hände zu waschen. Noch einmal werfe ich einen Blick über meine Schulter und begegne Cassians argwöhnischer Miene, die mir deutlich zeigt, dass er mich das noch irgendwann büßen lässt.

Ich freu mich drauf!

Ich habe meinen Kopf durchgesetzt, mal wieder und das hat ihm nicht ganz gepasst. Aber ich fand, ich hatte recht und hab nicht nachgegeben. Gut, dass er derjenige von uns beiden ist, der dann doch schneller nachgibt. Ich trete an das Waschbecken, stelle das Wasser auf lauwarm und beginne mir ordentlich die Hände zu waschen und anschließend zu desinfizieren.

Der Start in den Arbeitsalltag ist besser gelungen, als ich dachte. Meine Angst war größtenteils unbegründet, denn alle sind genauso nett und freundlich wie vor diesem Vorfall. Ich hatte damit gerechnet, dass sie mir meinen Fehler womöglich nicht verzeihen würden, aber da lag ich wirklich falsch. Dennoch möchte ich unter allen Umständen vermeiden, dass so etwas noch ein Mal vorkommt.

Schweigend kommt Cassian, gefolgt von Luca in den kleinen Zwischenraum und tun es mir gleich. Während Luca drauf los plappert und über die OP redet, ignoriert mich Cassian komplett, was mich wiederum zum Schmunzeln bringt.

Er kann ganz schön bockig sein!

Nachdem wir noch die OP-Kleidung gegen Kasack und Kittel getauscht haben, verlassen wir gemeinsam den Raum, um in der Cafeteria Mittagspause zu machen. Den ganzen Weg hinunter und auch die Zeit über, in der ich mein Essen bestelle, redet Cassian ausschließlich mit Luca. Wobei er sich ganz offen darüber aufregt, was ihm alles in den letzten drei Stunden nicht gepasst hat.

Mit dem vollgeladenen Tablett setze ich mich an einen vierer

Tisch und beobachte schmunzelnd Cassian, der mit Luca über die eben beendete Operation diskutiert. Wild gestikulierend steht er an der Essensausgabe und ich bin mir sicher, dass er sich über mich auslässt. Luca schüttelt nur immer wieder den Kopf, wirft mir einen Blick zu und verdreht seine Augen, lauscht aber stumm seinen Worten.

Wir hatten das Vergnügen, zusammen zu arbeiten, was nicht nur seltsam war, sondern beinahe eskaliert wäre. Nicht ein einziges Mal waren wir uns einig und jeder wollte seine Methode durchboxen. Warum wir ausgerechnet beide dieses Kind operieren sollten, war mir sowieso ein Rätsel.

Das hätten wir beide auch allein geschafft, wobei es ja eigentlich Cassians Fachgebiet ist, aber seine Chefin und mein Vorgesetzter waren der Meinung, dass wir ein gutes Team wären.

Das war dann wohl der berühmte Satz mit dem X!

»Darf ich mich zu dir setzen?«

Perplex blicke ich hoch zu Raphael, der mich charmant anlächelt. Völlig aus meinen Gedanken gerissen, nicke ich schweigend und sehe ihm dabei zu, wie er sich mir gegenüber niederlässt.

»Wie geht's dir?«, will er wissen, ordnet das Besteck auf seinem Tablett und beobachtet mich dabei. Was soll ich ihm jetzt darauf antworten? Er hat doch mitbekommen, was passiert ist. Ich werde ihm bestimmt nichts von meinem Nervenzusammenbruch und meiner Flucht nach Manchester erzählen. Diese Neugier werde ich nicht befriedigen.

»Sehr gut«, sage ich und schenke ihm ein leichtes Lächeln. Das muss als Antwort genügen, mehr bekommt er nicht von mir. Raphaels Stirn legt sich in Falten, während sein Blick weiterhin auf mir ruht. Ich kann sehen, dass er mit meinen Worten nicht zufrieden ist, aber das ist mir egal.

»Es ist schön, dass du wieder da bist.«

Da stimme ich ihm ausnahmsweise zu. Ich freue mich sehr, wieder in London zu sein und meine Arbeit hat mir sehr gefehlt. Die Sorgen rücken mit jedem Tag, der vergeht ein wenig mehr in den

Hintergrund und Cassian macht mich zurzeit sehr glücklich.

Wenn er nicht gerade bockig ist!

»Ja! Ich habe ein paar Tage Ruhe gebraucht«, erwidere ich, nehme meine Gabel und spieße mir eine kleine Kartoffel auf. Es war eine gute Idee, mir diese Auszeit zu nehmen, und es war die noch bessere, nach Hause nach Manchester zu fahren. Es hat mir ein Stück weit die Augen geöffnet, denn so allein, wie ich dachte, war ich dann doch nicht. Wie konnte mich der Schmerz und der Verlust nur so blenden?

»Hat sich sichtlich gelohnt. Du siehst fit und erholt aus«, erwidert er charmant und zwinkert mir zu. Meine linke Augenbraue wandert so hoch, dass ich mir sicher bin, sie verschwindet unter meinem Haaransatz, während ich Raphael ansehe. Wie soll ich denn seine Worte jetzt einordnen? Flirtet er mit mir oder will er nur freundlich sein und das Gespräch nicht abflauen lassen?

»Liegt ja auch an mir«, mischt sich Cassian mürrisch ein und setzt sich neben mich. An seinem Blick kann ich deutlich erkennen, wie wenig Lust er auf Raphaels Gesellschaft hat. Da hat er jetzt leider Pech gehabt. Ein Lächeln über seine Worte kann ich mir nicht verkneifen, denn er hat recht und ich kann ihm nicht widersprechen.

»Du bist so ein Angeber«, höre ich Luca sagen, der sich neben Raphael setzt und diesen mit einem Kopfnicken begrüßt. Er grinst breit und fährt sich mit der linken Hand durch das blonde Haar.

Wie recht er doch hat!

»Da hat er recht«, spreche ich meine Gedanken aus und zwinkere Cassian frech zu. Er brummt nur, widmet sich seinen Nudeln und wirft mir noch einen argwöhnischen Blick zu. Zuckersüß lächle ich, ehe auch ich mich wieder meinem Essen zuwende. Einen Moment nehme ich mir die Zeit und lausche dem immer lauter werdenden Stimmengewirr in der Cafeteria. Nach und nach füllt sich der Raum mit den unterschiedlichsten Menschen.

»Willst du jetzt den ganzen Tag so bockig sein? Nur weil ich dir nicht zugestimmt habe und du das getan hast, was ich wollte?«, hake ich frech nach. Cassian hebt seine Augenbrauen, als ich ihn ansehe, und schüttelt den Kopf über mein grinsendes Zwinkern. Vielleicht sollte ich ihn nicht so herausfordern, aber es macht mir sehr viel Spaß ihn zu ärgern. Er tut es ja umgekehrt genauso.

»Geht das jetzt den ganzen Tag so?«, will Luca wissen und kommt Cassian zuvor und blickt zwischen uns hin und her, »ich dachte, ihr habt euch eingekriegt?«

»Haben wir ja auch«, erwidert er.

»Er ist nur beleidigt, weil wir die OP auf meine Weise durchgeführt haben«, sage ich und schiebe mir die nächste Kartoffel in den Mund.

»Nur weil du dich nicht davon abbringen lassen hast und ich nachgegeben habe, weil ich nicht ewig mit dir rumdiskutieren wollte. Immerhin ging es um ein Kind.«

»Könnt ihr nicht wenigstens während des Essens eine Pause machen?«, fragt Luca und verdreht seine Augen.

»Um was geht es denn?«, mischt sich Raphael ein. Er umschließt mit einer Hand sein Wasserglas, hebt es hoch und stoppt kurz vor seinen Lippen, um uns nacheinander fragend anzusehen, ehe er einen Schluck davon trinkt.

Cassian brummt ihm etwas Unverständliches entgegen, was sich stark nach - *geht dich einen Scheißdreck an* - anhört. Dann wendet er sich Luca zu.

»Wenn Madame meiner Arbeitsweise zugestimmt hätte, dann hätte der Kleine jetzt eine viel schönere Narbe. Mein Vorgehen ist viel genauer.«

»Meine Methode ist viel schneller und so schlimm ist die Narbe nun auch wieder nicht«, widerspreche ich schnaubend.

»Ich glaube nicht, dass Reese eine schlechte Narbe hinterlässt. Sie ist sehr gut in dem, was sie macht«, wirft Raphael ein und lächelt mir zu, »ich hatte dir ja schon ein paar Mal zugesehen und ich war wirklich sehr angetan von deiner Arbeit.«

»Alter, wenn du nur zum Schleimen hergekommen bist, dann verzieh dich wieder«, grummelt Cassian und wirft ihm einen bösen Blick zu. Raphael erwidert den Blick sofort genauso angepisst und presst die Lippen so fest aufeinander, dass ich Angst habe, ihm springt der Kiefer raus.

»Danke, aber ich brauche dich nicht dazu, meine Meinung zu vertreten«, sage ich und blicke dann wieder zu Cassian, »und deine schlechte Laune brauche ich auch nicht. Vielleicht sollten wir beide in Zukunft einfach keine OP mehr gemeinsam durchführen.«

»Da gebe ich dir in zwei von drei Punkten recht.«

Auf meine Worte hin schnaubt Raphael argwöhnisch und Luca verbirgt sein Lachen hinter einem gekünstelten Husten. Cassian hebt eine Augenbraue, seine Augen funkeln mir herausfordernd entgegen und ich halte diesem Blick mühelos stand. Wenn ich für jedes Blickduell, das wir uns liefern ein Pfund bekommen würde, wäre ich bestimmt schon Millionär.

»Ich will mal eins klarstellen ...«, beginnt Raphael, doch Luca unterbricht ihn nur lachend.

»Die beiden hören dir nicht mehr zu, wenn sie sich so anstarren. Versuch es also gar nicht erst, du kommst da nicht dagegen an«, sagt er. Aus den Augenwinkeln sehe ich, wie er ihm auf die Schulter klopft und sich dann seinem Teller zuwendet. »So kann ich wenigstens endlich in Ruhe essen, während die beiden sich ihr Killerblickduell liefern.«

»Ginger, du forderst es heute sehr heraus«, sagt Cassian leise, beugt sich zu mir herüber und hält mich mit seinem intensiven Blick gefangen. Ich neige meinen Kopf zur Seite und muss lächeln, als er nur knapp vor meinem Gesicht stoppt.

»Wie kommst du nur darauf?«, hake ich neckend nach und zwinkere, als er amüsiert seine Augen verdreht. Er hebt seine Hand, legt sie in meinen Nacken und zieht mich fordernd an sich. Unsere Lippen treffen aufeinander, ein Seufzen entweicht mir und ich erwidere sofort seinen leidenschaftlichen Kuss.

Es ist mir egal, ob noch andere Personen bei uns am Tisch sitzen oder ob uns fremde Menschen womöglich neugierige Blicke zuwerfen. Ich hebe meine Hände und lege sie auf seine Brust, kralle meine Finger sanft in den Stoff des dunkelblauen Kasacks und gebe mich seiner Führung mit geschlossenen Augen hin.

»Mach nur so weiter«, flüstert er an meinen Lippen, küsst über meine Wange und knabbert dann an meinem Ohrläppchen,

»irgendwann bekommst du das zurück. Zumindest dahingehend bin ich geduldig und warte den Augenblick ab, um dich mit Genuss zu bestrafen.«

Ich lächle und schmiege meine Wange sanft gegen seine, genieße das Gefühl, wie sein Bart über meine Haut kratzt.

»Ich warte noch immer darauf«, murmle ich frech.

Cassian beißt ohne Vorwarnung in meinen Hals und bringt mich dadurch zum Aufkeuchen.

Himmel, das kann er doch nicht so ohne Weiteres tun!

Wir sind nicht allein und er kann mich doch nicht einfach so beißen und scharf machen, mitten in der Cafeteria. Als würde er meine Gedanken lesen, küsst er sich über meine zarte Haut wieder hoch, über meine Wange und verschließt meinen Mund mit seinem. Meine einzige Reaktion darauf ist es, den Kuss zu erwidern. Ich kann gar nicht anders in seiner Nähe.

»Hey Leute!«

Die fröhliche Stimme von Alana ertönt und ich bin froh, dass Cassian murrend von mir ablässt.

»Muss ich mir euer Geknutsche jetzt andauernd ansehen?«, fragt sie vergnügt, zieht einen Stuhl heran und setzt sich neben mich.

»Ja, so wie ich mir eures auch dauernd ansehen muss«, hält Cassian dagegen, legt den Arm um mich und zieht mich an sich. Dabei deutet er erst auf Alana und dann auf Luca, um auch ja deutlich zu machen, wen er meint. Lächelnd ergebe ich mich und werfe Raphael einen Blick zu, der mich stumm beobachtet.

Hat er noch immer ein Problem damit, dass ich ihn nicht weiter daten wollte? Es scheint so, denn sonst würde er sich ja nicht freiwillig zu uns an den Tisch setzen und Cassians unfreundliche Kommentare über sich ergehen lassen. Mich wundert das ja wirklich, ich habe ihm keinerlei Hoffnungen gemacht und ziemlich schnell klargestellt, dass ich kein weiteres Interesse an ihm habe.

»Wie war denn eure OP?«, fragt sie. Sofort muss ich kichern, während Cassian gleichzeitig schnaubt.

»Oh bitte frag nicht, sonst fangen sie wieder an zu streiten«, mischt sich Luca ein und schüttelt den Kopf, »lass uns lieber über das Wetter reden.«

»Super Idee«, bestätigt Cassian.

»Ja, heute ist es wieder richtig schwül. Ich hoffe, der Sommer ist bald vorbei. Ich bin eher der Herbst- und Wintertyp«, werfe ich ein, um den Themawechsel voranzutreiben.

»Du bist der Kuscheltyp«, neckt Cassian mich, »ich mag den Sommer gerne.«

»Du bekommst ja auch nicht so schnell Sonnenbrand, wie ich zum Beispiel. Dann könnte ich dem Sommer auch mehr abgewinnen.«

»Deine helle Porzellanhaut ist so doch viel schöner«, raunt mir Cassian zu und beginnt dann zu lachen.

»Jetzt bist du aber der Schleimer«, erwidere ich lachend.

Cassian

Durch den Spalt der Jalousien dringt das Sonnenlicht herein und lässt mich erahnen, dass es später Nachmittag ist.

Die Nachtschicht war anstrengend und der Schlaf bitternötig. Seit vier Tagen sind wir zurück in London und ich habe jede freie Minute mit Reese verbracht. Dabei haben wir uns die Nächte meist mit Gesprächen, kuscheln und fantastischem Sex um die Ohren geschlagen.

Heute Morgen bin ich zu meinem Rotschopf ins Bett gekrochen, habe sie sanft geweckt und die halbe Stunde genossen, ehe sie gezwungen war aufstehen. Reese hat sich unnötig gesorgt, denn sie wurde im Krankenhaus mit offenen Armen empfangen. Alle zeigten Verständnis und sie waren froh, dass sie wieder mit neuem Elan zur Arbeit kam.

Langsam schlage ich die Bettdecke zurück, strecke die Glieder und schwinge dann meinen nackten Hintern aus dem Bett. Mit hochgezogenen Augenbrauen lasse ich den Blick durch das Zimmer schweifen und suche die Shorts, die ich gestern irgendwo hingeschmissen habe. Seit Reese in meinem Leben ist, ist es hier so ordentlich, dass ich absolut nichts mehr finde. Nur das Genie beherrscht das Chaos – das galt bisher für mich, denn ich wusste immer, wo ich was liegen gelassen habe. Natürlich hat ihr Putzfimmel gute Qualitäten, der Boden ist wieder frei begehbar. Ich erinnere mich gar nicht, dass ich einen so schönen dunklen Fußboden habe.

Die Suche aufgebend, gehe ich zum Kleiderschrank und nehme mir eine frische heraus, in die ich schlüpfe. Der erste Weg führt mich ins Badezimmer, um zu duschen.

In ein paar Stunden müssten die Mädels schon hier auftauchen, wir wollen bei einem gemütlichen Abendessen zusammensitzen. Unser Koch hat sich für Lasagne entschieden und als ich die Zimmertür öffne, dringt der herrliche Duft davon an meine Nase.

In der Nasszelle angekommen, schließe ich die Tür hinter mir ab und schlüpfe aus der Boxershorts, welche ich achtlos mitten im Raum auf dem Boden liegenlasse. Ausgiebig genieße ich das warme Wasser auf meinem Körper und nehme mir eine kleine Ewigkeit Zeit dafür.

Danach trockne ich mich ab, schlinge das Handtuch um meine Hüfte und ergreife die Shorts vom Boden, um zurück in mein Schlafzimmer zu gehen und mich anzuziehen.

Sichtlich wacher mache ich mich auf den Weg nach unten ins Wohnzimmer und die Küche.

»Hey. Das riecht lecker«, begrüße ich meinen Kumpel. Luca wirft mir einen Blick über die Schulter zu, ehe er wieder auf den Topf vor sich sieht und hochkonzentriert darin herumrührt.

»Mhm ... nur das beste für euch«, scherzt er.

Schmunzelnd nicke ich ihm zu, fische eine Tasse aus dem Hängeschrank und stelle sie unter die Kaffeemaschine. Während ich auf meinen Muntermacher warte, beobachte ich Luca, der geschäftig herumwerkelt. Seine Kochkünste sind erstklassig und ich erinnere mich daran, dass er mit dreizehn Sternekoch werden wollte. Schon damals hat er seiner Mum in der Küche geholfen und am Wochenende hat er seine Freunde dazu genötigt, die Versuchskaninchen zu spielen.

»Wie war es denn eigentlich in Manchester? Du hast bisher gar nichts erzählt«, sagt er, wendet sich um und lehnt sich gegen die Küchentheke.

»Dafür hatte ich ja auch gar keine Zeit. Entweder war ich arbeiten oder hab die Zeit mit Reese verbracht. Da blieb nicht mehr die Gelegenheit euch Tratschtanten Bericht zu erstatten.« Luca verschränkt die Arme vor der breiten Brust und sieht mich mit diesem typisch auffordernden und zugleich amüsierten Blick an, der mich augenblicklich die Augen verdrehen lässt.

Den hat er sich von den Frauen abgeschaut!

»Ja dann ... schieß los. Wie es scheint, hat es sich gelohnt, ihr nachzufahren. Im Krankenhaus turtelt ihr ordentlich rum«, murmelt er. Ja, das hat es und im Nachhinein bin ich froh, es durchgezogen zu haben.

»Das hat es«, erwidere ich und schmunzle bei der Erinnerung, »Anfangs war sie nicht gerade sehr begeistert, mich zu sehen, aber als wir endlich mal ein vernünftiges Gespräch geführt haben, haben wir dann doch noch alles klären können.«

Nachdem ich sie um den Verstand gevögelt habe, versteht sich!

»Schön. Dann seid ihr jetzt ein Paar?«, hakt Luca nach und wackelt dümmlich mit seinen Augenbrauen. Grinsend schüttle ich den Kopf über seinen dämlichen Ausdruck, nicke aber. Mit Sicherheit sind wir das, davon habe ich sie schließlich überzeugt.

»Ja, sieht so aus. Und es läuft überraschend gut.«

Das tut es komischerweise wirklich. Denn seit wir zurück sind, gab es kein einziges Mal Streit. Bisher! Ob das nur die Ruhe vor dem Sturm ist? Ich hoffe nicht und Reese lässt mich eine Weile verschnaufen, ehe ich ihr wieder vor Augen führe, wo es langgeht. Wobei ich mittlerweile überzeugt davon bin, dass wir uns in diesem Punkt auf Augenhöhe begegnen.

Auch so eine Sache, die ich sehr an ihr schätze!

»Wieso klingst du dabei so skeptisch? Hast du Angst, sie rennt dir gleich wieder davon?« Er verkneift sich nur mühevoll ein Auflachen. Ja ... ja ... lach du nur. Eine gesunde Skepsis kann nicht schaden und wer weiß schon, was sich Reese in ihrem Kopf alles zusammenreimt, um sauer auf mich sein zu können. Das passiert schneller, als ich meinen Namen sagen kann.

»Haha, sehr witzig«, erwidere ich augenrollend und nippe an meinem Kaffee, »ich genieße das nur eben mit Vorsicht. So ganz traue ich dem Frieden noch nicht.«

»Dann verbock es eben nicht«, meint er grinsend und wendet sich wieder dem Herd zu. Wie bitte? Bisher lag es nicht an mir, dass sie die Flucht ergriffen hat. Zumindest nur zu einem kleinen, minimalen Teil, also soll er den Ball flach halten.

Blödmann!

Ich leere meine Tasse und beschließe, ein wenig auf dem Sofa vor dem Fernseher zu lümmeln, ehe unsere Gäste eintrudeln. Gerade, als ich bequem in die Kissen sinke und bei einer Doku über den Zweiten Weltkrieg hängenbleibe, höre ich die Eingangstür und eine Minute später betritt ein überaus gutgelaunter Samuel das Wohnzimmer.

»Naaaa ... Jungs? Alles fit bei euch?« Er geht zum Kühlschrank und holt sich eine Flasche Wasser. Mit hochgezogenen Augenbrauen mustere ich ihn und frage mich, was seine gute Laune verursacht. Bei genauerem Überlegen will ich es dann doch nicht wissen. Hat bestimmt etwas mit Alana zu tun. Mit wem auch sonst?

»Wieso bist du ekelhaft gut gelaunt?«, hakt Luca nach. Kopfschüttelnd holt er eine Auflaufform aus einem der Schränke und stellt sie vor sich auf die Küchentheke. Augenverdrehend beobachte ich die Zwei, die Nachfrage musste ja jetzt sein.

»Weil ich gerade einen absolut fantastischen Quickie mit meiner bezaubernden Freundin hatte. Im Auto unten auf dem Parkplatz, falls ihr es genau wissen wollt«, erwidert er vielsagend.

Äh ... nein, wollten wir nicht!

Sein breites Grinsen bringt mich dazu, amüsiert zu schnauben. Er sieht aus, als wäre er auf Wolke sieben, oder vielleicht hat er sie sogar gefressen. Obwohl mich dieser zufriedene und höchst befriedigte Ausdruck in seinem Gesicht ein wenig neidisch macht. Einen Quickie habe ich nicht mehr bekommen, dafür hatten wir dann doch nicht genug Zeit.

»Verschone mich mit den Details, ich bin erst aufgestanden«, erwidere ich und lenke meinen Blick wieder auf den Fernseher.

»Awww ... du grummelst ja heute gar nicht. Ist alles in Ordnung mit dir, Prinzessin?«, fragt Sam glucksend und lässt sich neben mir auf dem Sofa nieder.

»Alter! Halt einfach die Klappe«, brumme ich und verdrehe meine Augen.

»Erzähl mir deine Sorgen«, sagt er und tippt sich dabei gespielt ernst mit dem Zeigefinger gegen die Lippen, »du guckst so verliebt und verträumt. Hast du etwa deinen Rotschopf gebändigt?«

»Sie führen jetzt eine Beziehung ... eine richtige, ernsthafte Beziehung«, mischt sich Luca ein, ohne sich uns zuzuwenden. Ich starre augenverdrehend auf seinen Rücken, während er die Lasagne zu schichten beginnt.

»Tatsächlich?«

Erstaunt ziehen sich die Augen meines dunkelhaarigen Freundes zusammen und im nächsten Moment bricht er in geräuschvolles Gelächter aus. Was hat er denn nun schon wieder? Wieso ist das jetzt so lustig?

»Das ich das noch ein Mal erlebe ... Wahnsinn! Wie lange hält das bereits an? Eine Woche? Und ihr habt euch noch nicht die Köpfe eingeschlagen?«, hakt er nach und ich nicke wortlos.

Schön, dass ihn mein Liebesleben so amüsiert!

»Dann war dein Wochenende in Manchester also erfolgreich. Man hat dich ja die ganze Woche kaum zu Gesicht bekommen. Du bist also Reese hinterher gereist, hast sie dir geschnappt und endlich gezähmt. Das ist so süß, dass mir die Liebe beinahe aus den Ohren herauskommt«, merkt er an und zwinkert schamlos. Dafür, dass ich gar nichts darüber erzählt habe, hat er das verflucht präzise kombiniert.

Diese verdammten Tratschtanten!

»Kümmere dich einfach um deinen eigenen Scheiß.« Genervt verschränke die Arme vor der Brust.

»Oh, da ist er ja wieder ... Unser Grummelbär«, feixt er.

»Hat dir Alana dein Hirn rausgevögelt oder warum gibst du so einen Schwachsinn von dir? Wo ist sie überhaupt?«

»Ganz bestimmt sogar, sonst hätte er nicht so eine Laune«, kommt es lachend von Luca.

»Hab ich doch grade eben gesagt. Wir hatten einen fantastischen Quickie«, erwidert Sam und grinst breit vor sich hin, »sie ist schnell nach Hause und holt sich frische Sachen.«

»Hättet ihr jemals gedacht, dass wir einen Pärchenabend veranstalten ... also wir drei gleichzeitig«, sagt Luca und wirft uns einen raschen Blick über die Schulter zu. Auch er grinst wie so ein verliebter Idiot und ich schnaube nur leise, enthalte mich aber einer Antwort. Manchmal stelle ich mir echt die Frage, ob ich mit Frauen zusammenwohne. Jetzt giggeln die beiden auch noch.

Wo bin ich hier gelandet?

»Nein. Aber ich finde es klasse«, erwidert Sam vergnügt auf seine Worte. Es ist nicht so, dass ich dem widersprechen würde, denn ich finde es durchaus schön, mit meinen besten Freunden und unseren Freundinnen gemeinsam Zeit zu verbringen. Nur muss ich das ja nicht so idiotisch zur Schau stellen. Bei der Bezeichnung Freundin bin ich derjenige, der breit vor sich hin grinst.

Meine Freundin Reese King, hört sich doch gut an!

»Könnt ihr nicht einfach beide still sein, ich möchte noch ein wenig die Ruhe genießen, ehe die Frauen hier aufschlagen«, sage ich und erhöhe demonstrativ die Lautstärke des Fernsehers, »obwohl die wahrscheinlich sogar noch weniger tratschen als ihr zwei.«

»Von wem denkst du, haben wir uns das abgeschaut?«, triezt mich Sam grinsend, »wart's nur ab, bis die drei sich richtig gut anfreunden. Dann haben wir verloren.«

Da mag er wohl recht haben!

Wenn sich Frauen erstmal gegen einen verbünden, dann hat man es als Mann nicht mehr so leicht. Diese Erfahrung habe ich auch schon gemacht und ich bin gespannt, ob Reese aus sich herauskommt und sich mit Angela und Alana anfreundet. Meine Gedanken kreisen um den Besuch bei Allens Eltern, die wundervolle Menschen sind. Reese hat viele Personen um sich, die sie lieben oder zugetan von ihr sind, sie muss es nur endlich zulassen. Ich denke, sie ist auf dem besten Weg dahin und ich werde ihr da schon durchhelfen.

Notfalls zwinge ich meinen Rotschopf dazu!

Was ihr ja gefällt, obwohl sie anfangs immer sauer auf mich ist. Vielleicht macht das ja unsere Beziehung aus? Sie ist leidenschaftlich, voller Emotionen und wir harmonisieren perfekt, auch wenn wir uns öfter mal zanken. Ja, ich liebe Reese, von ganzem Herzen und das werde ich ihr auch noch begreiflich machen. Für diese Worte warte ich nur noch auf den passenden Augenblick.

Das Klingeln an der Tür bringt mich wieder ins hier und jetzt zurück. Das können nur unsere Frauen sein und ich freue mich tatsächlich, einen tollen Abend mit allen zu verbringen.

»Ich geh schon.« Ich stehe auf und durchquere mit großen Schritten das Wohnzimmer, den Flur und öffne mit einem Lächeln auf den Lippen die Tür. Reese sieht mir mit leuchtenden Augen entgegen und direkt hinter ihr stehen Angela und Alana.

»Hi«, murmle ich, überbrücke den Abstand zwischen uns und schließe sie in meine Arme. Den ganzen Tag über habe ich mich schon danach gesehnt. Lächelnd beuge ich mich zu ihr und küsse sie, was die anderen davon halten, ist mir schnurzpiepegal.

»Wir lassen euch dann mal allein im Flur rumknutschen, aber nicht heimlich verschwinden«, höre ich Angela kichernd sagen, hebe meine Hand und winke ab.

Lasst mich einfach einen Moment mit meiner Süßen allein!

24.

Reese

»Du führst jetzt ganz offiziell eine Beziehung mit Cassian Davies, deinem Hot-Doc, das freut mich wirklich.« Sadies vergnügte Stimme dringt aus Richtung Balkon an mein Ohr und bringt mich leise zum Kichern, über die Aufregung darin. Ich hole die gekühlte Flasche Wein aus dem Kühlschrank, schnappe mir zwei Gläser und eine Tüte Chips und mache mich dann auf den Weg hinaus. Die Blondine blickt mir lächelnd entgegen, spielt mit ihren kurzen Haaren und beobachtet dabei jede meiner Bewegungen. Die Neugier steht ihr ins Gesicht geschrieben. Schmunzelnd stelle ich alles auf den kleinen Tisch zwischen uns und lasse mich auf dem bequemen Stuhl nieder.

»Ja, sieht ganz so aus.«

Mein Lächeln wird breiter und ich lenke meinen Blick einen Moment in den Himmel, der sich langsam in den schönsten Farben zeigt und wo die Sonne bald untergeht. Noch immer ist es schwülwarm in London, der Sommer ist in vollem Gange und mich bringt das jetzt schon an seine Grenzen.

Ich sehne mich nach Regen!

»Er ist dir also gefolgt und hat dich wieder zurückgeholt?« Sie zwinkert mir zu, ehe sie die Aufgabe übernimmt und uns einschenkt.

»So kann man es natürlich auch nennen«, erwidere ich amüsiert auf ihre Worte und nehme dankend das Glas Wein an mich. Wir prosten uns zu und ich nippe daran. Deutlich spüre ich Sadies Blick auf mir und als ich zu ihr sehe, lächelt sie ihr strahlendes Lächeln. Das ist so ansteckend, dass ich es selbst tue.

»Du siehst sichtlich besser aus als vor deiner Abreise. Geht es dir gut?«, fragt sie. Diese Frage erübrigt sich anhand meines anhaltenden Grinsens. Seit wir zurück in London sind, haben wir jede freie Minute miteinander verbracht. Das ist jetzt vier Tage her und mit jedem weiteren geht es mir besser und besser. Langsam aber sicher habe ich das Gefühl, angekommen zu sein.

»Ja, es geht mir gut«, bestätige ich ihre Worte und stelle das Glas neben mir auf den kleinen Tisch, »ich habe Amandas Grab besucht und war bei ihrer Familie. Amandas Bruder, Allen, hat ein Pub in Manchester und ich habe bei ihm übernachtet. Es hat mir gut getan, dort zu sein und endlich ein Stück weit damit abzuschließen.«

»Und dann kam Cassian in seiner schillernden Rüstung auf seinem weißen Ross und hat dich mit wehenden Fahnen erobert?«

Sadie beginnt zu kichern, als ich mein Gesicht zu einer Grimasse verziehe und sie ungläubig anblicke. Dieses Bild in meinem Kopf ist richtig bizarr. Mein Kopfkino spielt verrückt und ich muss schließlich selbst darüber lachen.

Cassian in einer Rüstung!

Cassian auf einem Pferd!

Cassian mit wehenden Fahnen!

Und ich bin dann die fliehende Prinzessin, die eingefangen werden musste, oder wie? Was für ein absurder Gedanke, der mich aber sehr amüsiert. Als würde ein kleiner Trailer in meinem Kopf ablaufen, sehe ich es bildlich vor mir. Wie im Märchen, nur hat mein Prinz dabei kein strahlendes Lächeln auf den Lippen und erobert mich ganz altmodisch. Nein, meiner kommt angerauscht, mit angepisster Miene und zwingt mich einfach zu meinem Glück.

So, wie ich es brauche!

»Na ja ... zumindest kam er anmarschiert, hat mir gar nicht groß die Wahl gelassen und mich zu einer Unterhaltung gezwungen«, murmle ich und bei der Erinnerung an diesen Abend, schießt mir prompt die Röte ins Gesicht. In den Momenten, in denen Cassians dominante Ader ans Tageslicht kommt, bin ich ihm willenlos ausgeliefert. Wieso das so ist, kann ich mir einfach nicht erklären. Als würde sich ein Schalter in meinem Kopf umlegen und ich bin ein erregtes Häufchen meiner Selbst, das ihn bespringt, um Befriedigung zu erlangen. Jedes einzelne Mal! Und ich genieße es, wie er es schafft, dass ich mich komplett fallen lassen kann. Das hat noch keiner geschafft.

Himmel, ich steh auf diese Seite von ihm!

»Zu einer Unterhaltung gezwungen? Wie schafft er es, dich zu etwas zu zwingen? So wie ich das bisher erlebt habe, hast du ihm immer ordentlich Kontra gegeben«, will Sadie neugierig wissen. Ihre linke Augenbraue hat sie nach oben gezogen und ihr Blick ruht fragend auf mir. Kann ich ihr das erzählen? Oh Gott, meine Wangen glühen förmlich. Ich spüre die Röte auf meinem gesamten Gesicht.

»Er hat seine Mittel und Wege mich zu etwas zu bringen …«, flüstere ich und vermeide es, sie anzusehen.

»Oh ...«, entfährt es ihr lachend, »du meinst, er macht dich so lange wuschig, bis du nachgibst. Dann habt ihr Sex und dann redet ihr? Auch eine Möglichkeit, das Problem zu lösen.«

Eine sehr leidenschaftliche!

»Ja, so in etwa«, bestätige ich ihre Worte.

»Das ist irgendwie süß. Auch wenn du es nicht einsehen wolltest, kannst du deine Finger nicht von ihm lassen und bist verrückt nach ihm. Wie ich schon mal sagte, du bist verliebt.«

»Ja! Ich glaube, das bin ich«, kommt es flüsternd über meine Lippen. Nur die Angst, wenn ich es laut sage und es so real wird, hält mich zurück. Dann habe ich wieder diese fiesen Empfindungen, die mich zur Flucht treiben.

»Hast du immer noch Angst davor?«

»Ja, das habe ich. Ich hatte noch nie eine richtige Beziehung und ich hatte auch noch nie solch tiefe Gefühle für einen Mann. Was ist, wenn er plötzlich genug von mir hat? Wenn er feststellt, dass er nicht mit so einer verkorksten Frau wie mir zusammen sein will? Dann bin ich wieder allein und dieses Mal würde mich das noch mehr verletzen. Das ertrage ich nicht«, sprudelt es aus mir heraus.

»Reese! Tief durchatmen«, weist mich Sadie an, greift über den Tisch hinweg und nimmt meine Hand in ihre. Sanft drückt sie sie und ich schließe die Augen, um zu tun, was sie von mir verlangt. Mein Herz rast und wieder habe ich dieses Gefühl, als würde mir eine unsichtbare Macht die Luft abschnüren.

Wann hört das endlich auf?

»Hast du mit Cassian über die Dinge gesprochen, die dich

belasten?«, fragt sie und streicht in einem beruhigenden Rhythmus über meinen Handrücken.

Ich nicke, ohne die Augen zu öffnen. Ja, Cassian kennt die allumfassende Traurigkeit, die sich mein Leben nennt. Er kennt meine Ängste und meine Sorgen, so wie den tiefen Schmerz um meinen Verlust und meine Vergangenheit.

»Und er ist immer noch da«, stellt sie fest. Wieder nicke ich und seufze leise. Das heißt doch aber nicht, dass er auch bleibt.

»Also so wie ich das sehe, wird er nirgendwohin gehen. Er würde dir doch nicht hinterherspringen, weil du vor ihm davonläufst, wenn er nicht in dich verliebt wäre. Keiner macht sowas. Cassian hat ernste Absichten, das erkennt sogar ein Blinder«, sagt sie aufmunternd.

Ich öffne meine Augen, blinzle einige Male und sehe sie dann an. Ein schwaches Lächeln erscheint auf meinen Lippen, denn sie hat ja recht, irgendwie. Cassian hat mir deutlich zu verstehen gegeben, dass er mich nicht mehr gehen lässt.

Mehrmals! Immer wieder!

»Du machst dir zu viele Gedanken und lässt dich von deiner Angst leiten«, fährt sie fort, als ich noch immer nichts dazu sage, »genieße es und versuche dich darauf einzulassen. Verliebt zu sein, ist eins der schönsten Dinge auf der Welt und du hast es verdient, glücklich zu sein.«

»Du hast ja recht. Ich versuche es ja, aber manchmal überkommen mich eben Zweifel«, gestehe ich. Ich bin schon auch der Meinung, dass ich es verdient habe, glücklich zu sein. Und Cassian tut genau das. Mit den kleinsten Dingen bringt er mich zum Lächeln und sobald ich in seiner Nähe bin, fühle ich mich so wohl, dass ich dieses Gefühl der Geborgenheit für den Rest meines Lebens behalten möchte. Und wenn wir uns zanken, dann habe ich all diese Empfindungen in mir, ein leidenschaftlicher Cocktail, der nur darauf wartet, sich zu entladen. Das endet jedes Mal in höchster Befriedigung.

Ja, ich denke, ich liebe diesen Mann!

»Das ist doch auch was ganz Normales. Jeder hat Mal Zweifel und stellt alles in Frage, du darfst dich davon nur nicht verunsichern lassen. Cassian tut dir gut und du strahlst regelrecht in seiner Nähe, genau daran solltest du denken«, merkt Sadie an und drückt ein Mal mehr meine Hand, ehe sie wieder nach dem Weinglas greift und daran nippt.

»Das tut er wirklich und er hat mir ja auch gezeigt, dass er mich voll und ganz in seinem Leben haben will«, sage ich, ergreife das Glas und drehe es nachdenklich in meiner Hand. Ich muss also nur noch aufhören, dauernd zu zweifeln, dann kann ich es endlich genießen.

Wenn das nur so leicht wäre!

»Na siehst du. Du musst dir das nur ins Gedächtnis rufen, wenn du mal wieder zweifelst«, sagt sie und schenkt mir ihr liebevolles Lächeln, »dafür, dass du zu Beginn dachtest, dass er ein frauenverschlingender, arroganter Arsch ist, hat er dich ja komplett überrascht.«

»Da hast du recht.«

Und wie ich das dachte!

Ein Lachen entfährt mir und ich schüttle amüsiert den Kopf. Ich erinnere mich daran, wie ich Sadie von dem One-Night-Stand erzählt habe und wie sauer ich darüber war, dass ausgerechnet er Arzt im gleichen Krankenhaus ist wie ich. Die Begegnung mit ihm im Coffeeshop hatte dann mein negatives Bild über ihn nur bestätigt. Damals war ich davon überzeugt, dass er nur ein selbstgefälliger Arsch ist, der eine Frau nach der anderen abschleppt. Ich hatte keine gute Meinung von diesem Babydoc.

Wie man sich täuschen kann!

»Und bei der Arbeit? Auch wieder alles okay?«, fragt sie und reißt mich aus meinen Gedanken. Ich nicke, wobei ich eine Strähne zwischen meine Finger nehme und damit zu spielen beginne. Es lief alles besser, als ich dachte. Wie Cassian sagte, habe ich mir unnötige Sorgen gemacht.

»Es hat sich alles zum Guten gewendet, worüber ich wirklich froh bin. Ich bin das erste Mal, seit Amandas Tod so richtig glücklich. Ich habe Cassian an meiner Seite und habe wundervolle Freunde hier in

London gefunden. Ich hätte niemals gedacht, dass sich mein Leben noch mal zum Positiven wenden könnte«, sage ich lächelnd und meine es auch so. Damit habe ich wirklich nicht gerechnet und bin mir ja selbst oft genug im Weg gestanden.

Aber das versuche ich jetzt zu ändern!

»Das freut mich«, sagt Sadie, ergreift ihr Weinglas und prostet mir zu, »auf einen wundervollen Neustart in London und eine glückliche Beziehung mit deinem Hot-Doc.«

»Ja, auf einen Neustart und meinen Hot-Doc«, bestätige ich kichernd ihre Worte, nehme mein Glas und lasse es sanft gegen ihres klirren, ehe ich an dem Wein nippe. Amüsiert funkeln mir ihre hübschen blauen Augen entgegen. Es ist ein wundervoller Abend und ich habe sie vermisst.

»Und auf viele weitere tolle Mädelsabende.« Sie kichert und ich nicke ihr grinsend zu. Das wäre toll, denn die Blondine neben mir ist mir ans Herz gewachsen und ich zähle sie mittlerweile zu einer sehr guten Freundin. Das ist mehr, als ich zu Träumen gewagt habe. Ich hätte nicht gedacht, dass ich nach Amanda jemals wieder eine Freundin finden könnte.

Wie schön, dass ich mich so getäuscht habe!

»Das können wir ruhig öfter machen. Vielleicht haben Alana und Angela ja auch mal Lust, uns Gesellschaft zu leisten«, sage ich nachdenklich, ergreife die Flasche und schenke uns beiden nach, ehe ich eine Handvoll Chips aus der Tüte fische und daran zu knabbern beginne. Das wäre wirklich schön, wenn sie sich uns anschließen würden.

»Klar! Du kannst sie ja das nächste Mal dazu einladen.« Sadie lächelt und nickt begeistert über meinen Vorschlag. Das ist eine hervorragende Idee. Ich mag die beiden sehr und denke, ich könnte mich genauso mit ihnen anfreunden, wie mit Sadie. Mit ihrer liebevollen und offenherzigen Art hat mich meine Nachbarin jedenfalls komplett um den Finger gewickelt. Ich möchte sie nicht mehr missen.

»Das werde ich«, erwidere ich breit lächelnd.

Bis spät in die Nacht sitzen wir beisammen und quatschen über alles, was uns gerade so in den Sinn kommt. Ernste Themen, genauso wie lustige werden dabei angesprochen. Es ist eine Ewigkeit her, dass ich mich so offen mit jemandem unterhalten habe und dabei so viel gelacht habe. Das genieße ich gerade in vollen Zügen. Sadie ist wahrlich eine wundervolle Freundin.

So kann es bleiben!

»Oh mein Gott, das war ein absolut fantastisches Spiel«, kommt es erfreut über meine Lippen und ich strahle Cassian an, der hinter uns die Tür schließt. Er grinst mich an und schüttelt amüsiert den Kopf. Nach einem Blick in den Spiegel weiß ich auch wieso. Die Haare stehen mir wirr in alle Richtungen ab, weil ich dauernd aufgeregt mit meinen Händen hindurchgewühlt habe. Ich hatte kaum eine Minute still sitzen können und habe gejubelt, mitgegrölt und meine Freude über diese Verabredung war grenzenlos.

Das beste Date aller Zeiten!

Ich frage mich, wie er es geschafft hat, so schnell zwei Karten zu ergattern. Das ist der Wahnsinn. Dieser wundervolle Mann hat mir heute Mittag in der Cafeteria grinsend die beiden Tickets vor die Nase gehalten. Ich war komplett aus dem Häuschen und bin ihm freudig um den Hals gefallen.

»Ich bewundere noch immer deinen Mut, Ginger«, sagt er, schlüpft aus den Schuhen und durchquert das Wohnzimmer der WG, geht auf den Kühlschrank zu und nimmt sich eine Flasche Wasser heraus.

»Warum?«, hake ich unschuldig nach und folge ihm. Mit hochgezogener Augenbraue wirft er mir einen Blick über die Schulter zu.

Wieso sieht er mich jetzt so an?

»Du trägst dein Manchester United T-Shirt im Chelsea Fansektor. Ich weiß ehrlich nicht, ob das leichtsinnig oder mutig war«, erklärt er und lässt seinen Blick über den roten Stoff gleiten. Ich grinse frech, denn nachdem ich es mir angezogen hatte, hat er mich völlig entgeistert angestarrt. Natürlich habe ich das extra getan, um ihn zu ärgern.

»Hey! Das ist doch nicht verboten und nur, weil ich mit dir im

Sektor deiner Lieblingsmannschaft war, kann doch trotzdem jeder sehen, für wen mein Herz schlägt«, erwidert ich vergnügt, nehme ihm die Flasche ab, öffne sie und trinke einen Schluck. Cassian beobachtet mich mit Argusaugen und als sich sein Blick auf meine Lippen heftet, lecke ich mir über diese und kann erkennen, wie sich seine Augen verdunkeln. Verrucht lächle ich, weiß ich doch nur zu gut, was das zu bedeuten hat, und ich kann es ehrlich gesagt kaum erwarten, dass wir uns körperlich verausgaben.

»Sei froh, dass ich ein Auge auf deine Umgebung hatte und nicht gezögert hätte, jeden Hooligan zu verprügeln, der es gewagt hätte, dich anzusprechen«, brummt er, macht sich aber nicht die Mühe, den amüsierten Unterton in seiner Stimme vor mir zu verbergen.

Ich stelle die Flasche beiseite, nähere mich ihm und schlinge die Arme um seinen Hals. Grinsend presse ich meine Lippen auf sein bärtiges Kinn und zwinkere ihm aufreizend zu.

»Du bist mein Held«, säusele ich verführerisch. *Mein Hot-Doc!*

Das ist er tatsächlich, denn er hat mich keine Sekunde aus den Augen gelassen. Ich habe bemerkt, wie mich die anderen Fans argwöhnisch beobachtet haben, und ich hatte manchmal das Gefühl, ich hätte mich besser zurückhalten sollen. Aber in Cassians Nähe fühle ich mich geborgen und sicher.

»Das kannst du wohl laut sagen«, bestätigt er, legt seine Hände auf meinen Po und zieht mich an sich, »ich denke, ich habe eine Belohnung verdient.«

»Hast du das?«, frage ich neckend nach und kraule mit den Fingerspitzen über seinen Nacken. Er schmunzelt, nickt und beugt sich herab, um mir einen sanften Kuss zu geben. Langsam knetet er meine Pobacken und mir entfährt ein wohliges Seufzen.

Das fühlt sich so gut an!

»Oh ja, das habe ich«, raunt er gegen meine Lippen, zieht dann die Unterlippe in seinen Mund und knabbert daran. Ich lächle in mich hinein und genieße seine Liebkosungen. Vielleicht hat er tatsächlich eine Belohnung verdient, aber ich werde das einen Moment hinauszögern.

»Was schwebt dir denn vor?«, frage ich, als er von mir ablässt, seinen Kopf zurückzieht und mir mit diesem verlangenden Blick in die Augen sieht. Das blau darin ist so wunderschön, ich bin es nie leid, in ihnen versinken zu wollen. Sofort zieht sich mein Unterleib erregt zusammen und ich würde ihn am liebsten direkt anspringen.

»Eine Massage und deine wundervollen Lippen überall auf meinem Körper«, murmelt er leise, zwinkert mir frech zu und drückt mir einen Kuss auf die Nasenspitze.

Eine Massage mit Happy End!

»Hm … da muss ich erst drüber nachdenken.«

Kichernd löse ich mich von ihm und laufe dann, ohne ein weiteres Wort zu sagen, vorbei. Kopfschüttelnd sieht er mir nach, wie ich die Treppe hinauf hüpfe, ihm einen Luftkuss zuwerfe und in Richtung seines Schlafzimmers verschwinde.

Er wird mir garantiert gleich folgen!

Kaum habe ich das Zimmer betreten, spüre ich seine Anwesenheit hinter mir und grinse vor mich hin. Die Tür fällt ins Schloss und ich komme gar nicht erst bis zu seinem Bett, da umfangen mich seine Arme. Cassian wirbelt mich zu sich herum, legt seine Hand in meinen Rücken und presst mich an sich. Sein Mund erobert forsch meinen und ich weiß gar nicht wie mir geschieht, da hat mich die pure Lust gepackt.

»Diesen Fetzen, Ginger, wirst du jetzt auf der Stelle ausziehen und dann will ich ihn nie wieder an dir sehen«, raunt er mir zu und kneift mir grob in den Po.

Niemals!

»Das kannst du vergessen«, presse ich erstickt hervor, da er kaum von meinen Lippen ablässt. Seine Küsse sind hungrig und stürmisch, bringen mich leise zum Aufstöhnen und als er seine Zunge zwischen meinen Zähnen hindurchschiebt, erwidere ich dieses Zungenspiel leidenschaftlich.

»Dann reiße ich es dir vom Leib«, sagt er, löst sich von mir und umfasst mit beiden Händen den Saum des T-Shirts.

»Das wagst du nicht«, sage ich atemlos und versuche, mich ihm zu entwinden.

»Du forderst es heraus.« Cassian grinst mich diabolisch an,

verstärkt den Griff um den Stoff und reißt dann daran. Ein lautes Ratschen ertönt und ich blicke schockiert an mir hinab. Er hat es in der Hälfte auseinandergerissen. Mein Mund öffnet sich und die Augen weiten sich, kaum fähig den Schock zu verarbeiten.

Das hat er jetzt verflucht nochmal nicht getan?

Sprachlos sehe ich dabei zu, wie er mir das T-Shirt, welches wie ein Hemd an meinem Körper hängt, von den Schultern streift und es achtlos zu Boden fallen lässt.

Das darf doch nicht wahr sein!

»Das … du … Arschloch!!!«

»Ich habe dich gewarnt«, sagt er, schiebt mich rückwärts durch den Raum und gibt mir einen kräftigen Schubs, damit ich unsanft auf seinem Bett lande. Meine Augen verengen sich zu kleinen Schlitzen und die Wut kriecht durch jeden Zentimeter meines Körpers, bis ich erzittere. Jetzt erst realisiere ich, was er da getan hat. Er hat mein Lieblingsshirt zerstört, ich kann es einfach nicht fassen.

Das wird er mir büßen!

Als er zu mir ins Bett steigt, platzt mir förmlich der Kragen. Ich schlage ihm, so fest ich kann gegen den Oberarm, was ihn nicht im Geringsten juckt. Er umfasst nur meine Handgelenke, dreht mich schwungvoll herum, sodass ich auf dem Bauch liege, und presst mich mit Hilfe seines Körpers in die Matratze.

»Ich hasse dich, du verfluchter Vollidiot!«

Mir würden noch ganz andere Schimpfwörter einfallen, aber da er mich wieder ein Mal völlig in der Hand hat, unterlasse ich es lieber, ihm die wüstesten Flüche an den Hals zu wünschen. Ich begnüge mich damit, zornig vor mich hin zu schnauben.

»Eigentlich liebst du mich und stehst darauf, wenn ich dir zeige, wo der Hammer hängt«, raunt er mir selbstgefällig ins Ohr. Mit einer Hand hält er meine umschlossen und gleitet mit der Zweiten meinen Körper hinunter, wo er forsch die Hose öffnet und sie mir grob über den Hintern zieht. Ohne Vorwarnung umfasst er den Stoff meines Höschens und macht damit genauso kurzen Prozess, wie mit meinem Shirt. Laut schnappe ich nach Luft und versuche, mich gegen seinen eisernen Griff zu wehren.

Verflucht nochmal!

Ich bin so baff, dass ich überhaupt nicht weiß, was ich dazu sagen, geschweige denn, wie ich reagieren soll. Er macht mich wahnsinnig, aber ich fühle bereits dieses erregte Kribbeln, das seine herrische Art immer in mir auslöst. Cassian hat recht, ich steh auf das, was er tut. Als ich seine Finger spüre, die durch meine Schamlippen streichen, die Nässe verteilen und sich schließlich neckend um meine Klit kümmern, ist es sowieso um mich geschehen.

»Du wirst mir ein neues kaufen«, raune ich stöhnend. Augenblicklich entspanne ich mich und Cassian lockert seinen Griff um mich.

»Vielleicht«, flüstert er, knabbert an meinem Ohr und reibt geschickt über das Lustzentrum, »das hier ist noch besser als eine Massage.«

Der feixende Ton in seiner Stimme lässt mich knurren und ich versuche, mich zu drehen, damit ich ihn schlagen oder beißen kann. Aber er weiß das zu verhindern, behält mich unter sich und beißt stattdessen mir sanft in den Hals. Stöhnend ergebe ich mich meinem Schicksal, recke ihm den Hintern entgegen und reibe ihn gegen sein Becken, welches er fest an mich presst. Seine Finger bringen mich fast um den Verstand, lassen keinen klaren Gedanken mehr zu. Mit einem Finger dringt er in mich ein, während er mit dem Daumen immer wieder meine Perle stimuliert. *Ich bin verloren! Ich bin sowas von verloren.*

»Cassian ...!«, entfährt es mir laut stöhnend, als er einen zweiten Finger hinzunimmt und mich so lange antreibt, dass ich meine Lust durch das Zimmer schreien möchte. »Mhm ... Soll ich aufhören?«

»Wehe ... wenn du das tust ...«, erwidere ich erstickt und lasse den Rest ungesagt.

»Du willst also, dass ich dich kommen lasse, obwohl du die letzten Tage frech warst und dann auch noch mit diesem Fetzen vor mir rumgelaufen bist?«, hakt er nach, richtet sich ein Stück weit auf und zieht mein Becken höher, damit er besseren Zugang zu meinem Unterleib hat.

»Ja«, antworte ich schnaubend.

»Nein, Ginger. Ich werde dich jetzt so lange reizen, bis du kurz davor bist und erst, wenn du darum bettelst, werde ich dich so hart ficken, dass du es noch Tage spüren wirst«, höre ich ihn sagen, ehe er seine Finger zurückzieht. Frustriert grummle ich, lehne die Stirn gegen die Matratze und atme tief ein und aus, während ich meine Augen schließe und mich zu beruhigen versuche. Ich weiß, dass er das extra macht und mich herausfordern will, aber ich kann nicht anders, als regelrecht vor Lust und Verlangen zu zergehen.

Ich liebe seine dominante Seite!

Das tue ich wirklich und das weiß er nur zu gut. Schweigend warte ich ab, was er vor hat, denn so leicht wird er mich bestimmt nicht zum Betteln bringen. Das zumindest werde ich ihm erschweren. Ich spüre, wie Cassian sich aufsetzt, ohne mich loszulassen, und mich mit einer Hand von meiner Hose befreit. Den Stofffetzen, der vorher noch mein Slip war, zieht er von meinem Körper und dann öffnet er meinen BH. Erst als ich nackt vor ihm liege, beugt er sich wieder zu mir, verteilt Küsse auf meinen Schultern und meinem Rücken. Er lässt meine Hände los und ich kann seinen eindringlichen Blick auf mir spüren.

»Du bleibst genau so liegen. Wenn du dich bewegst, dann werde ich dich fesseln und das wäre mir wirklich ein wahres Vergnügen«, raunt er gegen meine Haut, woraufhin er forsch in hinein beißt. Ein Schauer durchfährt mich, als ich mir genau das vorstelle. Himmel, wieso machen mich seine Drohungen nur immer wieder so scharf?

Bitte fessle mich!

»Okay«, flüstere ich und verharre reglos. Abwartend und voller Vorfreude atme ich tief ein und aus, schließe die Augen und gebe ihm für einige Minuten, was er von mir verlangt. Dieses Spiel ist so aufregend, dass ich innerlich fast zerberste. Dieser Mann hat Seiten in mir zum Vorschein gebracht, von denen ich nicht wusste, dass es sie gibt. Diese Art der sexuellen Befriedigung und seine Dominanz im Bett ist so verflucht anturnend, dass ich süchtig danach bin. Für alle Zeiten hat er mich verdorben und das ist so unglaublich aufregend und spannend, dass ich beinahe alles mit mir machen lassen würde.

Ich will das nie wieder missen!

Ich bin verrückt nach ihm!

Cassian

»Wolltest du nicht meine Lippen auf dir spüren?«, fragt sie neckend. Nackt liegt sie vor mir und verharrt einen Moment reglos, ehe sie sich umdreht. Sie grinst und ihre schönen Augen funkeln mir herausfordernd entgegen.

Oh Baby, reiz mich nicht!

Denn heute bin ich so richtig in Stimmung, sie für ihr freches Verhalten in den vergangenen Tagen, seit wir wieder in London sind, zu bestrafen.

»Ich habe mich umentschieden und du hast gerade meine Forderung missachtet. Willst du, dass ich dich fessle und dir dann deinen Knackarsch versohle?«

»Vielleicht.«

Schamlos zwinkert sie mir zu, hebt ihren Fuß und drückt ihre Zehen gegen meinen Schritt. Ein Knurren entweicht mir, als sie dabei ihre Beine spreizt und mir einen ungehinderten Blick auf ihre glänzende Mitte gewährt. Ich lecke mir über die Lippen und koste den Moment aus, sie so zu sehen.

»Dann bekommst du genau das«, sage ich, räuspere mich und springe aus dem Bett. Wenn ich nicht aufpasse, dann schafft sie es, mich aus dem Konzept zu bringen.

Aber nicht heute!

Mit großen Schritten durchquere ich den Raum, öffne meinen Kleiderschrank und ziehe den Gürtel des Bademantels hervor. Das sollte ausreichen, um sie bewegungsunfähig zu machen. Ich drehe mich zu ihr um, ihre Augen bleiben an dem Stoff in meiner Hand hängen und sie runzelt die Stirn.

»Du solltest mich nicht andauernd provozieren.«

Ein selbstgefälliges Lächeln ziert meine Lippen und ich überbrücke den Abstand zwischen uns, steige zu ihr ins Bett und hebe eine Augenbraue. Eine stumme Frage, ob sie einverstanden ist, denn sollte sie Nein sagen, dann werde ich sofort aufhören. Reese nickt zögerlich. Ich umfasse ihre Hüfte, drehe sie wieder zurück auf den Bauch und ziehe ihre Arme hinter ihrem Rücken zusammen.

Mit schnellen Handgriffen binde ich den Stoff um ihre Handgelenke und verknote sie, damit sie es nicht öffnen kann. Ich ziehe und rüttle daran und nicke dann zufrieden. Es ist nicht zu eng und fest genug, dass sie keinen Spielraum hat.

Meine Augen wandern über ihren reizvollen Rücken, weiter zu dem wohlgeformten knackigen Po, der mich verrückt macht. Ich werde sie heute zum Betteln bringen und wenn das die ganze Nacht dauert.

Genau das wird meine Belohnung sein!

Reese hat keine Ahnung, wie heiß es ist, diese Dinge mit ihr anzustellen, und wie scharf es mich macht, wenn sie wütend auf mich ist. Ich gebe zu, dass mit dem T-Shirt war reine Provokation, denn ich wollte wissen, wie lange ich dieses Spiel spielen und gewinnen kann.

Ich werde mich langsam steigern und ihr über kurz oder lang das volle Ausmaß meiner Dominanz zeigen. Sie scheint darauf zu stehen, aber übertreiben will ich es nicht.

Mit wenigen Handgriffen entkleide ich mich, rutsche näher sie an heran und setze die Erkundung ihres Körpers fort. Mit meinen Lippen bedecke ich ihren oberen Rücken mit Küssen, während ich mit meinen Händen ihre Seiten entlang gleite und sie schließlich auf ihren Knackarsch lege. Bedächtig beginne ich die festen Backen zu kneten. Ein wohliges Seufzen ist zu hören und Reese entspannt sich, während ich die Massage fortsetze und mich weiter hinab über ihre weiche Haut küsse.

So ist es gut, Baby, mach dich locker!

Teuflisch grinse ich vor mich hin, ehe ich einen Kuss auf ihre gefesselten Hände drücke und mich dann wieder aufrichte. Der erste Schlag trifft ihre linke Arschbacke. Reese entfährt ein konfuser Laut und anschließend zieht sie scharf die Luft ein, als das leichte Brennen sich bemerkbar macht. Einen Moment warte ich ab und als kein Protest ihrerseits zu hören ist, lasse ich meine Hand erneut auf dieselbe Stelle sausen.

»Oh Gott ...«, presst sie erstickt hervor. Sie bäumt sich mir entgegen und reckt ihren Po in die Höhe, was ich eindeutig als Einladung verstehe, fortzufahren.

»Ich wusste es«, sage ich grinsend und reibe über die rötliche Stelle auf ihrem Hintern, »... du bist ein kleines, versautes Luder und stehst darauf, den Arsch versohlt zu bekommen.«

»Mhm ...«, erwidert sie. Ich beuge mich über sie, drücke meine Lippen auf ihr Schulterblatt und reibe meine Erektion gegen ihre verbundenen Hände. Mit meiner Linken stütze ich mich neben ihrem Kopf ab und gönne ihr eine kurze Pause. Reese umschließt meinen harten Schwanz und ich stoße mein Becken fest dagegen, genieße es, wie sich ihre zierliche Hand anfühlt.

»Und ich liebe es, dir zu geben, was du willst.«

Grob beiße ich in ihre zarte Haut und lasse meine Hand gegen ihre zweite Arschbacke prallen. Reese schnappt hörbar nach Luft, ehe sie erneut genüsslich aufstöhnt. Mit festem Griff um ihre Handgelenke ziehe ich ihren Po ein Stück höher, umgreife sie und reibe ohne Vorwarnung über ihr triefnasses Lustzentrum.

»Oh ...«

Mit gemächlichem Druck reibe ich über das empfindliche Knöpfchen zwischen ihren Beinen und gleite dann mit den Fingerspitzen durch ihre nasse Spalte, ehe ich zwei Finger tief in sie stoße. Es hat etwas sehr Erregendes an sich, wenn sie mir so ausgeliefert ist und sich mir so willig hingibt. Immer wieder reibe ich meinen Schwanz gegen ihre Hände und keuche genießend, über diese ausgezeichnete Reibung. Reese wimmert leise auf, als ich das Tempo erhöhe, und drückt sich mir hungrig entgegen. Sie ist ein kleines, nimmersattes Biest. Ich richte mich wieder auf und der nächste Schlag trifft wieder ihre linke Pobacke. Dieses Mal eine Spur fester, während ich mit dem Daumen zusätzlich ihre Klit reize.

Reese gibt die himmlischsten Töne von sich, was es mir schwerer macht, mich nicht bis zum Anschlag in ihr zu versenken. Ein wenig übe ich mich in Geduld, denn so schnell werde ich sie nicht erlösen.

»Cassian ...«, entfährt es ihr frustriert, als ich innehalte.

»Oh nein, Ginger«, flüstere ich und gebe ihr einen Klaps auf ihren Hintern, »erst wenn du bettelst.«

»Vergiss es«, haucht sie.

Schmunzelnd bewege ich in einem quälend geringen Tempo meine Finger in ihr. Stimuliere sie dabei so langsam, dass sie keine Möglichkeit hat, loszulassen. Immer, wenn sie kurz davor ist, bekommt sie einen Hieb auf den Po, der sie scharf die Luft einziehen lässt.

»Du machst es dir selbst unnötig schwer«, murmle ich und grabe meine Fingerspitzen in die gerötete Haut. Leise keucht sie und und der Griff um mein bestes Stück wird stärker.

»Du bist ein Arsch«, knurrt sie aufgebracht.

Schmunzelnd ziehe ich meine Finger aus ihr zurück, drehe sie kraftvoll herum und blicke ihr amüsiert in die Augen, welche sie zu Schlitzen verengt hat. Ihr Blick schlägt mir mit einer Mischung aus Lust und Frustration entgegen.

»Findest du?«, hake ich nach, zwinkere ihr frech zu und beuge mich hinunter, um meine Aufmerksamkeit auf ihre Brüste zu lenken.

»J-ja ...«, murmelt sie, als ich den aufragenden Nippel mit meinen Lippen umschließe und daran zu saugen beginne. Lachend knabbere ich sanft daran, was sie wieder zum Stöhnen bringt. Sie kann mich so oft beschimpfen und sauer sein, wie sie will, ihre Reaktionen sagen mir etwas anderes.

»Sei dir sicher, dass ich heute sehr viel Geduld haben werde. Du wirst schon noch betteln, Ginger.«

Und wie sie das wird!

Eine feuchte Spur ziehe ich mit meiner Zungenspitze hin zu ihrem anderen Nippel. Reese versucht, in eine bequemere Position zu rutschen, was ihr durch die verbundenen Hände nur mäßig gelingt.

Langsam küsse ich mich hinab, bedecke ihren Bauch mit Küssen und umkreise mit der Zunge ihren Bauchnabel, ehe ich über ihren

Hüftknochen lecke und mit meinem bärtigen Kinn über ihren Venushügel kratze.

Reese erschaudert, stöhnt auf und hebt ihr Becken an. Oh, ich weiß nur zu gut, was meinem Biest gefällt. Ich zögere es hinaus, knabbere an der empfindlichen Haut und gleite mit der Zungenspitzen an ihren Schamlippen entlang, ihre Klit absichtlich auslassend.

Unbefriedigt windet sie sich unter mir, versucht ihr Becken zu bewegen, dass mein Mund auf ihr Lustzentrum trifft. Ich durchschaue ihr Vorhaben und lege meine Hände an ihre Schenkel, halte sie in einer bewegungsunfähigen Position und puste zur Strafe auf das sensible Nervenbündel.

»Cas ... bitte«, murrt sie.

Noch einmal wiederhole ich es und gerade, als sie sich lauthals beschweren will, sauge ich mich an ihrer Klit fest. Fast sofort wandelt sich ihr Frust in ein lautes, sinnliches Stöhnen. Mit den Fingern streiche ich sanft über ihre zarte Haut, genieße es, sie auf meiner Zunge zu schmecken und ihren fantastischen, weiblichen Geruch in mich aufzusaugen.

Abwechselnd stoße ich, so tief ich kann, und sauge dann wieder an dem hochsensiblen Knöpfchen. Zusätzlich heize ich sie an, indem ich meine Zunge mit raschen Bewegungen darüber flattern lassen. In Windeseile erreiche ich damit, dass Reese‘ Geräusche lauter werden und sie sich erregt zu winden beginnt.

Doch auch jetzt lasse ich kurz vor ihrem Höhepunkt von ihr ab. Erzürnt schnaubt sie auf, trotzdem gebe ich ihr keine Gelegenheit, in einen Wutausbruch auszubrechen. Mit diesem Spiel reize ich sie noch einige Minuten, nehme meine Finger hinzu und versuche sie, aufs äußerste anzuhcizen.

»Oh Gott ... Cassian ... bitte ... verflucht noch mal.«

»Hm?«

»Du hast gewonnen, okay? Bitte, bitte lass mich endlich kommen«, wimmert sie erstickt. Ist sie jetzt den Tränen nahe? Ich löse mich von ihrem Geschlecht, rutsche zu ihr und sehe sie an. Sie schluckt schwer und in ihren Augen erkenne ich diesen verräterischen Glanz. Ich lächle sanft und werte das jetzt als meinen Sieg und werde sie erlösen.

»Bitte«, flüstert sie kaum hörbar. Mit der rechten Hand streiche ich ihr einige Haarsträhnen aus dem Gesicht, beuge mich vor und küsse sie sanft. Hungrig erwidert sie den Kuss, schiebt ihre Zunge zwischen meinen Lippen hindurch und lockt meine in ein ekstatisches Spiel. Reese mag es, sich zu schmecken. Ich gönne ihr eine kurze Pause und intensiviere unseren Kuss, während ich zärtlich über ihre Wange streicheln.

»Dreh dich um, Ginger«, fordere ich sie auf und helfe ihr dabei, sich wieder zurück auf den Bauch zu legen. Ich knie mich hinter sie, umfasse ihre Hüfte und ziehe ihren Po in die Höhe.

»Du nimmst doch die Pille, oder?«

»Kupferspirale. Wir können also auf Kondome verzichten«, antwortet sie und wackelt auffordernd mit ihrem Hintern, »bitte quäl mich nicht länger.«

Ich will mal nicht so sein!

»Okay«, sage ich sanft, umfasse mit der linken Hand meinen Schwanz und bringe ihn an ihrem Eingang in Position. Zentimeter für Zentimeter schiebe ich ihn in ihre enge Mitte und gebe ein tiefes Knurren von mir, als ich sie bis zum Anschlag in sie gleite. Dieses Gefühl, sie noch intensiver spüren zu können, raubt mir einen Augenblick den Atem. Fuck, wieso haben wir diese lästigen Latexteile nicht schon eher weggelassen?

»Himmel, das ist so viel besser«, spricht sie meine Gedanken aus. Brummend stimme ich ihr zu, ziehe mich aus ihr zurück und dringe mit einem härteren Stoß in sie ein. Ein sanfter Schlag auf ihre linke Hinterbacke lässt sie erzittern und aufstöhnen. Lächelnd halte ich sie an ihrer Hüfte fest, erhöhe das Tempo und treibe mich immer tiefer in sie.

Unsere lustvollen Laute, sowie das klatschende Geräusch unserer Becken, die aneinanderprallen, erfüllen den Raum. Reese treibt mich an, sie noch härter zu nehmen, was ich sofort in die Tat umsetze. Härter und schneller versenke ich mich in ihr, spüre wie sich ein gewaltiger Höhepunkt in mir anbahnt. Einen Moment halte ich inne, lasse mein Becken kreisen und bringe sie dazu, aufzuschreien.

Reese Schenkel beginnen zu zittern, was mir ihren Orgasmus ankündigt. Mit meinen letzten Reserven steigere ich die Geschwindigkeit und schließe meine Augen, als sie loslässt. Laut stöhnend kommt mein Name über ihre Lippen und ich selbst, benötige zwei weitere Stöße, um mich tief in ihr zu ergießen. Fix und fertig schnappe ich nach Luft, reibe mir den Schweiß von der nackten Brust und löse langsam ihre Fesseln.

Reese Atem geht schwer und sie lässt ihre Handgelenke kreisen, ehe sie ihre Hände neben sich aufs Bett fallen lässt. Ich beuge mich über sie, schmiege mich an sie und genieße noch einen Moment unsere Verbindung. Sanft küsse ich ihre Schulter und versuche, meinen Körper wieder zur Ruhe zu bringen.

»Das war unglaublich.«

»Ja, das war es«, erwidert sie, dreht ihren Kopf und wirft mir einen liebevollen Blick zu. Lächelnd drücke ich ihr einen Kuss auf die weiche Haut und löse mich langsam von ihr.

»Komm, lass uns unter die Dusche«, sage ich und helfe ihr, aufzustehen, »du hast dir eine Massage als Belohnung verdient.«

»Wie großzügig du doch bist.« Schmunzelnd folgt sie mir aus dem Zimmer, öffnet die Badezimmertür und geht schnurstracks in die Dusche, um die Spuren unserer Lust loszuwerden.

»Natürlich bin ich das. Ich steh drauf, dich zu bestrafen und zu belohnen.«

»Womit habe ich das denn verdient?«, will sie wissen, als ich mich hinter sie stelle und meine Arme um sie schlinge.

»Weil ich dich liebe!«

Epilog

Reese

… ein Jahr später …

»Ginger ... die Möbel sind da.« Cassians Stimme hallt durch die leere Wohnung und lässt mich zusammenzucken. Ich bin komplett in Gedanken versunken, während ich zusammen mit Sadie das Badezimmer putze. Es ist ein Traum. Vor mir erstreckt sich ein breiter Waschtisch aus grauem Holz, mit zwei Waschbecken und einem überdimensionalen Spiegel. Vor der gegenüberliegenden Wand befindet sich die freistehende Badewanne, für die ich bei der Besichtigung sofort Feuer und Flamme war.

Ich kann es kaum erwarten, mich heute darin zu entspannen!

Die begehbare Dusche, mit ausreichend Platz und einem Regenduschkopf ist auf der rechten Seite des Raumes. Für Cassian war das essentiell, denn er hat meine Dusche verspottet, weil sie ihm zu winzig war.

»Jetzt bin ich aber gespannt, was ihr euch für Möbel ausgesucht habt«, sagt meine Freundin vergnügt und wirft den Putzlappen in das Waschbecken. Die blonden, kurzen Haare hat sie sich, genau wie ich, zu einem Dutt frisiert. Der Unterschied ist nur, dass sich bei Sadie die Hälfte der Strähnen wieder herausgelöst haben.

»Nichts Besonderes eigentlich«, erwidere ich und zucke mit den Schultern, »bis auf das Bett vielleicht. Das hat sich Cassian ausgesucht und mir noch nicht gezeigt.«

Ein wenig angespannt macht mich das und ich bin neugierig darauf, was er bestellt hat. Er hat ein Geheimnis daraus gemacht und wollte mich überraschen. Gespannt darauf, was mich erwartet, lege ich meinen Fetzen beiseite, trockne mir die Hände ab und trete, gefolgt von Sadie, in den Flur hinaus.

Ich hasse Überraschungen!

Bei der Eingangstür treffe ich auf meinen Freund, der unsere

Freunde begrüßt. Sie müssen vor wenigen Minuten eingetroffen sein und ich bin unendlich froh, dass wir so engagierte Unterstützung bekommen.

»Hey«, sage ich und begrüße erst Angela, dann Alana und schließlich Samuel und Luca mit einer herzlichen Umarmung.

»Ich verstehe nicht so ganz, warum du dir das eigentlich antust, mit ihm zusammenzuziehen?«, fragt Luca scherzend.

»Sie hat ihn ja jetzt schon ein Jahr an der Backe, da weiß sie sehr gut, auf was sie sich einlässt«, mischt sich Sam ein und zwinkert mir grinsend. Ja, damit hat er recht. Unsere Beziehung hat sich in dem letzten Jahr verfestigt und ich kann mir ein Leben ohne diesen Mann einfach nicht mehr vorstellen.

Ich liebe ihn, von ganzem Herzen!

»Hey! Ihr seid zum Tragen hier und nicht zum Quatschen«, sagt Cassian und klatscht in die Hände, »los, holen wir die Möbel rauf und dann bauen wir sie auf. Wenn ihr artig bleibt, bekommt ihr ein Bier.«

»Wie großzügig von dir.«

Die Männer wenden sich um, verlassen die Wohnung und laufen die Stufen in das Erdgeschoss hinunter. Ich bin froh, dass wir dieses Schmuckstück gefunden haben und es sich im ersten Stock befindet. Die Dreizimmerwohnung bietet ausreichend Platz für uns und sie wurde erst kürzlich saniert. Selbst gegen Familienzuwachs würde nichts sprechen, denn hier hätten wir dafür die Möglichkeit und müssten nicht wieder eine neue Wohnung suchen.

Aber das ist Zukunftsmusik!

Ja, in letzter Zeit gehen mir sogar Gedanken an Kinder durch den Kopf. Verrückt, aber mit Cassian führe ich das Leben, welches ich mir immer erträumt habe. Früher hätte ich niemals an eine eigene Familie gedacht, aber heute sieht das anders aus. Seine Eltern und sein kleiner Bruder sind mir genauso sehr ans Herz gewachsen, wie unsere Freunde und Allen mit seiner Familie.

Wer hätte gedacht, dass ausgerechnet ich mir vorstellen könnte, Mutter zu sein?

»Wir sollen die Kisten aus Cas Auto rauftragen«, sage ich und zucke mit den Schultern, um auf andere Gedanken zu kommen. Für diese Träume haben wir schließlich noch genügend Zeit. Jetzt ziehen wir hier erst mal ein. Die drei Frauen nicken mir zu und folgen mir dann nach unten.

Nach einer guten Stunde haben wir alle Kisten im Wohnzimmer gestapelt, während die Männer das weiße Sofa bereits an seinen vorgesehenen Platz gestellt haben. Direkt vor der Kücheninsel, mitten in dem großzügigen offenen Wohnbereich lädt das kuschelige Sofa zum Verweilen ein. An der gegenüberliegenden Wand steht bereits das aufgebaute Regal, auf welchem der Fernseher steht und wir genug Stauraum für unsere Sachen haben. Wir kommen gut voran, denn der Esstisch, die Stühle, eine weitere Kommode und selbst die Barhocker stehen bereits vor der weißen Kochinsel.

Ich liebe dieses Apartment!

Mit einem Lächeln auf den Lippen genieße ich die Zeit mit den drei Mädels, die wir mit Quatschen und einräumen verbringen. Die Männer sind im Schlafzimmer zugange und ich Platze fast vor Neugier, denn ich darf erst gucken, wenn sie fertig sind.

Stunden später sind wir endlich fertig. Cassian verteilt eine erste Runde Bier und lässt sich dann auf das bequeme Sofa fallen, legt den Arm um mich und brummt zufrieden.

»Endlich geschafft«, murmle ich und lehne mich an ihn.

»Die Wohnung ist wirklich ein Traum«, schwärmt Angela. Ein zuckersüßes Lächeln liegt auf ihren Lippen und sie schmiegt sich in die Arme von Luca. »Jetzt hat jeder sein eigenes Reich.«

Wie recht sie damit hat. Vor einem halben Jahr ist Samuel zu Alana gezogen, weil sie die größere Wohnung hat. Nach ihrer Scheidung war das das einzig Gute, was ihr Mann ihr hinterlassen hatte. Luca übernimmt die WG zusammen mit Angela, die gestern zu ihm zog. Für die beiden ist die Wohnung perfekt, denn Angela möchte nicht weniger als vier Kinder, was Luca nur mit einem Grinsen zur Kenntnis genommen hat. Ich bin überzeugt davon, dass er mindestens genauso viele möchte.

»Ich werde dich, als meine Nachbarin vermissen«, sagt Sadie und lächelt mir liebevoll zu.

»Ich dich auch«, erwidere ich, »aber zum Glück wohnen wir nur drei Querstraßen voneinander entfernt.«

»Ihr habt hier echt ein Schmuckstück mitten in London gefunden.« Anerkennend lässt Samuel seinen Blick umherschweifen.

»Ja, wir haben auch lange genug danach gesucht«, erwidert Cassian und blickt amüsiert zu mir, »Reese war mit keiner der Wohnungen zufrieden.«

»Es muss schon annähernd perfekt sein, wenn wir zusammenziehen. Ich kann es kaum erwarten, die Badewanne zu testen und die erste Nacht in unserer neuen Wohnung zu schlafen«, sage ich und blicke glücklich zu meinem Liebsten.

»Das können wir heute gerne in die Tat umsetzen, Ginger«, raunt er mir zu und drückt mir einen Kuss auf die Schläfe. Grinsend schüttle ich den Kopf, denn so wie er sich das denkt, meinte ich es nicht. Aber seine Idee gefällt mir besser.

»Das hört sich gut an«, flüstere ich ihm zu.

»Wenn alle weg sind, dann zeige ich dir die Überraschung und erzähle dir auch, warum es eine ist«, haucht er an meinem Ohr.

»Ich bin gespannt.«

Cassian lächelt sein verführerisches Lächeln und ich schmiege mich wieder in seine Arme. Rundum zufrieden und glücklich lasse ich meinen Blick über unsere Freunde und anschließend durch das Wohnzimmer gleiten.

Endlich bin ich Zuhause! Angekommen!

Vor einem Jahr dachte ich noch, ich würde nirgendwo hingehören, aber Cassian hat mich mit seiner Liebe praktisch überrannt und dazu gezwungen, meine Augen zu öffnen. Er macht mich glücklich, jeden einzelnen Tag und ich will nie wieder wo anders sein.

Er ist mein Zuhause!

Gegen Abend verabschieden wir unsere Freunde und ich mache mich seufzend daran, noch ein wenig aufzuräumen und zu putzen. Dieses Chaos macht mich irre.

»Ginger, komm.«

Cassian durchkreuzt meine Pläne, umfasst meine Hand und zieht mich sanft mit sich. Wir durchqueren den Flur und er grinst mich breit an, als er die Tür zum Schlafzimmer öffnet. Sofort gleitet mein Blick neugierig durch den Raum und ich bleibe an dem Bett, welches den Großteil des Raumes einnimmt, hängen.

Mit hochgezogenen Augenbrauen betrachte ich den Metallrahmen und die gemütliche, weiße Bettwäsche. Er hat es bereits komplett bezogen. Vor dem Bett steht eine helle Bank mit grauen Kissen und der weiße, schlichte Kleiderschrank rundet unser neues Schlafzimmer ab.

»Es ist wirklich hübsch«, sage ich und werfe ihm einen Blick über die Schulter zu.

»Hast du etwa an mir gezweifelt?«, hakt er nach, legt seine Hände an meine Hüfte und schiebt mich weiter in den Raum. Ich verkneife mir besser eine Antwort darauf, denn heute will ich mich nicht mit ihm streiten.

»Warum hast du so ein Geheimnis daraus gemacht?«

»Weil ich es aus einem ganz speziellen Grund ausgesucht habe«, raunt er mir ins Ohr und küsst sanft meine Wange. Ein Schauer durchfährt mich und ich seufze genießend auf.

»Was für einen?«, hake ich nach und schließe einen Moment die Augen. Ich genieße seine Liebkosungen und lehne meinen Hinterkopf an seine Schulter. »Der Metallrahmen ist massiv und fachmännisch zusammengeschweißt«, erklärt er leise, während seine Lippen über meinen Hals wandern, »das bedeutet, Ginger, ich kann dich endlich ordentlich fesseln und knebeln.«

»Ach? Kannst du das?«, hake ich frech nach und grinse in mich hinein. Das steckt also hinter seiner Geheimnistuerei.

Er überrascht mich tatsächlich immer wieder!

»Oh ja. Wollen wir das nicht vielleicht gleich ausprobieren? Dann kann ich reklamieren, falls es nicht so hält, wie ich mir das vorgestellt habe.«

Frech grinsend beißt er mir zärtlich in den Hals, legt seine Hände auf meine Brüste und beginnt sie sogleich in einem forschen

Rhythmus zu massieren. Wie könnte ich auch nein sagen?
»Mhm ... Wenn du mich dann später ausgiebig in der Badewanne massierst«, flüstere ich.
»Alles was du willst«, verspricht er mir und schiebt mich weiter auf das Bett zu.

»Okay!«

»Ginger, ich liebe es, wenn du mir so willig zustimmst«, neckt er mich und leckt mit seiner Zungenspitze über meine Ohrmuschel, »und dich liebe ich noch viel mehr.«

»Ich liebe dich auch«, hauche ich, drehe mich in seinen Armen und schaue grinsend zu ihm hoch.

»Dann lass uns spielen!«

Ende

Danksagung

Ich möchte mich bei allen, die mich auf dieser fantastischen Reise begleitet haben, bedanken.
Bei den Lesern, Bloggern und Allen, denen Reese und Cassian genauso ans Herz gewachsen sind wie mir.

Bei all den Schätzen vom Silberkrone - Verlag, die meine Worte lektoriert und korrigiert, mir ein wunderschönes Cover sowie Illustrationen gezaubert und so viel Liebe in mein Werk gesteckt haben. Ganz speziell bei meiner Cherie - du bist mein Puppy-Hero ☺.
Bei Brigitte und Marie, meine Brainstorm-Buddies, die mich motiviert haben und immer ein offenes Ohr für mich hatten. Bei meiner besten Freundin, die stolz wie ein Oskar ist und in jeder Sekunde mitgefiebert sowie mich unterstützt hat. Und zu guter Letzt bei meinem Mann, der zwar immer meine Nummer eins sein wird, sich aber hier dennoch hinter meinen Bookyfriends anstellen muss ☺.

Maniac

Du treibst mich in den Wahnsinn, aber genau das macht mich süchtig nach dir - das und, dass dir deine Handschellen so gut stehen.

Es ist offiziell!

Ginger bekommt ein Spin Off. Allens Geschichte erscheint diesen Sommer/Herbst.